TERCEIRA
❧ IDADE ❧
SAUDÁVEL

TERCEIRA ❧ IDADE ☙ SAUDÁVEL

O GUIA **COMPLETO** PARA A **SAÚDE** **FÍSICA E EMOCIONAL**

JEANNE WEI & SUE LEVKOFF

M.BOOKS

M.Books do Brasil Editora Ltda.

Rua Jorge Americano, 61 - Alto da Lapa
05083-130 - São Paulo - SP - Telefones: (11) 3645-0409/(11) 3645-0410
Fax: (11) 3832-0335 - e-mail: vendas@mbooks.com.br
www.mbooks.com.br

Dados de Catalogação na Publicação

WEI, Jeanne e LEVKOFF, Sue.
Terceira Idade Saudável /Jeanne Wei e Sue Levkoff.
São Paulo – 2021 – M.Books do Brasil Editora Ltda.

1. Saúde 2. Medicina 3. Terceira Idade

ISBN: 978-85-7680-338-6

© 2000 Jeanne Wei e Sue Levkoff
© 2021 M.Books do Brasil Editora Ltda.

Do original em inglês: Aging Well – The Complete Guide to Physical
and Emotional Health
Publicado pela John Wiley & Sons, Inc.

Editor: Milton Mira de Assumpção Filho

Tradução: Sonia Augusto

Produção Editorial: Lucimara Leal

Capa: Isadora Mira

Editoração: Crontec

2021
Direitos exclusivos cedidos à M.Books do Brasil Editora Ltda.
Proibida a reprodução total ou parcial.
Os infratores serão punidos na forma da lei.

Em memória de Alice e George, e para Michael e David.
J.Y.W.

Dedico este livro para minha mãe, 83 anos, e meu pai, 87 anos,
que me ensinaram muito sobre como envelhecer e viver uma vida plena.
S.E.L.

SUMÁRIO

Prólogo 19

Prefácio 21

Parte I – Envelhecer Bem

1. O Que É Envelhecer? 25
Como Envelhecemos? 26
    Idade cronológica 26
    Idade biológica 27
    Idade comportamental 27
Mudanças Normais ao Longo da Vida 27
    Funcionamento dos órgãos 27
    Perda de memória 28
    Alterações musculoesqueléticas 28
    Função urinária e intestinal 28
    Mudanças sensoriais 29

2. Como Envelhecer Bem 31
Exercício Físico 31
    Por que isso é importante 31
    Como começar 32
    Opções de exercícios 33
    Você ainda está evitando exercícios? 34
Nutrição 36
    Como melhorar sua dieta 37
Tabagismo 39
    Parar funciona! 39
    Como parar 41

8   TERCEIRA IDADE SAUDÁVEL

Álcool 41
Sexo Seguro 41
Medicamentos 42
    Uma olhada no seu armário de remédios 42
    Medicamentos que podem ajudar você a se manter bem 44
Vacinações 44
    Tétano e difteria 45
    Gripe 45
    Doença pneumocócica 45
    Outras vacinações 45
Exames Físicos 46
Odontologia 46
Prevenção de Acidentes 46
Permanecer Ativo 47
Permanecer Conectado 48
Mudar Comportamentos para uma Vida Saudável 49

3.   **Como Fazer o Sistema de Saúde Funcionar Para Você** **51**
Especialistas 51
Cirurgia 51
No Hospital 52
    O que é uma emergência? 52

Parte II – Guia do Usuário para a Mente e o Corpo que Envelhecem

4.   **Seu Coração** **57**
Como o Coração Funciona 58
Mudanças Relacionadas à Idade 58
    O músculo cardíaco 58
    As artérias 59
    Pressão sanguínea 59
Fatores de Risco para Doença Cardíaca 60
Especialistas em Coração 60
Tipos de Doença Cardíaca 61
    Doença arterial coronariana 61
    Angina pectoris 62
    Isquemia do miocárdio 70
    Infarto do miocárdio 71

SUMÁRIO

Batimentos irregulares (disritmia) 76
Insuficiência cardíaca congestiva 85
Cardiomiopatia 87
Doença cardíaca valvular 89
Problemas cardíacos congênitos 94
Pressão sanguínea alta (hipertensão) 95
Pressão sanguínea baixa (hipotensão) 97
Distúrbios venosos 99
Procedimentos 100
Cirurgia de revascularização do miocárdio 100
Miotomia e miectomia 101
Angioplastia coronária transluminal percutânea 101
Colocação de stent intracoronário 101
Aterectomia coronária 102
Revascularização transmiocárdica a laser 102
Transplante de coração 102
Angiogênese miocárdica 102
Então, o que Podemos Fazer a Respeito da Doença Cardíaca? 103
Atitude é crucial 103
Checkups regulares 103
Exercício 104
Parar de fumar 104
Boa nutrição 104
Estrogênio 105

5. Seu Sistema Reprodutor **107**
Como o Sistema Reprodutivo Muda com a Idade 108
Mulheres 108
Homens 113
Comportamento e Resposta Sexual 117
Mudanças normais na resposta sexual 118
Boa saúde e sua vida sexual 118
Relacionamentos e Sexualidade 118
Riscos para Adultos Sexualmente Ativos 121
Gravidez e controle da natalidade 121
AIDS e outras doenças sexualmente transmitidas 122
Sexualidade e Casas de Repouso 123
Câncer dos Órgãos Reprodutores 124
Câncer de próstata 125

TERCEIRA IDADE SAUDÁVEL

Câncer de testículo 126
Câncer do útero............ 126
Câncer de ovário 127
Câncer cervical............ 127
Histerectomia 128

6. Sua Mente............129
Como o Cérebro Envelhece? 130
O que Você Pode Fazer para Manter a Mente em Forma?............ 131
  Coma bem............ 131
  Faça exercícios............ 134
  Durma bem............ 135
  Trate os problemas de saúde............ 138
E Quando o Cérebro Não Está Bem?............ 139
  Problemas de memória 139
  Confusão (Delírio)............ 141
  Perda de Memória............ 142
  Mal de Alzheimer............ 143
  Demência Vascular............ 148
  Mal de Parkinson............ 149
  Alterações no humor............ 155
  Tumores cerebrais............ 158
  Dependência de fármacos............ 160
  Dores de cabeça............ 162
  Epilepsia (convulsões)............ 163
  AVC............ 165
Recursos............ 166

7. Os Sentidos 169
Audição............ 169
Visão............ 171
  Cataratas............ 171
  Glaucoma............ 172
  Degeneração macular............ 172
  Doença na córnea 173
  Retinopatia diabética............ 173
  Neuropatia óptica isquêmica............ 173
  Lacrimejamento excessivo 173
  Olhos secos 174

SUMÁRIO 11

Paladar e Olfato.. 175
Dor e Administração da Dor 175

8. **Sua Pele, Cabelo e Unhas**...**179**
Sua Pele 179
   Como a pele muda com a idade.. 180
   Como cuidar da pele 180
   Problemas que você pode encontrar 180
   Soluções cosméticas para a pele envelhecida 187
Seu Cabelo 188
   Como o cabelo muda com a idade 189
   O que você pode fazer em relação a essas mudanças........ 189
Suas Unhas.. 190
   Como as unhas mudam com a idade 190
   O que você pode fazer em relação a essas mudanças........ 190

9. **Seu Sistema Musculoesquelético** **191**
Mudanças com a Idade 191
   Seus músculos 191
   Seus ossos.. 192
Como Manter o Sistema Musculoesquelético Saudável.... 192
   O papel do estrogênio 192
   Como prevenir fraturas.. 193
   Como evitar dor nas costas 196
Problemas que Podem Acontecer...................................... 196
   Osteoporose... 196
   Fraturas de quadril... 199
   Doença óssea de Paget 199
   Dores nas costas... 200
   Artrite... 203
   Polimialgia reumática... 205
   Lupus Erythematosus... 206
   Bursite.. 206
   Tendinite 206

10. **Os Seios** **207**
Como os Seios Mudam com a Idade................................... 207
Como Manter os Seios Saudáveis 207
   Dieta 208

Exercício..208
Terapias com medicamentos preventivos..................208
Exame para câncer de mama.......................................209
Câncer de Mama...210
Sintomas...211
Diagnóstico...212
Quanto seu câncer de mama está espalhado? Que tipo de câncer
de mama você tem? 213
Tratamento..213
Cuidados de acompanhamento 215
Outros Problemas que Podem Acontecer 216
Dor na mama...216
Cistos 216
Doença de Paget..216

11. Seu Sistema Urinário...217
Como o Sistema Urinário Muda conforme Envelhecemos 218
Mudanças no órgão 218
Sede e equilíbrio de água 220
Problemas que Podem Acontecer...................................220
Desidratação...220
Infecções do trato urinário 222
Incontinência urinária 224
Problemas renais...229

12. Seu Sistema Respiratório 231
Como os Pulmões Mudam conforme Você Envelhece............231
Como Manter os Pulmões Saudáveis...............................232
Possíveis Problemas...234
Bronquite 234
Pneumonia..234
Influenza...236
Tuberculose...237
Doença pulmonar obstrutiva crônica 238
Embolia pulmonar 241
Câncer de pulmão...242

13. Seu Sistema Gastrointestinal 245
Como Manter seu Sistema Gastrointestinal em Boa Forma............245

SUMÁRIO

Dieta 245
Exercícios 246
Aspirina 246
Redução do estresse 247
Exames médicos 247
Deglutição e Esôfago 247
   Como a deglutição muda com o envelhecimento 247
   Possíveis Problemas 247
O estômago e o Duodeno 249
   Possíveis Problemas 250
O Intestino Delgado 251
   Como o intestino delgado muda com o envelhecimento 252
   Possíveis Problemas 252
Os Intestinos 253
   Como os intestinos mudam com o envelhecimento 253
   Possíveis Problemas 253
O Cólon 255
   Como o cólon muda com o envelhecimento 255
   Possíveis Problemas 256
O Reto 258
   Como o reto muda com o envelhecimento 258
   Possíveis Problemas 259
O Fígado 260
   Como o fígado muda com o envelhecimento 260
   Possíveis Problemas 260
O Pâncreas 262
   Possíveis Problemas 262
A Vesícula Biliar 263
   Possíveis Problemas 263
O Apêndice 264

14. Seu Sistema Endócrino **265**
Como o Sistema Endócrino Muda com o Envelhecimento 265
Possíveis Problemas 266
   Diabetes 266
   Monitoramento da glicose no sangue 270
   Problemas da tireoide 274
   Problemas de lipoproteína 276
   Problemas de metabolismo do sal 276

14 TERCEIRA IDADE SAUDÁVEL

15. Seu Sistema Imunológico **277**
Como o Sistema Imunológico Funciona 277
Como o Sistema Imunológico Muda com o Envelhecimento 278
Mudanças físicas 278
Fatores que podem inibir sua capacidade de lutar contra infecções ... 278
Possíveis Problemas 279
Doenças autoimunes 279
Pneumonia 279
Infecções do trato urinário 279
Infecções nas extremidades 281
Vírus da imunodeficiência humana 281
Infecções gastrointestinais 281
Endocardite 282
Meningite 282

16. Sua Boca **285**
Como a Boca Muda com a Idade 285
Como Manter a Boca Saudável 286
Consulte o dentista 286
Escove e use fio dental 287
Coma bem 288
Possíveis Problemas 288
Cárie 288
Gengivite 288
Boca seca (xerostomia) 289
Mau hálito (halitose) 291
Feridas na boca 291
Doenças das glândulas salivares 292
Distúrbios da articulação temporomandibular (ATM) 292
Câncer oral 293

Parte III – Como se Adaptar às Transições da Vida

17. Aposentadoria **297**
Plano de Aposentadoria 297
Seu papel 298
Sua família 298

SUMÁRIO   15

Seu tempo 299
Seus talentos 299
Sua casa 299
Sua saúde 300
Seu dinheiro 300
Depois da Aposentadoria 301
Trabalho voluntário 301
Educação continuada 302

18. Sua Casa **305**
Continuar em sua Casa 305
Tornar sua casa à prova de acidentes 306
Encontrar ajuda com as atividades cotidianas 308
Ter bons cuidados de saúde em casa 310
Permanecer conectado com o mundo exterior mesmo
morando sozinho 311
Quando um filho adulto volta a morar com você 313
Encontrar um Lar em sua Própria Comunidade 314
Moradia compartilhada 316
Cohousing 316
Apartamentos para idosos 317
Casas de repouso e residenciais para idosos 317
Moradia com auxílio 318
Comunidades de cuidados contínuos para aposentados ... 318
Lares adotivos 319
Mudar-se para uma Nova Comunidade 321
Morar com um Parente 321
Tornar-se parte da família 322
Morar com um parente enquanto vive por si próprio ... 323
Casas de Repouso de Longa Permanência 325
Planejar antecipadamente 326
Quais são as suas necessidades? 326
Visita no local 327
Cuidar das finanças 327
Políticas 332
Assinatura 332
O que você deve esperar 333
Fazer a transição para a casa de repouso 333

Morar em grupo 334
Conviver com a equipe 335
Contenções 335
Problemas e soluções 335
Conclusão 336

19. Riscos e Direitos **341**
Delitos 341
Invasão domiciliar 342
Assalto 343
Fraude de cartão de crédito 344
Abuso financeiro por pessoas conhecidas 344
Fraudes e golpes de seguro 345
Maus-tratos ou Abuso 346
Abuso físico 348
Abuso emocional ou psicológico e negligência 348

20. Como Tomar Decisões Sobre o Fim da Vida **351**
Esclareça seus Valores 351
Gerencie a Dor 353
Um Lugar para o Fim da Vida 354
Hospitais 354
Casas de repouso com enfermagem qualificada 355
Ficar em casa 355
Hospice 356
Diretivas avançadas 356
Histórico de valores 357
Procurações de cuidados de saúde 357
Leis substitutivas de cuidados de saúde 359
Testamentos vitais 359
Ordem de não ressuscitar 362
Como Colocar suas Questões em Ordem 362
Questões práticas 362
Escrever um testamento 364
Testamentos éticos 366
Passar seus objetos de estimação 367
Preparação espiritual 367
Morrer Bem 367

SUMÁRIO 17

Parte IV – Dar Assistência a Familiares Idosos

21. Como Ajudar Seus Familiares Idosos 371
Quem É o Cuidador? 372
O Cuidador Principal 373
Qual É o Histórico de sua Família? 374
A Geração Sanduíche 376
Como Cuidar do Cuidador 377
O Lado Prático de ser Cuidador 380
Cuidar a Longa Distância 381
Na Estrada 383
Questões de Dinheiro 383
As Recompensas do Cuidador 384

Parte V – As Mais Recentes Terapias Anti-idade

22. Pesquisa Sobre "Envelhecimento Saudável" e Potenciais Terapias 387
Como os Cientistas Veem o Processo do Envelhecimento 387
Teorias do relógio interno 388
Teorias de dano 388
Áreas Promissoras de Pesquisa 389
Genética e gerontologia 389
Tratamento do câncer 390
Terapia de genes 391
Abordagens alternativas ou complementares 391
Outras Áreas de Pesquisa Futura 395
Microtecnologia 395
Vacinas de DNA 395
Telômeros 395
Engenharia de tecidos 396
Lares do futuro 396

Leituras Sugeridas 399

Índice Remissivo 409

PRÓLOGO

Ao especular sobre o motivo de terem me convidado para escrever o Prólogo deste livro, eu poderia supor porque sou um sujeito para estudo. Nesse papel, eu só posso emitir uma nota otimista sobre o processo do envelhecimento. Recentemente tive o privilégio de me tornar um octogenário. Há alguns anos, muito antes de pensar que eu poderia atingir esse status elevado, enquanto escrevia um capítulo sobre o desenvolvimento humano, me deparei com uma observação do escritor britânico Frank Swinnerton:

> Para mim, é um grande privilégio ser um octogenário. As febres altas da vida já passaram e, a menos que suas capacidades estejam muito enferrujadas (o que não aconteceu com meus amigos octogenários), o homem de oitenta e poucos anos começa cada dia livre das ansiedades, raivas e frustrações que perturbam os mais jovens. Ele não está mais louco de amor; não tem de lutar com a multidão no trem ou no ônibus; tem tempo para parar e contemplar. Outras satisfações se sucedem. Ele ainda está ricamente vivo e, tendo vivenciado quase 100 anos de história rica e turbulenta, vê o presente em perspectiva, como mais que um detalhe no tremendo fluxo do tempo.

Hoje, eu provavelmente discordaria um pouco de "parar e contemplar". Por exemplo, pelo regimento da universidade, eu me tornei emérito, mas não me aposentei. Cada vez mais, meus colegas continuam praticando a maioria de suas atividades costumeiras quando se tornam eméritos.

Mas preciso me afastar de anedotas ou vão me acusar de só contar histórias pessoais. O que precisamos abordar são as questões complexas de envelhecer em nossa sociedade – uma preocupação crucial não só de nossas profissões, mas também de nossos políticos, como os candidatos aos mandatos públicos exemplificam quando competem pelo apoio dos eleitores mais idosos.

É um acaso que as preocupações com o envelhecimento sejam tão prevalentes, pois o grupo dos mais velhos aumenta mais depressa do que a população mais jovem (e os *baby boomers* ainda nem envelheceram). Algumas tendências demográficas devem ser lembradas: a expectativa de vida aumentou de 48 anos na virada do século XX para 75,8 anos em 1995. Precisamos continuar a nos esforçar para reduzir a diferença de 5 anos para os homens e também a diferença relativa entre as minorias de etnias diversas. Essas mudanças demográficas não foram totalmente previstas. Eu me lembro de ler artigos de especialistas em demografia respeitados, na década de 1970, sugerindo que os grandes ganhos de expectativa de vida estavam no passado por causa das marcantes reduções na mortalidade causada pelas doenças infecciosas nas primeiras décadas do século. Eles previam que haveria pouco aumento no período além dos 65 anos. É claro que os dados mostraram que eles estavam errados. O período além dos 85 anos constitui o grupo que cresce mais rapidamente em nossa população. Ainda não nos acostumamos a essas mudanças.

Estamos interessados em aumentar a saúde e a qualidade de vida, e este livro difere dos outros por dar aos mais velhos e também aos mais novos as ferramentas que podem usar para assumir o controle de sua própria saúde e manter a independência pelo máximo de tempo possível. Certamente hábitos saudáveis, evitando-se o uso de cigarro, álcool e outras substâncias nocivas; exercício; nutrição; e vacinas para gripe e pneumonia têm muito a ver com a manutenção da saúde conforme envelhecemos. Este é um guia prático para uma saúde melhor por meio do conhecimento das pesquisas mais recentes em todas essas áreas.

Porém, estar livre de doenças não garante necessariamente a qualidade de vida. Mobilidade, independência, função cognitiva, estado psicológico, relacionamentos sociais ou redes de apoio assumem grande importância. É significativo que os idosos muitas vezes não associem ausência de doença com saúde. De fato, a boa saúde tem sido definida em termos leigos. Por exemplo, uma pessoa poderia dizer: "Eu me sinto ótimo, posso me movimentar, posso lembrar-me de mais pessoas e lugares ainda que tenha pressão alta. Adoro minha família e meus companheiros de caminhada".

Pesquisas recentes mostram que é possível melhorar e manter o desempenho fisiológico, o senso de bem-estar e a qualidade de vida, e estamos entendendo mais sobre como melhorar o funcionamento do corpo. A meta de envelhecer bem agora está ao nosso alcance. Esta é, sem dúvida, uma época empolgante.

JULIUS B. RICHMOND, M.D.
Professor emérito de Políticas de Saúde
Escola de Medicina de Harvard
Ex-Ministro da Saúde dos EUA e ex-secretário Assistente de Saúde
do Departamento de Saúde e Serviços Humanos dos EUA.

Prefácio

Se você ou alguém que ama é da terceira idade, você está em boa companhia. A população de terceira idade tem aumentado e, em 2030, cerca de 25% das pessoas nos Estados Unidos terão 65 anos ou mais.

O resto do planeta também está ficando grisalho. Em 2020, a maior parte das pessoas no Japão estará acima de 65 anos, e a China terá 250 milhões de pessoas acima de 60 anos.

Embora estejamos todos envelhecendo, nosso sistema de saúde está em um estado de fluxo. Você pode achar que os *checkups* são complicados pelo labirinto de processos da seguradora, algumas vezes confundindo exames diagnósticos e aparentemente fazendo encaminhamentos a especialistas que talvez não se comuniquem bem um com o outro no que diz respeito a seus cuidados de saúde. Com muita frequência, saímos de uma consulta médica com uma receita para um problema específico, mas sem uma ideia clara de quais outros passos podemos dar para melhorar nossa saúde e bem-estar como um todo.

Além do mais, nem todos os médicos têm treinamento específico nos distúrbios que afligem em especial as pessoas mais velhas. Na verdade, alguns pesquisadores estimaram que atualmente precisamos triplicar o número de médicos de medicina geriátrica atendendo à população de idosos. Contudo, a escassez de especialistas deve continuar, em parte porque não existem docentes suficientes nas escolas de medicina que possam ensinar em cursos de geriatria. Assim, é mais importante do que nunca que cada um de nós aprenda o máximo possível sobre como é o envelhecimento normal, que tipos de mudanças físicas e psicológicas podemos esperar conforme envelhecermos e o que podemos fazer para permanecer saudáveis pelo máximo de tempo possível. Ter esse conhecimento nos possibilitará sermos nossos melhores defensores no mundo do sistema de saúde futuro.

Vários guias sobre envelhecimento foram escritos desde meados da década de 1990. Thomas Perls e Margery Silver escreveram *Living to 100: Lessons in Living to Your Maximum Potential* (Viver até os 100: lições para viver seu potencial máximo). Este livro desafia o mito persistente de que doença e demência são partes inevitáveis do envelhecimento. Os autores ensinam o que aprenderam com centenários saudáveis sobre como ter saúde até o máximo período de vida para o qual temos o potencial genético.

Christine Cassel publicou um livro intitulado *The Practical Guide to Aging: What Everyone Needs to Know* (O guia prático para a velhice: o que todos precisam saber). Ele abrange diversos assuntos, desde gerenciar problemas médicos a fazer ajustes no estilo de vida.

John Rowe e Robert Kahn escreveram *Successful Aging* (Envelhecimento bem-sucedido), que apresenta o estudo básico da Fundação MacArthur demonstrando a importância das escolhas de estilo de vida para manter a saúde e a vitalidade dos idosos.

Como Leon Trotsky disse certa vez: "A velhice é a mais inesperada de todas as coisas que acontecem a um homem". Escrevemos este livro para ajudar você e, talvez, seus pais idosos a se preparar para o inesperado. Descrevemos como você pode manter e melhorar sua saúde e também apresentamos as diversas doenças que podem lhe afetar algum dia. Nos capítulos que se seguem, você encontrará um guia completo para os mais recentes tratamentos para os problemas de saúde mais comuns.

Além de apresentar esses problemas de saúde, achamos que é igualmente importante abordar alguns dos outros desafios e experiências que podem estar adiante, inclusive aposentadoria, decisões sobre onde viver, o processo de cuidar de alguém, riscos para sua segurança e seus direitos diante da lei, e a perda potencial de pessoas queridas.

Finalmente, discutimos as pesquisas mais recentes sobre terapias que, algum dia, podem vir a ser usadas para nos ajudar a permanecer mais saudáveis por um tempo mais longo.

Muitas pessoas nos ajudaram neste caminho. Grande parte do livro baseia-se na pesquisa de nossos colegas em Harvard e em outros locais. Helen Rees transformou nosso sonho em realidade. Tom Miller e John Simko, nossos editores na John Wiley & Sons, nos guiaram para a meta com entusiasmo e nos deram conselhos valiosos para aprimorar a organização do livro. Somos profundamente gratos a uma escritora muito talentosa, Sharon C. Hogan, por seu *insight*, energia, paciência e incentivo. Kathleen McKenna e Elizabeth Willingham também acrescentaram muita energia e clareza no desenvolvimento e na escrita deste livro. Dr. Yeon Kyung Chee ofereceu auxílio excepcional na pesquisa do material. Jessica Meltzer e David Knauss gentilmente nos deram auxílio paciente e especializado na preparação do manuscrito final. Por último, somos gratos a nossos pacientes e a suas famílias por nos darem a inspiração para escrever este livro. Apreciamos muito todas as suas contribuições.

PARTE I

ENVELHECER BEM

CAPÍTULO 1

O Que É Envelhecer?

O envelhecimento humano é a soma total de todas as experiências e adaptações pelas quais uma pessoa passa da concepção até a morte, incluindo os complexos processos de desenvolvimento, amadurecimento e conquista da sabedoria.

J. Wei

Quando tinha 55 anos, Elsie Frank voltou a trabalhar para ajudar a pagar pela educação do seu quarto filho. Aos 60, ela se mudou para Boston para ficar mais perto dos filhos, um dos quais estava passando por um divórcio e precisava de ajuda para cuidar de suas três filhas.

Aos 70, ela se aposentou de um trabalho que amava para ajudar seu filho mais velho, Barney Frank, representante no Congresso dos EUA por Massachusetts, em uma campanha política muito acirrada. Embora nunca tivesse falado em público antes, ela superou o nervosismo inicial e passou a ocupar o pódio várias e várias vezes.

Hoje, aos 86 anos, Elsie Frank trabalha como voluntária para conseguir abrigo para idosos sem-teto e é defensora de muitas outras organizações em prol dos idosos. Além de ser uma valiosa fonte de sabedoria e apoio para a família e os amigos, seu conhecimento sobre a Seguridade Social é considerado por líderes comunitários e também por políticos.

Conforme envelhecia, as necessidades de sua família e comunidade também cresceram, mas Elsie não deixou de tomar um papel ativo na vida das pessoas que a rodeiam. Em vez disso, continuou a se oferecer para ajudar e, ao fazer isso, permaneceu vital e conectada de uma maneira positiva. Ela ama a vida.

Não temos de nos tornar bons oradores a fim de desfrutar sucesso em nossos anos avançados, mas podemos aprender muito com o exemplo de Elsie de envelhecer bem ao viver bem. Neste capítulo, falamos sobre diferentes maneiras de olhar para o envelhecimento e sobre como podemos manter nossa vida saudável, dinâmica e produtiva.

Como Envelhecemos?

O que lhe vem à mente quando você pensa em envelhecer? Você pensa em uma descida de montanha, uma escalada morro acima ou simplesmente uma outra curva na estrada? A pesquisa tem mostrado que o envelhecimento é um processo muito complexo e multifacetado. Vamos ver como esse estágio da vida é visto por *gerontologistas* – especialistas que estudam o envelhecimento e têm experiência no tratamento dos problemas das pessoas mais velhas.

Idade cronológica

A *idade cronológica* relaciona-se com o número de anos que vivemos desde o nascimento. Vários fatores têm um papel em nossa longevidade, incluindo o gênero e os genes. A expectativa de vida média para mulheres nos Estados Unidos passou de 65 anos em 1980 para 83,7 anos agora; para homens passou de 65 anos em 1980 para 79,8 anos. Embora não haja uma explicação única para essa diferença de gênero, existem indicações claras de que os homens tendem a morrer antes do que as mulheres por algumas doenças, como a doença arterial coronariana. O tabagismo, a causa de morte mais passível de prevenção no mundo, é mais prevalente entre homens do que mulheres. Porém, infelizmente, as mortes por câncer de pulmão em mulheres têm aumentado devido ao crescente uso de cigarro entre elas. Diferenças de estilo de vida entre os gêneros e manutenção da saúde podem contribuir em parte para o fato de as mulheres terem vida mais longa. Contudo, viver mais tempo não é necessariamente um motivo de celebração porque duas vezes mais mulheres do que os homens vivem na linha da pobreza ou abaixo dela, a renda média das mulheres mais velhas é de apenas 57% da dos homens mais velhos, e 41% das mulheres acima de 65 anos vivem sozinhas, em comparação com 16% dos homens mais velhos.

Além das diferenças de gênero, alguns outros fatores genéticos também parecem influenciar o processo de envelhecimento. Um de nossos colegas, Thomas Perls, fez pesquisas fascinantes com aqueles que têm mais de 95 anos, e descobriu que muitos desses indivíduos são mental e fisicamente mais saudáveis do que seus colegas um pouco mais novos, com 80 ou 90 anos. É possível que essas pessoas tenham algumas vantagens genéticas que as ajudem a superar as doenças ou a lidar com elas.

Porém, o tempo e a qualidade da nossa vida não são determinados por um único fator. Embora o gênero e nossa herança genética possam contribuir em parte para a expectativa de vida média, fatores como ambiente, estilo de vida e como cuidamos de nossa saúde são ainda mais importantes.

Idade biológica

Outro modo de olhar para o envelhecimento é considerar nossa *idade biológica*, que tem mais a ver com nossa condição física. Por exemplo, parece haver relação entre o envelhecimento e a "morte celular programada" (*apoptose*) que é parte essencial da vida dos organismos multicelulares como os seres humanos. Contudo, as variações devido à suscetibilidade de uma pessoa à doença e sua estrutura genética dificultam aos pesquisadores a tarefa de encontrar uma única explicação para o declínio com a passagem do tempo. O processo de envelhecimento afeta diferentemente cada indivíduo, e até ocorre em taxas diferentes entre os diversos sistemas corporais de um único indivíduo. Além disso, o declínio na função de um órgão não significa necessariamente que outros órgãos no mesmo corpo também declinem.

Idade comportamental

Por fim, os gerontologistas algumas vezes se referem à *idade comportamental*, que se relaciona com a idade de nossos atos e com a idade com que pensamos sobre nós mesmos. A idade comportamental envolve a capacidade de uma pessoa para funcionar de modo independente. Provavelmente você conhece duas pessoas que têm o mesmo diagnóstico médico – como artrite ou doença cardíaca – e ainda assim elas diferem radicalmente no modo em que funcionam. Uma pode ser bem incapacitada e completamente dependente dos outros em sua vida cotidiana, enquanto a outra, apesar de algumas limitações, pode ser completamente autossuficiente e capaz de realizar *atividades da vida diária* (por exemplo, tomar banho, comer, vestir-se) com pouca ou nenhuma dificuldade.

A capacidade de funcionar de uma pessoa afeta a qualidade de vida dessa pessoa mais do que a sua doença. Embora possamos encontrar doenças ao longo do caminho, envelhecer não é a mesma coisa que "declínio funcional". Este livro o ajudará a otimizar e fortalecer suas reservas funcionais para que, quando uma área de seu corpo for afetada por alguma doença, seus níveis funcionais em outras áreas não sofram.

Agora vamos examinar algumas das mudanças normais relacionadas com a idade e as síndromes que tendem a ocorrer mais comumente em indivíduos mais velhos.

Mudanças Normais ao Longo da Vida

Funcionamento dos órgãos

Com o avanço da idade, nossos órgãos algumas vezes podem não funcionar com a mesma capacidade de quando éramos mais jovens e, por isso, algumas doenças podem nos afetar com maior gravidade. Pneumonia bacteriana, por exemplo, pode ser muito grave por causa de nossa função pulmonar reduzida. Com o tempo, o coração pode se tornar menos eficiente conforme tecido cicatricial toma o lugar do tecido muscular saudável. Podemos também vivenciar o endurecimento das artérias, ou arteriosclerose. Os capítulos a seguir oferecem sugestões específicas para atenuar essas mudanças com exercícios, uma boa dieta e cuidados médicos regulares.

Perda de memória

Segundo o Baltimore Longitudinal Study on Aging (Estudo Longitudinal sobre Envelhecimento de Baltimore), que testa em anos alternados mais de 2.200 homens e mulheres quanto ao funcionamento físico e mental, a memória de curto prazo em alguns indivíduos tende a declinar um pouco, com o tempo, depois dos 70 anos. Alguns indivíduos acima de 70 anos podem também experimentar uma capacidade levemente reduzida de solucionar problemas. Como você verá no Capítulo 6, porém, nosso cérebro tem muitas células a mais, e existem muitas atividades que podemos fazer para fortalecer nosso poder cerebral. É importante notar que algumas formas de esquecimento *não* estão relacionadas ao aumento da idade; de fato, elas são altamente tratáveis e até mesmo curáveis.

Alterações musculoesqueléticas

Podemos perder massa muscular conforme envelhecemos, então as fraturas têm maior probabilidade de acontecer quando caímos. Além disso, mudanças que acontecem nos nervos vertebrais podem tornar um pouco mais difícil manter o equilíbrio. Também podemos experimentar uma perda de tecido muscular conforme envelhecemos, especialmente se não fizermos exercícios. O Capítulo 9 descreve passos para manter ou melhorar a boa forma musculoesquelética, inclusive os benefícios de suplemento de cálcio e vitamina D, além de diversos tipos de exercícios que podem ser úteis, mesmo se iniciados mais tarde na vida.

Função urinária e intestinal

Nossos rins, que ajudam a manter água e eletrólitos em equilíbrio no nosso corpo, podem se tornar um pouco menos eficientes com o tempo. O intestino também pode desenvolver problemas, em parte devido a um consumo no longo prazo de alimentos processados, uso inadequado de fibras e uso de laxantes. Cerca de metade dos norte-americanos acima dos 80 anos desenvolvem uma condição chamada *diverticulose*, ou seja, hérnia na parte muscular do cólon. É possível evitar problemas renais e intestinais ao ter um estilo de vida mais sau-

O QUE É ENVELHECER?

dável. Os Capítulos 11 e 13 discutem esses problemas com mais detalhes e oferecem algumas recomendações úteis para administrá-los.

Mudanças sensoriais

Visão. Como discutiremos mais extensamente no Capítulo 7, as lentes de nossos olhos se tornam mais opacas e enrijecidas conforme envelhecemos. Por volta dos 40 anos, uma condição chamada *presbiopia* pode se desenvolver e as lentes ficam menos capazes de focalizar em distâncias diversas como antes. A visão de perto torna-se problemática, e a pessoa precisará de óculos para leitura.

Catarata, glaucoma e outros problemas oculares também têm maior probabilidade de aparecer com a passagem do tempo. Porém, a diminuição da visão não é necessariamente uma parte normal do envelhecimento, e muitas dessas condições são altamente tratáveis.

Audição. A exposição de longo prazo a ruídos no ambiente pode causar danos leves ou moderados ao ouvido interno e pode provocar uma condição chamada *presbiacusia*, ou perda auditiva neurossensorial, especialmente no intervalo de frequências mais altas. O Capítulo 7 apresenta as mais recentes opções terapêuticas para essa condição e para outros problemas de audição.

Apesar dessas alterações potenciais associadas à idade, com uma atitude positiva e uma pitada de prevenção, podemos e devemos funcionar bem e continuar a ter uma vida significativa.

Há pouco tempo, Elsie Frank comentou: "Embora sejamos incapazes de impedir o envelhecimento, pelo menos estamos aprendendo a impedir que ele reduza nossa qualidade de vida. Nada pode nos impedir de reajustar nossa visão conforme envelhecemos. Toda a vida é um reajuste à idade."

O que as pessoas devem lembrar é que só porque somos mais velhos não quer dizer que perdemos o senso de humor, o senso de prazer ou a dignidade. É importante não desistir do controle e continuar a se apresentar da melhor maneira possível. Sempre achei que podia assumir meu processo de envelhecimento e tenho trabalhado duro para isso".

Nos próximos capítulos, vamos mostrar como você também pode assumir o controle de seu processo de envelhecimento e obter um futuro mais saudável e mais pleno.

CAPÍTULO 2

Como Envelhecer Bem

Saber como envelhecer é a obra-prima da sabedoria e um dos capítulos mais difíceis na grande arte da vida.

Henri Amiel (1821-1881)

A chave para envelhecer bem envolve chegar a um nível de bem-estar físico, social e psicológico que seja agradável para nós mesmos e para os outros. Também podemos nos esforçar para envelhecer produtivamente continuando o mais ativos possível em todas essas três esferas. Um estilo de vida fisicamente sedentário, mentalmente inativo e socialmente isolado, por outro lado, pode levar a um ciclo não saudável e pode contribuir para as incapacidades que dificultam ainda mais permanecermos envolvidos com o mundo à nossa volta.

Exercício Físico

O resumo é este: ande e seja feliz; ande e seja saudável. O melhor modo de alongar nossos dias é andar firmemente e com propósito. O homem que caminha conhece alguns anciãos, muito avançados em anos, que afastaram as enfermidades e a dissolução pelo caminhar a sério: homens saudáveis, perto dos 90 anos, mas ágeis como garotos.

Charles Dickens (1812-1870)

Por que isso é importante

Se quisermos permanecer independentes e continuar a ter a capacidade física para carregar nossas compras de supermercado, passar o aspirador na casa e andar até a loja da esquina, precisamos de algum tipo de exercício. Se não fizermos isso, perderemos a força, a energia e, no fim das contas, nossa independência física.

Mesmo que nunca tenhamos estado em boa forma física, começar um programa de exercícios em nossos anos avançados certamente trará diversos benefícios ao corpo e à mente. O treinamento de força muscular, mesmo em idosos frágeis que já tenham doenças cardiopulmonares ou musculoesqueléticas, pode resultar em maior mobilidade, melhor equilíbrio da capacidade de andar, melhora na função cardiovascular e aumento da função cognitiva. Ele também pode diminuir o *stress* mental e aumentar o bem-estar emocional.

Uma de nossas colegas, Maria A. Fiatarone, também associou os exercícios com pesos a aumento na força e na prevenção efetiva de perda óssea (*osteoporose*) em mulheres depois da menopausa. Outro estudo, realizado em 1999, mostrou que a força do aperto de mão de um homem – uma boa medida da força geral – entre 45 e 68 anos era um bom previsor de capacidade física 25 anos depois. Desse modo, faz sentido investirmos agora em nossa saúde futura.

Existem muitos tipos de programas de exercícios disponíveis, mas não deixe que a diversidade de escolhas em moda assuste você. O mais importante a fazer é começar. Você não tem de se matricular em uma academia cara nem aderir à última moda para fortalecer seu corpo. Caminhar é uma forma excelente de exercício e também é muito benéfica.

Dizemos a nossos pacientes que a atividade física deve ser habitual, de intensidade leve ou moderada e deve durar no mínimo 20 a 30 minutos por dia, por no mínimo três ou quatro dias por semana.

> *Nós moramos no terceiro andar, e eu subo as escadas – 34 degraus – e tento sair um dia sim e outro não. Não quero exagerar, mas em um dia em que eu não vá sair eu subo escadas. Meu médico disse que descer não é uma forma tão boa de exercício: realmente não é bom para aumentar a força, pode aumentar o risco de cair e também pode provocar lesões musculares. Assim, em geral, eu pego o elevador para descer e subo as escadas de volta.*
>
> *Quando desço para pegar a correspondência, pego o elevador para descer e subo as escadas de volta. Esse é o meu jeito de fazer exercício. Se eu posso andar, eu vou andar.*
>
> *Roger, 82 anos*

Como começar

Antes de embarcar em um novo programa de exercícios, converse com seu médico a respeito de seus planos. Ele o examinará em busca de problemas cardíacos, musculares ou qualquer outra doença ou remédios que você tome e que possam ter efeito sobre seus exercícios ou serem afetados por eles. Se você tiver

COMO ENVELHECER BEM

desconforto no peito, diabete descontrolado, bronquite ou asma, certos problemas cardíacos ou ósseos, pode ser preciso evitar os exercícios.

Depois de receber autorização do seu médico, pense em pedir acompanhamento de um treinador físico, para ajudá-lo a personalizar um programa de exercícios para suas necessidades específicas.

Opções de exercícios

Existem muitos modos diferentes de buscar uma vida saudável, desde subir escadas até se matricular em aulas de ginástica aeróbica na academia mais próxima. As atividades da vida cotidiana como apanhar folhas caídas e jardinagem também são formas de exercício.

Elsie Frank, a senhora cheia de energia que apresentamos no Capítulo 1, diz: "Minha vizinha entrou para uma academia e queria que eu fosse com ela, mas eu me recusei porque acho muito caro e já faço exercício andando. As pessoas vão para a academia e para o mercado de carro... Bem, eu faço exercício indo ao mercado a pé".

Se você começar um programa regular de exercícios, os especialistas em atividade física recomendam que tenha em mente três partes importantes dessa atividade: aquecimento, o exercício em si e o desaquecimento. A primeira e a última parte devem durar cada uma cerca de 5 a 10 minutos e incluir alongamento e movimentos lentos como caminhar, nadar ou remar. O período de desaquecimento deve envolver respiração profunda e relaxante.

Os exercícios podem incluir treinamento de resistência, força ou flexibilidade ou todas essas formas de atividade física.

O treinamento de resistência, ou exercício aeróbico, é um tipo de atividade projetada para fortalecer sua eficiência cardiorrespiratória; em outras palavras, ele vai ajudar a manter seu coração e pulmões em boa forma, ajudando seu corpo a usar bem o oxigênio. Esses exercícios incluem caminhar, andar de bicicleta, patinar, dançar e exercitar-se na água. Esses são chamados de exercícios aeróbicos de baixo impacto porque não envolvem o trabalho mais intenso dos músculos e articulações que ocorrem durante exercícios aeróbicos de alto impacto, como pular corda e correr.

Ao usar muitos músculos para fazer exercícios repetidos, a taxa de batimentos cardíacos aumenta. Conforme aumenta gradualmente a sua força, você pode aumentar a duração dessa parte de sua sessão de exercícios. O treinamento de resistência é bom para todo mundo, mas é especialmente benéfico para pessoas com *diabetes mellitus* não dependente de insulina, pressão alta, osteoporose e doenças cardíacas.

O treinamento de força, também conhecido como treinamento com pesos ou treinamento de resistência muscular, pode ajudar você a aumentar a força de seus músculos. Esses exercícios envolvem o uso de pesos livres, halteres ou aparelhos de musculação usados nas academias.

Peça a orientação de um especialista para ajudá-lo a começar o treinamento de resistência muscular porque, se feitos do modo errado, esses exercícios podem ser nocivos. O professor prescreverá séries de exercícios e você deve executá-las de modo a não usar os mesmos músculos dois dias seguidos.

O *treinamento de flexibilidade* envolve movimentos lentos e focalizados para alongar os músculos, tendões e ligamentos que afetam o movimento de suas articulações. Ao aprender a fazer exercícios de flexibilidade, como flexionar os ombros e os joelhos, será possível fazê-los em qualquer lugar.

ALGUMAS PRECAUÇÕES

Não importa a forma de exercício escolhida, enquanto estiver se exercitando, vista-se de modo confortável, use calçados confortáveis e beba muito líquido. Também procure auxílio médico imediatamente se sentir falta de ar ou qualquer dor repentina.

Você ainda está evitando exercícios?

O que o impede de fazer essa atividade valiosa? A lista a seguir relaciona algumas razões comuns que as pessoas dão para não se exercitarem e traz algumas sugestões para superar essas barreiras.

COMO SUPERAR AS BARREIRAS AO EXERCÍCIO

Exercício é trabalho duro.

- ▶ Escolha uma atividade de que você goste e que seja fácil para você.

Não tenho tempo.

- ▶ Você pode conseguir muito com apenas três sessões de 20 minutos por semana. Que tal deixar de ver três programas de TV por semana?

Eu costumo estar cansado demais para me exercitar.

- ▶ Diga a si mesmo: "Esta atividade vai me dar mais energia", e ela vai mesmo!

Odeio fracassar, então nem vou começar.

▶ A atividade física não é um teste. Você não vai fracassar se escolher uma atividade de que goste e começar aos poucos.

Não tenho companhia para me exercitar.

▶ Talvez você não tenha perguntado. Um vizinho ou colega de trabalho pode aceitar ser seu parceiro. Ou então, você pode escolher uma atividade que goste de fazer sozinho.

Não tenho um lugar conveniente.

▶ Escolha uma atividade que você possa fazer em um lugar que seja conveniente. Caminhe no seu bairro ou faça exercícios com um programa de vídeo em casa.

Tenho medo de me machucar.

▶ Caminhar é muito seguro e é um exercício excelente. Escolha uma área segura e bem iluminada.

O tempo está muito ruim.

▶ Existem muitas atividades que você pode fazer em casa, com qualquer tempo.

Exercício é chato.

▶ Ouça música durante a atividade para manter sua mente ocupada. Caminhar, andar de bicicleta ou correr pode levá-lo a locais com vistas interessantes.

Estou muito pesado.

▶ Você pode se beneficiar independentemente do seu peso. Escolha uma atividade com que se sinta confortável, como caminhar.

Estou velho demais.

▶ Você não está velho demais. Nunca é tarde para começar. Pessoas de qualquer idade podem se beneficiar com exercícios físicos.

Fonte: Adaptado do Project PACE, *Physician-Based Assessment and Counseling for Exercise*. San Diego, CA: San Diego State University e San Diego Center for Health Interventions; 1999. Reproduzido com permissão do editor.

Tenho um carrinho com rodinhas para fazer compras. Eu caminho até o super-mercado, carrego o carrinho e caminho de volta para casa. Meu exercício favo-rito é este: eu não empurro o carrinho para dentro do apartamento. Pego duas latas por vez e as levo para a cozinha... este é um exercício pequeno e muito bom.

Viviane, 74 anos

Nutrição

Um dos melhores modos de envelhecer bem é comer bem. Elsie Frank diz: "Desde que me concentrei na boa alimentação, dei uma virada na minha vida. Tenho ânimo, energia, pique e uma sensação de bem-estar agora que não tinha quando era mais jovem".

Você se sente energizado por sua dieta saudável? Pare um minuto e leia a lista a seguir para identificar áreas que podem precisar de algum ajuste.

COMO DETERMINAR SUA SAÚDE NUTRICIONAL

	Sim
Tenho uma doença ou condição que me fez mudar o tipo e/ou a quantidade de comida que ingiro.	2
Faço menos de duas refeições por dia.	3
Como poucas frutas e legumes ou laticínios.	2
Tomo mais de duas cervejas, duas doses de destilado ou dois copos de vinho quase todos os dias.	2
Tenho problemas dentários ou bucais que dificultam a alimentação.	2
Nem sempre tenho dinheiro suficiente para comprar a comida de que preciso.	4
Como sozinho quase sempre.	1
Tomo três ou mais remédios por dia.	1
Sem desejar, perdi ou ganhei 4,5 kg nos últimos seis meses.	2
Nem sempre sou fisicamente capaz de comprar, cozinhar ou me alimentar sozinho.	2
Total	

Instruções: Leia as afirmações anteriores. Circule o número na coluna *sim* para as afirmações que se aplicarem a você. Some os números circulados para obter sua pontuação total de nutrição. Se o total for:

0-2 Bom! Reveja sua pontuação nutricional daqui a seis meses.

3-5 Você tem risco moderado. Veja o que pode fazer para melhorar seus hábitos de alimentação e seu estilo de vida. Procure ajuda de um nutricionista para acompanhamento de nutrição para idosos. Reveja sua pontuação nutricional daqui a três meses.

6 ou + Você corre alto risco nutricional. Fale com seu médico, nutricionista ou outro profissional qualificado de saúde ou serviço social sobre esta lista.

Fonte: Adaptado de *The Nutrition Screening Initiative* (material educacional e auxílio para triagem de pacientes idosos quanto a deficiências nutricionais). Washington: Nutrition Screening Initiative. Reimpresso com permissão de Nutrition Screening Initiative, copyright 1993.

Como melhorar sua dieta

Como fazer isso? Se estiver em risco nutricional, você pode fazer alterações imediatas em seus hábitos alimentares. Recomendamos as seguintes mudanças.

Evitar excessos ou desequilíbrios de alimentos. Seu corpo precisa de aproximadamente 1.600 a 2.400 calorias, ou seja, cerca de 25% menos calorias do que precisava quando você tinha 25 anos, mas continua precisando da mesma quantidade de nutrientes. De fato, as pesquisas mostram que as melhores dietas para pessoas mais velhas incluem 20 tipos diferentes de alimentos por semana.

Além disso, é preciso encontrar um equilíbrio de modo que se coma proteínas, vitaminas e minerais suficientes, mas não tanta comida que resulte em ganho de peso. A própria obesidade pode criar diversos problemas de saúde, como hipertensão, diabete e artrite.

A energia de que precisamos para manter as funções essenciais do corpo (a taxa metabólica basal) geralmente diminui em cerca de 20% entre os 20 e os 90 anos. Por causa dessas mudanças nas necessidades energéticas de nosso corpo, a American Dietetic Association criou a Pirâmide dos alimentos (Figura 2.1)

Como esta pirâmide mostra, você deve consumir uma diversidade de alimentos, com muito mais porções de grãos do que doces e gorduras. Coma muitas frutas e vegetais. Consuma açúcar e sal com moderação. Reduza seu consumo de álcool. O suco de uva é um substituto excelente.

Ajuste sua ingestão calórica para manter um peso saudável. Seu consumo de gorduras deve ser de menos de 30% do seu total de calorias, e 8% ou menos das calorias devem vir de gorduras saturadas como creme, carne, queijo e manteiga.

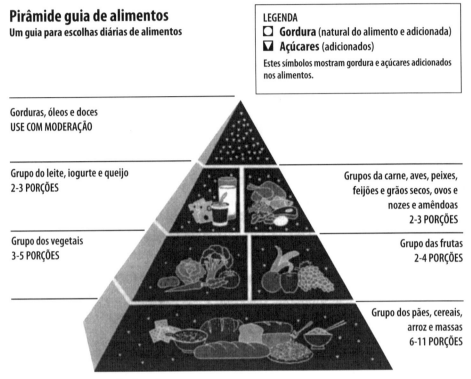

Figura 2.1 *Pirâmide dos alimentos*

Consuma cálcio suficiente para diminuir o risco de perda óssea. Além do cálcio nos alimentos como iogurte, leite desnatado, brócolis e queijos (por exemplo, ricota, cottage, queijo minas), recomendamos que mulheres pós-menopausa e homens mais velhos tomem suplementos de 800 a 1.500 mg de cálcio todos os dias.

Assegure-se de *ingerir ácido fólico suficiente*. Ele é uma vitamina importante encontrada nas laranjas, morangos, espinafre, abacates, cereais e massas. Comer o suficiente desta vitamina B pode protegê-lo da anemia.

Tome vitamina D para evitar fraturas ósseas. Além de conseguir vitamina D ao tomar sol e consumir essa vitamina por meio de alguns produtos como leite, recomendamos que você consulte um nutricionista para saber sobre a ingestão suplementar desta vitamina.

Tome vitamina A para ter uma pele saudável e prevenir a piora de sua visão. A vitamina A é encontrada em ovos, derivados de leite integral, vegetais amarelos e verdes como espinafre, couve, brócolis, abóbora e cenoura. Se você come uma boa variedade de vegetais, provavelmente ingere o suficiente desta vitamina.

Adicione mais fibra a sua dieta para combater o intestino preso. Frutas e vegetais, pães e cereais integrais e feijões e grãos são boas fontes de fibra.

Lembre-se de *beber líquidos* porque você nem sempre sentirá sede quando precisar beber. Água, sucos e chás descafeinados são boas escolhas.

Leia os rótulos dos alimentos. Elsie Frank comentou: "Por ser criteriosa com os alimentos que ingiro, eu sempre verifico o rótulo dos produtos alimentares. É o meu corpo que vai sofrer se eu não for cuidadosa, é a minha qualidade de vida que está em jogo".

A Figura 2.2 mostra como ler o rótulo dos alimentos. O tamanho das porções desses rótulos é similar em produtos similares, então meia xícara de uma marca de arroz, por exemplo, pode ser comparada a meia xícara de outra marca de arroz.

Compre alimentos que tenham pouca gordura saturada, colesterol e sódio. Dê atenção particular ao número de calorias por porção e à quantidade de calorias obtidas de gordura. Lembre-se de que sua ingestão diária de gordura deve representar no máximo 30% do seu total de calorias. Isso significa aproximadamente 65 g se você tiver uma dieta de 2.000 calorias e aproximadamente 40 g se tiver uma dieta de 1.200 calorias.

O modo como nos alimentamos ao longo do dia também é importante. Estudos têm mostrado que as pessoas que tomam café da manhã e não fazem muitos lanchinhos costumam viver mais do que aquelas que não tomam café da manhã. Evite comer muito no jantar e ir dormir logo depois. Coma quantidades menores do que costumava se perceber que seu peso está aumentando gradativamente.

Tabagismo

O uso de tabaco é a mais previsível causa de morte na maioria dos países em todo o mundo. Ao deixar este hábito, você reduz o risco de ter AVC; doença cardíaca coronariana; doença pulmonar obstrutiva; asma; câncer do pulmão, da bexiga, do pâncreas, cervical e oral; úlceras e doença arterial periférica. Além disso, se faz terapia de reposição de estrogênio, você pode diminuir o risco de fratura do quadril ao parar de fumar.

Parar funciona!

Os pesquisadores Philip Cole e Brad Rodu atribuem a queda em algumas mortes por câncer de 1990 a 1995 à redução no tabagismo entre homens americanos. Esta mudança de comportamento resultou em uma redução de 3,9% em câncer de pulmão e uma redução de 2% em outros tipos de cânceres relacionados ao fumo.

Este rótulo de alimento tem um guia de informações sobre nutrição atualizado e fácil de usar. Ele é obrigatório em quase todas as embalagens de alimentos. O guia serve como uma chave para ajudar no planejamento de uma dieta saudável.*

O **tamanho das porções** agora é mais consistente nas diversas linhas de produtos, são informados em medidas métricas e refletem a quantidade que as pessoas realmente comem.

A **lista de nutrientes** cobre os mais importantes para a saúde dos consumidores atuais, a maioria dos quais precisa se preocupar com a possibilidade de comer demais alguns nutrientes (gordura, por exemplo) e não em ingerir poucas vitaminas ou minerais como no passado.

Os rótulos dos pacotes maiores podem dizer o número de calorias por grama de gordura, carboidratos e proteína.

Fatos de Nutrição

Tamanho da porção 1 xícara (228 g)
Porções por pacote 2

Quantidade por porção
Calorias 260   Calorias de gordura 120

	% do valor diário*
Gorduras totais 13 g	20%
Gorduras saturadas 5g	25%
Colesterol 30 mg	10%
Sódio 660 mg	28%
Carboidratos totais 31 g	10%
Fibra dietética 0 g	0%
Açúcares 5 g	
Proteína 5 g	

Vitamina A 4%	•	Vitamina C 2%
Cálcio 15%	•	Ferro 4%

* Os *percentuais de valores diários* são baseados em uma dieta de 2.000 calorias. Seus valores diários podem ser mais altos ou mais baixos dependendo de suas necessidades calóricas.

	Calorias	2.000	2.500
Gorduras totais	Menos de	65 g	80 g
Gorduras saturadas	Menos de	20 g	25 g
Colesterol	Menos de	300 mg	300 mg
Sódio	Menos de	2.400 mg	2.400 mg
Carboidratos totais		300 g	375 g
Fibra dietética		25 g	30 g

Calorias por grama:
Gordura 9 – Carboidrato 4 – Proteína 4

* Este rótulo é apenas um exemplo. As especificações exatas estão nas regras finais. Fonte: Food and Drug Administration, 1994.

Calorias de gordura são mostradas no rótulo para ajudar os consumidores a cumprirem as diretrizes nutricionais que recomendam que as pessoas não obtenham mais de 30% das calorias de sua dieta geral de gordura.

% de valores diários mostra como um alimento se encaixa na dieta diária geral.

Alguns valores diários são máximos, como no caso de gordura (65 gramas ou menos); outros são mínimos, como no caso de carboidratos (300 gramas ou mais). Os valores diários para uma dieta de 2.000 e de 2.500 calorias devem estar listados no rótulo de pacotes maiores.

Aviso: Embora termos descritivos como "baixo teor", "boa fonte" e "sem" sejam usados há bastante tempo em rótulos de alimentos, o significado deles e sua utilidade em ajudar os consumidores a planejar uma dieta saudável têm sido pouco claros. Agora a FDA – Food and Drugs Administration (Administração de Comidas e Remédios) criou definições específicas para esses termos, garantindo aos compradores que eles podem acreditar naquilo que leem no pacote.

Os **ingredientes** estão listados em ordem decrescente por peso, e a lista é obrigatória em quase todos os tipos de alimentos, mesmo os padronizados, como maionese e pão.

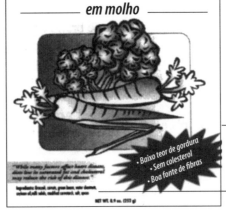

Figura 2.2 *O Rótulo dos Alimentos em uma Olhada*

Embora as mortes por câncer de pulmão continuem a aumentar em mulheres, a taxa de crescimento diminuiu um pouco desde meados da década de 1990. Esperamos que as mortes por câncer em mulheres mostrem uma tendência similar às dos homens no futuro, conforme o tabagismo declinar entre as mulheres.

Como parar

Você não vai diminuir seu risco de doença cardíaca simplesmente ao mudar para cigarros que tenham quantidades reduzidas de alcatrão e nicotina. Deixar de fumar completamente é a melhor coisa que você pode fazer por sua saúde. Se não está conseguindo parar sozinho, pense em participar de um programa para deixar de fumar. Se você fuma por causa do estresse, um programa como esse pode lhe mostrar outras maneiras de lidar com as pressões da vida.

Chicletes com nicotina e adesivos com nicotina também podem ser úteis. Porém, eles têm alguns efeitos colaterais associados e contraindicações (isto é, eles não devem ser usados se você tiver problemas de saúde). Só use esses produtos com acompanhamento médico.

Álcool

Bebidas alcoólicas podem estar associadas com quedas e ferimentos em acidentes, distúrbios no ritmo cardíaco, AVC, incontinência urinária, confusão, delírio e muitos outros problemas. Assim, aconselhamos nossos pacientes a limitar sua ingestão de álcool a menos do que o equivalente a um copo pequeno de vinho por dia. No Capítulo 6, falaremos mais sobre maneiras de reduzir o consumo de álcool.

Sexo Seguro

Você pode achar que os dias de preocupação com as consequências do sexo acabaram agora que você está mais velho, mas sexo seguro significa mais do que prevenção da gravidez. Segundo o Center for Disease Control and Prevention (Centro de Controle e Prevenção de Doenças), 11% de todos os casos de AIDS (síndrome de imunodeficiência adquirida) diagnosticados em 1995 envolveram pessoas com mais de 50 anos. Um pouco menos de metade desses casos era resultado de relações homossexuais. Um quinto desses casos envolviam contatos heterossexuais. Além disso, o número de mulheres mais velhas infectadas com o HIV (vírus da imunodeficiência humana) está aumentando gradualmente.

Como você pode se proteger da infecção por HIV e de outras doenças sexualmente transmitidas (DSTs)? Você deve evitar o sexo com parceiros que podem estar infectados. Se você é sexualmente ativo, a precaução mais importante é sempre usar camisinha nos contatos sexuais, especialmente ao praticar sexo anal.

Alguns médicos podem ter dificuldade em iniciar conversas com pacientes idosos sobre sexo, mas isso não deve intimidar você. Informe-se sobre esses assuntos e também pergunte abertamente ao médico sobre qualquer dúvida que tenha. Você encontrará algumas orientações úteis no Capítulo 5.

Medicamentos

Uma olhada no seu armário de remédios

Com intervalo de alguns meses, examine todos os medicamentos em sua casa e veja as datas de validade nos frascos. Descarte qualquer remédio vencido e pergunte ao farmacêutico se não tiver certeza se algum deles ainda está bom. Remédios fora da validade podem ser nocivos.

Onde você guarda os seus remédios? Atualmente sabemos que mantê-los em um armário no banheiro não é uma boa ideia porque a umidade e o calor criados ali podem afetá-los. É melhor guardá-los em um lugar livre de calor e umidade, como um armário na sala ou na cozinha, desde que não fique perto do fogão.

Quantos remédios receitados e sem receita (como vitaminas, antigripais, laxantes e antiácidos) você está tomando? Quando foi a última vez que você revisou todos esses remédios com o seu médico? É possível que você esteja tomando mais do que precisa.

Da próxima vez que tiver uma consulta, escreva o nome, ou ainda melhor, leve com você todos os remédios que você toma com regularidade. E pergunte ao médico:

- ▸ Devo ficar atento a quais efeitos colaterais?
- ▸ Existe alguma possibilidade de interação medicamentosa?
- ▸ Existe algum alimento que eu deva comer ou deva evitar enquanto estiver tomando esses remédios?
- ▸ Estou tomando os remédios nas doses corretas?
- ▸ Preciso mesmo tomar todos os remédios que estou tomando?

Você deve também ter certeza de que sabe ler os rótulos dos remédios e perguntar ao médico qualquer informação que não tenha entendido no rótulo (Figura 2.3).

Laboratório Greenvile	Este é o nome do laboratório. Sempre se sinta à vontade para entrar em contato se tiver qualquer pergunta sobre a sua receita.
No. 1236544 **Data: 5/2/2000**	Você pode informar esse número da receita e a data em que a receita foi usada se precisar falar sobre este remédio com o farmacêutico.
Para: Cindy Riffe	
Fenitoína 50 mg 100 cápsulas	Esta receita é para 100 cápsulas de fenitoina, e cada cápsula contém 50 miligramas. Os remédios têm nomes genéricos e também nomes de marca ou nomes comerciais. Nesse rótulo, "fenitoína" é o nome genérico. É uma boa ideia pedir os dois nomes a seu médico. O medicamento genérico geralmente custa menos do que o medicamento com nome de marca. As farmácias podem cobrar valores diferentes pelos remédios, então você pode economizar se fizer uma pesquisa antes de comprar. Além disso, se for tomar o remédio por um longo tempo, pergunte ao médico se ele pode prescrever uma grande quantidade do medicamento para que você possa economizar um pouco.
Tomar uma cápsula três vezes ao dia para controle de convulsões.	É bom perguntar ao médico ou ao farmacêutico de quantas em quantas horas você deve tomar o remédio. É mais seguro tomar no café da manhã, almoço e jantar ou as doses devem ser tomadas exatamente a cada oito horas?
Dra. Nancy Gilson	Este é o nome da médica que prescreveu a receita.
Data de validade: **5/2/2001**	Preste muita atenção na data de validade de todos os seus remédios. Eles podem não ser mais efetivos e, em alguns casos, ser nocivos se tomados depois da data de validade.

Figura 2.3 *Como Ler o Rótulo de um Medicamento*

Quando for tomar um remédio, sempre leia o rótulo para ter certeza de que está tomando o remédio certo. Se tiver dificuldade para ler as letras no rótulo do remédio, fale com o farmacêutico para saber se ele pode lhe dar um rótulo com letras maiores. Se estiver tomando vários remédios diferentes em horas diferentes do dia, convém usar um porta-remédios para colocar todas as pílulas no seu lugar apropriado (manhã, tarde e noite) para ter certeza de quais remédios você tomou. Todos nós já tivemos esta experiência de estar com o vidro do remédio na mão e não lembrar se já o tomou. Geralmente é melhor não tomar uma dose adicional sem consultar primeiro o médico porque o remédio fica no seu sistema. É melhor não dobrar a dose e simplesmente esperar e tomar o remédio na hora da próxima dose. Uma caixa de remédios vai ajudá-lo a evitar esse tipo de situação.

Além disso, nunca tome remédio no escuro. E também nunca troque nem compartilhe medicamentos com amigos, parentes ou vizinhos. Não fará bem para nenhum de vocês e pode aumentar a confusão de todos.

Medicamentos que podem ajudar você a se manter bem

Como veremos no Capítulo 6, os médicos muitas vezes reduzem a dose de medicação antidepressiva assim que o paciente apresenta melhora, mas a terapia de manutenção frequentemente requer doses terapêuticas contínuas. Além dos medicamentos que podem curar doenças, existem outros que podem prevenir problemas como ataque cardíaco e osteoporose.

Aspirina. Tomar uma aspirina por dia pode manter o cardiologista longe. Alguns estudos demonstraram que pessoas que tomam uma pequena dose regular de aspirina (80 a 160 mg por dia) têm um risco mais baixo de ataque cardíaco e, possivelmente, de AVC do que aqueles que não tomam. Falaremos mais sobre essas medidas no Capítulo 4.

Estrogênio. Como você lerá no Capítulo 9, o estrogênio pode ajudar a prevenir a perda óssea e fraturas nas mulheres pós-menopausa. Ele também pode proteger as mulheres de problemas no trato urinário e de alguns tipos de doença cardíaca, pode atenuar as oscilações de humor e reduzir o risco de Alzheimer.

Vacinações

Você sabia que muitas das doenças que podem ser prevenidas com vacinas são mais perigosas para os adultos do que para as crianças? Infelizmente, porém, muitos adultos acham que já não têm mais necessidade de imunização, mesmo que cerca de 90% das mortes causadas por gripes e infecções por pneumocócicos ocorram entre pessoas acima de 65 anos.

Tétano e difteria

O tétano, uma doença causada por bactérias que entram no corpo através de um corte, e a *difteria*, uma doença bacteriana contagiosa que afeta a garganta e a traqueia, podem ser perigosos. Mais de 60% das infecções de tétano acontecem em pessoas acima de 60 anos.

Geralmente, as vacinas para esses dois tipos de infecção são administradas juntas. Recomendamos que nossos pacientes recebam reforços de vacina para tétano e difteria (Td) a cada 10 anos. Será necessário o reforço da vacina em caso de um ferimento perfurante grave.

Gripe

A influenza, ou gripe, é uma doença muito contagiosa causada por vírus. Pessoas mais jovens podem ter febre, dor de garganta, dores em geral e coriza quando têm gripe. Em pessoas mais velhas, porém, esse vírus pode ter consequências mais graves como desidratação, pneumonia, delírio, insuficiência cardíaca, diarreia e perda de peso.

A maioria das pessoas deve tomar vacina contra gripe anualmente. Contudo, se for alérgico a ovos, você não pode receber a vacina contra gripe porque a vacina é preparada com substrato do ovo (ver Capítulo 12).

Doença pneumocócica

As pessoas mais velhas têm maior probabilidade de desenvolver a *doença pneumocócica*, uma infecção bacteriana que pode afetar os pulmões (pneumonia), o sangue (bacteremia) ou o cérebro (meningite). Essas infecções podem ser bem graves nos idosos. É prudente começar a se vacinar contra a doença pneumocócica a partir dos 65 anos e repetir a vacina de seis em seis anos. A maioria das pessoas não apresenta efeitos colaterais à vacina, exceto um pouco de dor no local da injeção.

Outras vacinações

Pergunte a seu médico se você deve receber a vacina contra hepatite B. Essa vacina geralmente é recomendada para pessoas que vão viajar para áreas em que esse vírus é endêmico (amplamente disseminado), pacientes que fazem diálise e pacientes que foram expostos a sangue ou outros fluidos corporais de pessoas infectadas.

Você também deve ter certeza de estar em dia com as vacinas contra sarampo, caxumba e rubéola.

Se for viajar ao exterior, pergunte ao médico se você precisa de outras vacinas ou de medicamentos profiláticos (por exemplo, contra malária).

Exames Físicos

Os adultos devem fazer anualmente exames físicos completos para diagnosticar problemas dentários, de visão e de audição; outras doenças como pressão alta, desnutrição e doença tireoidiana; e câncer de mama, cervical, da próstata ou colorretal, além de problemas de saúde mental.

Odontologia

Além dos exames físicos com um médico, não se esqueça de consultar um dentista pelo menos uma vez ao ano. Um estudo indicou que quase metade das pessoas mais velhas têm problemas dentários não detectados. Usar o fio dental é muito importante para sua saúde. As consultas dentárias regulares podem ajudá-lo a evitar a perda de dentes, doenças na gengiva e boca seca, problemas comuns em pessoas mais velhas (ver Capítulo 16).

Prevenção de Acidentes

Você pode tomar providências para tornar sua casa o mais segura possível. No Capítulo 18, sugerimos várias maneiras de eliminar o risco de quedas e queimaduras em sua casa. Investir um pouco de tempo para avaliar a segurança de sua casa pode fazer mais do que proteger sua saúde física: pode ajudá-lo a manter sua independência.

Aqui estão algumas medidas práticas para prevenir acidentes:

- ▶ Usar calçados de salto baixo antiderrapante.
- ▶ Não andar de meias porque aumenta a tendência a escorregar.
- ▶ Ficar atento aos brinquedos no chão quando as crianças forem visitá-lo e prestar atenção aos animais de estimação.
- ▶ Não deixar ferramentas de jardinagem e mangueiras no jardim depois de usá-las.
- ▶ Quando tiver muitos objetos para carregar, dividir as cargas grandes em várias menores.
- ▶ Ao levantar-se da cama, primeiro sente-se gradualmente; da mesma forma, quando estiver sentado, levante-se lentamente.

- ▸ Consultar o oftalmologista regularmente para ter certeza de estar usando as lentes corretas.

- ▸ Evitar deixar tapetes espalhados.

- ▸ Remover fios elétricos do meio do caminho por onde você passa.

Acidentes de carro são outro grande problema. Os cintos de segurança são obrigatórios. Capacetes para ciclistas e motociclistas também são essenciais.

Permanecer Ativo

Precisamos do constante vai e vem das ondas de sensação, pensamento, percepção, ação e emoção, batendo na praia da nossa consciência.
O que quer que sejamos... nós o preservamos melhor experimentando muitas coisas.

Christopher Barney (1917)

Winston Churchill disse certa vez: "Ganhamos a vida pelo que conseguimos, mas criamos uma vida pelo que damos". Qualquer momento é um momento maravilhoso em sua vida para dar. É realmente mais abençoado dar do que receber.

Albert Schweitzer observou: "Eu não sei qual será o seu destino, mas sei de uma coisa: serão realmente felizes aqueles que procurarem e acharem como servir... O propósito da vida humana é servir e demonstrar compaixão e vontade de ajudar os outros".

Aos 79 anos, Elsie Frank ajudou a fundar o Committee to End Elderly Homelessness (Comitê para acabar com a falta de moradia para idosos). Ela e outras seis mulheres começaram essa organização com 100 dólares. Transformaram duas casas vazias em abrigo para idosos de baixa renda, e estão no processo de transformar uma terceira.

Hoje, Elsie Frank diz: "É uma satisfação ter sido capaz de fazer isso, de entrar nesse prédio e ver todas essas pessoas. Cada uma delas tem o próprio quarto".

Um em cada cinco americanos com 65 anos ou mais realiza trabalho voluntário para organizações como igrejas, escolas ou outros grupos cívicos. Compartilhar os próprios recursos, habilidades e experiência ajuda quem dá e quem recebe a crescer.

Dezesseis por cento dos homens e 8% das mulheres americanas também continuam trabalhando depois dos 65 anos. Veremos mais sobre esta opção no Capítulo 17.

> *Eu tenho quatro filhos e, se estou em uma reunião familiar, eu quero participar da conversa em vez de reclamar de minhas dores e achaques. É importante mostrar que você sabe do que eles estão falando. E tudo isso também pode ajudar a promover a "conexão".*
>
> Mary, 79 anos

Aristóteles escreveu: "Educação é o melhor remédio para a velhice". Existem oportunidades para continuar a educação em toda a nossa volta: a biblioteca pública, clubes de leitura, aula de dança, palestras gratuitas, internet. Convide um amigo ou parente para entrar para um clube de leitura ou assistir a uma aula com você. Garantimos que mesmo em pequena escala, isso vai ajudar a enriquecer a vida de vocês. Exercícios mentais são tão importantes quanto exercícios físicos.

> *O verdadeiro modo de tornar a idade vigorosa é prolongar a juventude da mente.*
> Mortimer Collins (1827-1876)

Permanecer Conectado

Conexões fortes com amigos e familiares, participação em atividades sociais e disponibilidade de apoio social podem ser tão importantes quanto exercício físico e outras atividades. Uma de nossas colegas, Lisa Berkman, mostrou que quem não permanece intimamente conectado com os outros tem maiores declínios no funcionamento físico e mental. Em contrapartida, fatores sociais podem modificar os efeitos de vários problemas de saúde.

As mulheres ficam viúvas por volta dos 65 anos, e em média, vivem por mais 18 anos depois da morte do marido. Em 1997, quase metade das mulheres americanas acima de 65 anos eram viúvas.

Em contraste, homens divorciados e viúvos podem se casar de novo mais rapidamente. Os homens que não se casam de novo têm uma taxa de mortalidade mais elevada do que a daqueles que se casam.

No Capítulo 17, falamos mais sobre maneiras de permanecer perto dos outros, participando de clubes sociais e mantendo contato com amigos e parentes. Fazendo isso, você será capaz de administrar o estresse, e aumentar sua capacidade para lidar com problemas de saúde.

Mudar Comportamentos para uma Vida Saudável

A árvore de raízes mais fundas é considerada a menos disposta a deixar o chão; portanto os antigos sábios diziam que o amor da vida aumentava com os anos, tanto que em nossos estágios mais tardios, quando as dores são agudas e a doença devasta, o maior amor da vida aparece.

Hester Lynch Piozzi (1741-1821)

Quais mudanças você acha necessárias para tornar sua vida mais saudável e mais feliz? Você quer passar mais tempo com amigos, ser voluntário no hospital mais próximo de sua casa, matricular-se em um curso ou adotar uma dieta mais saudável?

Em um estudo com americanos de meia-idade, outro colega, Paul Cleary, descobriu que pode ser bem difícil tentar fazer grandes mudanças de estilo de vida para prevenir vários problemas de saúde. Apenas uma em cada cinco pessoas que tenta mudar o comportamento consegue ter sucesso da primeira vez. Por exemplo, o fumante médio tenta parar de quatro a sete vezes antes de parar permanentemente. Tentar emagrecer ou deixar de fumar são as mudanças mais difíceis.

James O. Prochaska desenvolveu uma teoria chamada "estágios de mudança", que inclui cinco passos para mudar o comportamento:

1. *Pré-contemplação* envolve estar consciente dos efeitos ruins do próprio comportamento. Por exemplo, ter consciência de que o cigarro causa câncer de pulmão.

2. Durante a *contemplação*, a pessoa pensa em mudar. Este estágio pode durar algum tempo. Um estudo com 200 fumantes mostrou que a maioria permanecia neste estágio por dois anos.

3. A *preparação* envolve planejamento para dar passos definidos para mudar dentro de um tempo determinado. Pode ser útil definir uma data para começar a mudança. Se você tentou mudar um comportamento específico e não conseguiu, esta pode ser uma boa hora para descobrir o que deu errado.

4. A *ação* acontece quando você dá passos para mudar o comportamento.

5. *Manutenção* envolve a prevenção de recaída. Isso começa meses depois de agir e pode durar a vida inteira. Aprenda a reconhecer e evitar os gatilhos de comportamentos indesejáveis que podem causar uma recaída.

Os "estágios da teoria da mudança" não vão longe o bastante para ajudar as pessoas com mudanças de comportamento para toda a vida. Acreditamos que a mudança de comportamento ocorre melhor quando tentada em um ambiente social de apoio que capacita, em vez de inibir as pessoas para adotar e continuar a mudança positiva de comportamento. Então, pense nos obstáculos que tendem a interferir em sua capacidade de alcançar suas metas. Você quer fazer exercício três vezes por semana? Que tipos de obstáculos o impedem de fazer isso? O que é possível fazer em relação a esses obstáculos? Do que você precisa para voltar ao rumo se algo ficar no caminho entre você e suas metas?

Lide com uma preocupação por vez e encontre um amigo, conselheiro ou médico para ajudá-lo a criar uma estratégia e ficar motivado. Transforme um obstáculo em um auxílio. Não desista. Não deixe para lá. Continue tentando, mesmo que não consiga muito sucesso da primeira, da segunda ou da terceira vez. Enquanto continuar tentando, você continuará a fazer progressos e, no final, terá êxito. Não fique desanimado se fracassar algumas vezes. Só continue tentando. Você vai conseguir.

No próximo capítulo, abordaremos algumas maneiras de encontrar o melhor cuidado de saúde e aproveitar os recursos disponíveis para ajudá-lo a ter sucesso.

CAPÍTULO 3

Como Fazer o Sistema de Saúde Funcionar Para Você

Especialistas

Se seu clínico geral recomendar que você consulte um especialista – um cardiologista, por exemplo –, ele lhe dará um encaminhamento para o especialista e assim o custo da consulta com o especialista será coberto por seu convênio médico, caso você tenha um. Fique atento para que o especialista receba seus registros médicos enviados pelo clínico geral, e vice-versa. Se o especialista não for da mesma equipe de seu médico é importante ter certeza de que esses médicos se comuniquem a respeito de sua situação para que possam trabalhar em equipe para lhe dar um atendimento de ótima qualidade. Pergunte ao especialista sobre o diagnóstico e as recomendações de tratamento.

Cirurgia

Se seu clínico geral ou especialista recomendar cirurgia, é aconselhável obter uma segunda opinião ou talvez o convênio exija isso, o que não é nem um pouco incomum, e você não precisa se preocupar com a possibilidade de seu médico ficar ofendido com isso. Na verdade, ele pode lhe indicar outro médico ou especialista para avaliar sua situação.

Se ambos os médicos recomendarem a cirurgia, as perguntas a seguir são importantes e você deve fazê-las:

- ► Para que é essa cirurgia?
- ► É um *procedimento ambulatorial* (o que significa que você poderá voltar para casa um pouco depois de se recuperar, sem ter de passar a noite no hospital) ou é uma operação que implica internação? Se houver internação, quanto tempo ficarei no hospital?
- ► Onde a cirurgia será feita?

- ▸ Você, meu médico, ou o especialista é quem vai realizar a cirurgia? Se não, quem vai me operar?
- ▸ Quais são as taxas de sucesso nessa cirurgia? Existe alguma complicação comum a que eu tenha de estar atento?
- ▸ Como posso me preparar para isso?
- ▸ Como será meu período de recuperação?

No Hospital

Se sua doença ou cirurgia exigir que você passe a noite no hospital ou que fique internado por mais tempo, descubra com antecedência o tipo de hospital em que será internado. Por exemplo, é um hospital-escola em que você poderá ser examinado por estudantes de medicina, internos, residentes e plantonistas, além de seu próprio médico? Com que frequência você verá seu médico? Qual é a proporção de enfermeiras em relação ao número de pacientes?

O que é uma emergência?

Quando você ou um ente querido fica doente ou não se sente bem, você quer agir do modo certo e conseguir o melhor cuidado possível. Como determinar se esse cuidado deve ser uma consulta com o médico ou se você deve ir para o pronto-socorro? Embora isso possa parecer simples, quando se está em uma situação de vida real, nem sempre é fácil descobrir o que deve ser feito. Nossa melhor resposta é que se você ou uma pessoa querida tiver uma mudança súbita e aguda, mesmo algo sutil como a fala levemente arrastada, você não deve hesitar em ligar imediatamente para o médico e, se ele o instruir, ir direto para o pronto-socorro. Por outro lado, se você ou a pessoa estiver tendo sintomas persistentes, como uma tosse forte ou tonturas, é melhor ligar para o consultório do médico e pedir um conselho quanto ao que fazer. Se tiver dificuldade para contatar seu médico então você precisará usar seu próprio julgamento, mas se a situação mudar de repente ou piorar, vá para o hospital mais próximo. Não se preocupe em incomodar ninguém.

> *Estela ligou para o consultório do médico da mãe em uma sexta-feira de manhã para dizer que sua mãe com 79 anos, Marli, tinha vomitado muito e, depois, desmaiou e acordou com o nariz ensanguentado e fala incoerente. Ela não sabia o que fazer e não queria chamar uma ambulância antes de falar com o médico. Ela foi orientada a chamar uma ambulância imediatamente e levar a mãe ao pronto-socorro mais próximo.*

COMO FAZER O SISTEMA DE SAÚDE FUNCIONAR PARA VOCÊ 53

Estela ligou de novo para o consultório cerca de 20 minutos depois e disse que a mãe estava muito melhor e que ela tinha decidido não chamar a ambulância. Elas já tinham ido ao pronto-socorro anteriormente, explicou ela, e tinham ficado esperando por muitas horas antes de Marli ser atendida. Nenhuma delas queria passar de novo por essa experiência. Então ela tentou marcar uma consulta para a mãe na próxima semana.

Estela foi informada de que um evento súbito como o que sua mãe havia tido não era algo que pudesse esperar por uma consulta com o médico. Marli ainda relutou em ir para o hospital, afirmando que a situação não era realmente uma "emergência", mas o médico solicitou que ela fosse levada ao hospital mais próximo.

Marli foi internada e ficou no hospital por vários dias em tratamento devido a um AVC.

No caso de Estela e de sua mãe, era necessário que ela fosse direto para o pronto-socorro para obter os cuidados imediatos. A história de Tom e de seu pai, James, é um exemplo de ida ao pronto-socorro sem ser realmente uma urgência.

James tem 82 anos, sofre de demência leve e mora em casa com o filho, Tom, e a nora, Susan. James tinha ficado de cama por vários dias com um resfriado forte e não se movimentou muito, exceto para usar o banheiro e fazer as refeições. Ele não tinha febre, mas tinha tosse e coriza. Na quarta-feira à tarde, ele se levantou da cama para ir ao banheiro, sentiu-se tonto e teve de se sentar. Ele contou o incidente a Tom que ficou preocupado.

Tom ligou para o consultório do médico, explicou o que tinha acontecido e lhe disseram que a enfermeira ligaria para ele dali a pouco. Quando a enfermeira ligou alguns minutos depois, ninguém atendeu ao telefone na casa. Tom tinha decidido levar o pai para o pronto-socorro.

Várias horas depois, o médico recebeu uma mensagem do pronto-socorro informando que James estava indo para casa e que ele tinha sofrido uma tontura depois de ter levantado bruscamente da cama. Eles fizeram diversos exames e não encontraram nada além de um resfriado comum.

PARTE II

GUIA DO USUÁRIO PARA A MENTE E O CORPO QUE ENVELHECEM

CAPÍTULO 4

SEU CORAÇÃO

Quando o homem é sereno e saudável
O pulso do coração flui e se conecta,
Como pérolas que são unidas ou como um fio de jade vermelho –
Então se pode falar de um coração saudável.

Huang Ti (2697-2597 a.C.)

Uma mulher foi ao médico por causa de dor no joelho direito, e o médico disse a ela: "Bom, o que você esperava? Você tem 90 anos". Ela respondeu: "Mas meu joelho esquerdo não dói, e ele também tem 90 anos".

Quantas vezes ouvimos essas mensagens negativas sobre ser idoso, mesmo de médicos e enfermeiros? Quando sente dores, você acredita nessas palavras e considera seu desconforto como parte da velhice?

Algumas vezes, é difícil permanecer positivos quando somos constantemente bombardeados com atitudes desesperançadas sobre o envelhecimento e com informações assustadoras sobre os problemas de saúde que afetam a população mais velha, como as estatísticas sobre doenças cardíacas, dizendo que quase metade das pessoas com 75 anos ou mais pode ter alguma forma de problema cardíaco. De fato, a doença cardíaca é a principal causa de morte de adultos mais velhos nos Estados Unidos.

Embora seja verdade que a probabilidade de desenvolver e morrer de um problema cardíaco aumenta com a idade, existem muitas maneiras de desacelerar ou até reverter parcialmente as mudanças relacionadas com a idade que podem levar a doenças cardíacas. Além disso, mesmo que tenhamos um problema cardíaco, é importante lembrar que as doenças cardíacas, ao contrário de muitas outras condições crônicas como enfisema ou artrite, pode ser tratável e até reversível em parte. Com tratamento adequado para as doenças cardíacas, podemos viver bem mesmo com ela. Um problema cardíaco está mantendo você ou uma pessoa querida em casa, confinada a uma cama? Ela o impede de ter um estilo de vida ativo e interessante? Saiba que não precisa ser assim.

Neste capítulo, falaremos um pouco sobre o funcionamento do coração, o que acontece com ele conforme envelhecemos, e os sintomas, o diagnóstico e as opções de tratamento para vários problemas de coração. Também falaremos sobre os cuidados adotados para manter o coração saudável.

Como o Coração Funciona

O trabalho do coração é bombear sangue por todo o nosso corpo. Ele é a força impulsionadora por trás do sistema circulatório. O coração bombeia, relaxa e, depois, bombeia de novo, continuamente. Isso é responsável pelo batimento de seu coração.

Duas bombas principais (os ventrículos) e duas bombas menores (os átrios) formam o músculo do coração. O lado direito do coração recebe sangue quase sem oxigênio de todas as partes do corpo e o envia aos pulmões, onde o sangue recebe oxigênio. Depois, o sangue (agora saturado com oxigênio) retorna dos pulmões para o lado esquerdo do coração, onde a bomba principal (ventrículo) o movimenta pela aorta para o resto do corpo.

O sangue vindo do coração passa por todo o seu corpo em vasos que são chamados de artérias. As artérias se ramificam em vasos menores, chamados de arteríolas e, finalmente, em vasos ainda menores, chamados de capilares. Dentro de cada órgão, é por meio desses capilares minúsculos que grande parte do oxigênio e dos nutrientes é trocada por dióxido de carbono e dejetos metabólicos nos tecidos.

Conforme o sangue volta, além dos capilares, os vasos passam a ser maiores de novo. Agora eles são chamados de *veias*. As veias levam o sangue que continua a se mover pelos órgãos principais do corpo e, depois, de volta ao coração, onde todo esse processo recomeça novamente. Os vasos sanguíneos e o coração estão sempre repondo os nutrientes de que seu corpo precisa e removendo os dejetos que não são necessários.

Mudanças Relacionadas à Idade

Nosso coração bombeia sangue, ou se contrai, apenas um terço do tempo. No tempo restante, ele relaxa. Conforme envelhecemos, o coração ainda se contrai como fazia quando éramos mais jovens, mas pode demorar mais para relaxar entre as contrações.

O músculo cardíaco

Quando a capacidade de relaxamento do coração é mais lenta, a taxa em que a câmara cardíaca se enche de sangue também diminui. Aos 70 anos, o coração provavelmente se enche em cerca de metade da taxa de uma pessoa de 30 anos.

Se o coração não puder se encher de sangue com a eficiência necessária a fim de continuar a bombear, pode haver o risco de se desenvolver insuficiência cardíaca congestiva.

Quando o coração bate mais rápido (por exemplo, durante atividade física, doença ou febre), o tempo de relaxamento do coração é ainda mais diminuído. Os jovens podem tolerar prontamente um aumento na taxa de batimentos cardíacos, mas em pessoas mais velhas, este aumento nos batimentos pode levar à fadiga e à falta de ar. Naqueles que não conseguem aumentar os batimentos cardíacos o suficiente para manter uma pressão sanguínea adequada, até mesmo atividades normais como ficar em pé ou sentar-se a partir de uma posição deitada, alimentar-se ou usar o banheiro pode resultar em tontura ou, às vezes, até mesmo desmaio.

Outra mudança que acontece conforme envelhecemos é que as artérias podem não ser tão distensíveis como eram, e o coração mais velho geralmente encontra mais resistência ao bombear. Isso vai exigir que o coração trabalhe mais. Com o tempo, o coração pode perder parte de sua capacidade de se adaptar plenamente a todas essas mudanças.

As artérias

Como o resto do nosso corpo, as artérias tendem a ficar mais rígidas com a idade. As paredes das artérias não se expandem tão bem como costumavam por causa da diminuição do tecido elástico e do aumento no tecido muscular e cicatricial; aumento de rigidez devido a uma proteína fibrosa chamada *colágeno* e depósitos de cálcio. No meio da parede arterial, as células dos músculos lisos ficam maiores e mais numerosas, e a parede se torna mais grossa e um pouco mais rígida. O coração mais velho, por sua vez, precisa de mais força para impulsionar o sangue para frente nessas artérias grossas, rígidas e menos elásticas.

Pressão sanguínea

A força que é criada quando o sangue é bombeado do coração para as artérias é parcialmente refletido em sua pressão sanguínea. Conforme envelhecemos, enfrentamos um risco maior de desenvolver pressão sanguínea alta, ou seja, *hipertensão*. Essa condição afeta mais de metade da população com mais de 70 anos. A hipertensão significa que o coração está bombeando sangue contra mais resistência e, portanto, está trabalhando mais do que precisa. Esse esforço extra pode levar a um risco maior de doença cardíaca coronariana, insuficiência cardíaca congestiva, AVC e insuficiência renal.

Fatores de Risco para Doença Cardíaca

Mesmo que você tenha um histórico de boa saúde e não tenha fatores de risco cardiovascular (ver quadro a seguir), o próprio envelhecimento representa um fator de risco para doença cardíaca. Um estilo de vida sedentário e uma dieta rica em gorduras podem também exacerbar algumas das mudanças que ocorrem com o envelhecimento e contribuir ainda mais para sua probabilidade de desenvolver problemas cardíacos.

FATORES DE RISCO PARA DOENÇAS CARDÍACAS

- Pressão sanguínea elevada (hipertensão), pressão sanguínea acima de 140/90 milímetros de mercúrio (mmHG), ou 14 por 9, como costumamos dizer; ou hipertensão sistólica, o que significa que a pressão sistólica (o primeiro número) está acima de 140, enquanto o segundo número pode ser normal (abaixo de 90).

- Diabetes (especialmente para mulheres), que afeta negativamente as pequenas artérias e arteríolas e também pode estar associada com colesterol elevado.

- Níveis elevados de colesterol no soro sanguíneo (colesterol total acima de 240 mg/dl) e colesterol de lipoproteína de baixa densidade (LDL), acima de 160 mg/dl, ou a razão LDL/colesterol acima de 0,6.

- Diminuição dos níveis de colesterol de proteína de alta densidade (HDL), abaixo de 35 mg/dl em homens e abaixo de 45 mg/dl em mulheres.

- Idade (acima de 65 anos)

- Tabagismo

- Obesidade

Especialistas em Coração

Algumas doenças cardíacas podem ser diferentes nos idosos e nos jovens e, às vezes, esses problemas de saúde precisam ser tratados de modo diferente. Para cuidar bem do coração, você deve fazer exames regulares com seu médico e, se necessário, consultar um ou dois especialistas para ajudá-lo a lidar com os problemas cardíacos quando eles surgirem.

Os especialistas em coração e pulmão são muito bem treinados para aconselhar você e seu médico. Os *cardiologistas* são especialistas em coração que passaram por especialização depois da faculdade de medicina para aprender sobre problemas cardíacos. Do mesmo modo, os *pneumologistas*, os médicos que se especializam em problemas do peito e dos pulmões, fazem residência médica em doenças pulmonares para obter experiência clínica depois da faculdade de medicina.

Os *cirurgiões cardíacos* passam alguns anos depois da faculdade de medicina estudando cirurgia geral e mais alguns anos aprendendo cirurgia cardíaca.

Além desses especialistas, em algum momento, podemos precisar de alguém para coordenar nossos cuidados de saúde, especialmente se houver problemas médicos complicados. Um *geriatra* pode ser excelente nisso. Ele pode trabalhar como um clínico geral, estar na equipe de um hospital ou servir como consultor ambulatorial. Como os outros especialistas que acabamos de mencionar, o geriatra passa por uma especialização para obter treinamento clínico extra e experiência em sua especialidade, aprendendo sobre o processo de envelhecimento e como cuidar de pessoas idosas.

Tipos de Doença Cardíaca

Doença arterial coronariana

A *doença arterial coronariana* (DAC) é um estreitamento das artérias que alimentam o coração. Esse estreitamento dificulta ou bloqueia o fluxo de sangue. Ele acontece quando o revestimento interno das artérias é engrossado com depósitos de gordura e colesterol.

A cada ano, pelo menos metade das pessoas com 75 anos ou mais consulta um médico para identificar a presença de doença cardíaca.

SINTOMAS. Muitas mulheres com DAC sentem primeiro um desconforto ou pressão no peito (também chamado de *angina pectoris*), enquanto o primeiro sintoma para os homens costuma ser uma pressão prolongada e sem alívio no peito, associada com um ataque do coração. As mulheres tendem a demorar 10 a 15 anos mais do que os homens para desenvolver os sintomas de DAC e cerca de 15 a 20 anos mais para ter o primeiro infarto do miocárdio.

DIAGNÓSTICO. Para diagnosticar a DAC, o médico pode usar o eletrocardiograma (ECG), o ecocardiograma e, possivelmente, a angiografia para avaliar a extensão e os efeitos da DAC sobre o coração e os vasos. Esses exames diagnósticos e outros são descritos com mais detalhes a seguir.

TRATAMENTO. Se seu médico identificar que você tem DAC, ele provavelmente prescreverá medicamentos antiangina e também o incentivará a fazer algumas mudanças em seu estilo de vida. Mudanças na dieta para reduzir o consumo de gordura a 30% do total de ingestão calórica, controle do peso, exercícios regulares e parar de fumar são geralmente recomendados para tratar a DAC. O médico também pode prescrever medicação para abaixar seu nível de colesterol, se necessário.

Para algumas mulheres em pós-menopausa, a terapia de reposição de estrogênio pode ser recomendada. O estrogênio é útil para manter a integridade do revestimento interno dos vasos sanguíneos (o endotélio) em alguns casos. Quando o endotélio é atingido pela doença, coágulos podem se formar facilmente nas paredes dos vasos, e isso pode colocar você em risco de um futuro ataque cardíaco ou AVC.

Os procedimentos ou cirurgias frequentemente usados para tratar pessoas com DAC incluem:

- ▶ *Angioplastia* para abrir as artérias.

- ▶ *Aterectomia coronária* para remover depósitos de gordura dentro das artérias.

- ▶ *Introdução de stent intracoronariano* com a finalidade de manter aberta uma artéria fechada para que o sangue continue a fluir por ela.

- ▶ *Revascularização transmiocárdica* para abrir as áreas bloqueadas por meio de raio laser.

- ▶ *Ponte de safena aorto-coronária* para desviar de um bloqueio em uma artéria coronária.

Angina pectoris

Uma senhora de 82 anos estava completamente presa em casa. Ela levava uma vida muito restritiva porque só podia ir da cama para a cadeira. Ela sentia desconforto devido à angina, e o médico recomendou um exame de angiografia para ver os vasos do coração. Essa senhora fez um procedimento de angioplastia para abrir as artérias entupidas.

Depois disso, ela se tornou uma nova pessoa, passou a sair de casa, começou a ser voluntária em um centro para pessoas da terceira idade, fazia compras para os vizinhos e redecorou completamente sua casa. Ela ficou tão maravilhada com suas novas possibilidades que até mandou fotos "antes" e "depois" para seus médicos. DAC é potencialmente um problema tratável.

EXAMES DIAGNÓSTICOS PARA DOENÇAS CARDÍACAS

Eletrocardiograma

Os impulsos elétricos são responsáveis por cada batimento de coração.

A eletrocardiografia (ECG) é um exame comum usado para avaliar a função do coração por meio da medida de sua atividade elétrica.

O ECG é um *teste não invasivo*, isto é, ele é feito com o equipamento fora do corpo do paciente. Ele é indolor e não provoca choque elétrico. Para um ECG em repouso, o médico ou enfermeiro vai pedir que o paciente se deite quieto e respire normalmente. O médico colocará eletrodos para detectar os impulsos elétricos do coração.

O teste ergométrico *(ECG de exercício)* é usado para avaliar o funcionamento do coração durante a atividade física. Teste na bicicleta ou na esteira são duas formas de ECG de exercício. O médico faz primeiro um ECG em repouso e, depois, pede para o paciente se exercitar na bicicleta ou esteira com os eletrodos no peito. Este tipo de exame não causa dor, mas pode ser cansativo. Você deve descansar bem na noite anterior ao teste ergométrico, não deve fumar nem tomar bebidas alcoólicas ou cafeinadas. Vista-se de modo confortável. Caso o paciente não possa fazer exercício devido a outras condições, como artrite ou fraqueza, um teste de estresse químico pode ser recomendado. Nesse teste, é aplicada uma injeção com uma substância que provocará o mesmo efeito do exercício.

Ecocardiograma

É outro exame indolor, não invasivo, que envolve o uso de ondas de som para produzir imagens do coração. Um transdutor (um dispositivo que pode sentir o movimento do coração) é colocado em várias áreas do peito. Esse dispositivo gera pulsos curtos de som de alta frequência que passam pelo peito até o coração e retornam. Esses ecos são usados para produzir uma imagem bidimensional do coração. O ecocardiograma pode ser feito em seu leito ou em um laboratório de ecocardiografia.

A *ecocardiografia transesofágica* fornece uma visão ainda mais clara do coração do que o ecocardiograma comum. Uma sonda é inserida no esôfago, por trás do coração. Este tipo de exame exige sedação leve e anestesia local, e por isso você não deve comer nem beber nada por 8 a 10 horas antes ou 2 horas depois de uma ecocardiografia transesofágica. Esse exame pode provocar um desconforto leve na garganta, que dura poucos dias. Esse desconforto pode ser aliviado com pastilhas para garganta.

Teste de Doppler

Doppler é um teste de onda sonora que pode ser usado para obter informações sobre o fluxo do sangue dentro de uma câmara cardíaca ou de um vaso sanguíneo. Muitas vezes ele é usado para complementar a avaliação ecocardiográfica.

Cateterização cardíaca

Um cateter é inserido no coração para avaliar qualquer dano ou anormalidade no coração e nos vasos circundantes. Esse procedimento geralmente é realizado em um laboratório especificamente para esse propósito. Para fazer esse teste, não se deve comer nem beber pelo menos por quatro horas antes do exame. Na sala de cateterização cardíaca, o paciente ficará deitado em uma mesa de exame de raio X durante aproximadamente duas horas para realização do procedimento.

A cateterização cardíaca geralmente não provoca dor, mas pode ser cansativa. Os riscos desse procedimento incluem formação de coágulos, arritmias, infecção e uma reação alérgica ao contraste, que contém iodo. O paciente deve conversar sobre esses riscos com o médico antes do procedimento.

Tomografia computadorizada

Os exames feitos por tomografia computadorizada (TC) mostram as diferenças entre ossos e tecidos moles. Várias imagens são obtidas por raio X e um computador remonta os dados da imagem em uma imagem tridimensional. Esse tipo de teste é indolor.

Angiografia

A angiografia envolve uma injeção intravascular (em uma veia ou artéria) de um meio de contraste (tintura) antes de um raio X ser feito para olhar os vasos sanguíneos. Este exame geralmente é indolor e curto. Alguns pacientes têm uma sensação passageira de rubor e calor enquanto o contraste é injetado. Os pacientes que têm sensibilidade ao contraste podem tomar algum medicamento antes de fazer este exame. Se você estiver preocupado com essa sensibilidade, converse com seu médico.

A *angiografia cardíaca,* também chamada de angiocardiografia, envolve a injeção do contraste no ventrículo esquerdo do coração, durante a cateterização cardíaca. O raio X então é usado para estudar o movimento do agente de contraste do coração até a aorta.

A *angiografia coronária,* também chamada de arteriografia coronária, é um exame para procurar bloqueios nas artérias coronárias que rodeiam o coração.

Na *cineangiografia* também é injetado contraste em um vaso sanguíneo. As técnicas de imagem radiográfica são usadas então para produzir imagens em movimento do fluxo do sangue pelo vaso.

Tomografia por emissão de pósitrons

A tomografia por emissão de pósitrons (PET) é um teste de varredura que envolve a injeção de substâncias químicas radioativas nas veias antes de as imagens serem feitas. É necessário jejuar durante quatro horas antes do exame e ficar imóvel durante parte do exame. Este tipo de exame diagnóstico leva de duas a três horas.

Ressonância magnética

Um exame de ressonância magnética, ou RM, usa um forte campo magnético e ondas de rádio para produzir imagens multidimensionais das estruturas do coração. É necessário tirar todos os objetos de metal (por exemplo, joias e óculos) antes de uma RM. Se tiver um marcapasso, o paciente não poderá fazer este tipo de exame porque o campo magnético da RM poderá danificar o marcapasso. Durante o exame, deve-se ficar deitado em uma maca dentro da máquina de RM por cerca de uma hora. Para quem tem claustrofobia, o médico pode dar um sedativo para ajudar a relaxar.

Estudos de raio X do tórax

Exames de raio X são feitos rotineiramente em pessoas com problemas cardíacos. Duas visualizações padrão são geralmente feitas, uma de trás para frente e uma de lado.

Imageamento por radionuclídeos

Exames por radionuclídeos, ou cintilografias, são imagens de raio X que podem fornecer mais informações do que filmes de raio X normais. Durante esses exames indolores, uma pequena quantidade de isótopos radioativos são injetados por via intravenosa nos vasos sanguíneos. Esses isótopos são carregados pelo sangue até o coração, e a radioatividade dentro do coração pode ser detectada por uma câmera externa que, então, cria uma imagem de alta resolução.

Cintilografia com tálio são exames de imagem de raio X que envolvem uma quantidade muito pequena de radioatividade e, muitas vezes, são usados para exames do coração para identificar regiões de suprimento sanguíneo insuficiente (subperfusão) no coração. A cintilografia com tálio pode ser feita isoladamente, antes ou depois de um teste ergométrico.

Ventriculografia radioisotópica é um outro tipo de exame que cria imagens das estruturas ventriculares do coração e mostra a qualidade da contração do coração.

Estudos das veias

Alguns dos estudos da circulação venosa incluem:

- *Flebografia*, em que um contraste é injetado nas veias e, depois, um filme de raio X é tirado para vê-las.

- *Fluxometria Doppler*, um exame que mede o fluxo sanguíneo nas veias.

- *Pletismografia*, um exame que revela como as veias são afetadas pelo sangue que flui por elas.

Angina pectoris, pressão ou desconforto no peito, causada por suprimento insuficiente de sangue para o músculo cardíaco, está presente em cerca de 10% dos idosos. Muitas vezes, esse é o primeiro sinal de DAC e pode, em alguns casos, anunciar o desenvolvimento de um ataque cardíaco posterior.

Sintomas. A angina aparece de modo similar nos jovens e nos idosos. Os mais jovens geralmente reclamam primeiro de pressão no peito, enquanto a falta de ar pode ser um primeiro sintoma mais comum entre os mais velhos. O idoso pode também sentir suores, palpitações e, raramente, desmaios. Outros sintomas incluem tosse súbita durante momentos de estresse emocional, aumento de fadiga e (raramente) confusão.

Algumas vezes, a dor ou desconforto ocorrem, mas parecem vir não do peito, mas do abdômen ou das costas. Como esses sintomas podem ser difíceis de definir, muitas pessoas idosas, especialmente mulheres, tendem a adiar a procura dos cuidados médicos tão necessários.

Diagnóstico. Os exames que diagnosticam angina são similares aos usados para DAC. O médico vai lhe perguntar sobre seu histórico de saúde e conversar com você sobre os seus sintomas. Ele pode pedir vários exames, entre eles, um ECG, exames de sangue, um teste ergométrico padrão com ECG, um raio X do tórax e imagens por ecocardiografia ou radioisótopo. Uma avaliação por angiografia coronária também pode ser recomendada.

SEU CORAÇÃO

TRATAMENTO. A angina é um sinal de alerta de que uma parte do coração não está recebendo oxigênio ou nutrientes suficientes e, se isso não for tratado, um ataque do coração pode acontecer no futuro. O médico provavelmente lhe recomendará medidas imediatas de prevenção. Maneiras excelentes de fazer isso incluem parar de fumar, perder o excesso de peso, reduzir o estresse e iniciar um programa sensato de dieta e exercícios.

Existem diversos medicamentos que podem ajudar a tratar a angina:

- *Betabloqueadores* às vezes são prescritos para angina e pressão sanguínea elevada ou angina e batimentos cardíacos rápidos porque eles reduzem a demanda de oxigênio do seu coração e tendem a diminuir os batimentos cardíacos. Os betabloqueadores mais comuns incluem propanol, atenolol, metoprolol e timolol. Um betabloqueador aprovado mais recentemente é o carvedilol.

- Os *vasodilatadores* funcionam dilatando os vasos sanguíneos. Um vasodilatador usado comumente é a nitroglicerina, um nitrato que é vendido sob as formas de adesivo, pasta e comprimidos. Você pode receber a prescrição de um tablete de nitroglicerina para colocar embaixo da língua antes de fazer determinadas atividades físicas (como tomar banho ou se barbear), se elas tenderem a provocar angina.

- *Antagonistas do cálcio ou bloqueadores dos canais de cálcio*, como nifedipina, diltiazem, verapamil e amlodipina, também podem ser úteis. Esses agentes funcionam reduzindo a constrição em suas artérias.

- Os *medicamentos antiplaquetários* como aspirina, ticlopidina ou agentes similares diminuem a probabilidade de desenvolvimento de coágulos sanguíneos e podem diminuir o risco de um AVC ou ataque cardíaco.

- *Anticoagulantes*, que às vezes são também chamados de antitrombóticos, como heparina (inclusive heparinas de baixo peso molecular) ou varfarina, também reduzem o risco de desenvolvimento de coágulos sanguíneos.

A Tabela 4.1 descreve algumas aplicações comuns e efeitos colaterais dos medicamentos usados para tratar as doenças cardíacas. Os medicamentos que são usados para tratar angina podem algumas vezes provocar desmaios, atordoamento, fadiga e tontura. Sempre converse com seu médico sobre os possíveis efeitos colaterais antes de tomar um remédio pela primeira vez.

UMA ASPIRINA POR DIA OU EM DIAS ALTERNADOS

Não só as pessoas com angina, mas quase todos acima dos 50 anos que não tenham contraindicações deveriam tomar uma dose baixa de aspirina para evitar a formação de coágulos sanguíneos que podem provocar AVCs e ataques cardíacos. A aspirina também pode reduzir seu risco de desenvolver demência e câncer de cólon, mama ou próstata.

Pergunte ao seu médico qual quantidade e com que frequência você deve tomar este tipo de medicação antiplaquetária. Recomendamos começar com uma dose diária de 81 mg.

Tabela 4.1 Medicamentos comumente prescritos para problemas cardíacos

Tipo	Nome genérico	Prescrito para	Efeitos colaterais
Inibidores da enzima de conversão da angiotensina (IECAs)	captopril; enalapril; lisinopril; quinapril	Insuficiência aórtica; hipertensão; insuficiência cardíaca congestiva; infarto do miocárdio; regurgitação mitral	Hipotensão, tosse, erupção na pele, tontura, potássio elevado
Alfabloqueadores	doxazosina; terazosina; prazosina	Hipertensão	Hipotensão postural, tontura, desmaio, dor de cabeça
Antagonistas do receptor da angiotensina	losartana; valsartana	Infarto do miocárdio; insuficiência cardíaca congestiva; hipertensão	Hipotensão, tontura
Anticoagulantes	varfarina; heparina; enoxaparina	Arritmias; infarto do miocárdio; AVC; coágulos sanguíneos	Sangramento

Tabela 4.1 Medicamentos comumente prescritos para problemas cardíacos (*continuação*)

Tipo	Nome genérico	Prescrito para	Efeitos colaterais
Agentes antiplaquetários	ácido acetilsalicílico; abciximab e eptifibatide (novos medicamentos que também são chamados de inibidores da glicoproteína IIb/IIIa)	Arritmias; angina; infarto do miocárdio; AVC	Sangramento, problemas estomacais
Betabloqueadores	metoprolol; timolol; atenolol; propanolol; carvedilol	Angina; hipertensão; infarto do miocárdio; insuficiência cardíaca congestiva; arritmias	Depressão, confusão, respiração ofegante, diarreia, impotência, fadiga, insônia
Bloqueadores dos canais de cálcio	amlodipina; diltiazem; nifedipina; verapamil; bepridil; nicardipina	Insuficiência aórtica; angina; hipertensão; infarto do miocárdio; DAC; arritmias	Tontura, pressão sanguínea baixa, retenção de líquidos, coceira, prisão de ventre
Bloqueadores simpáticos centrais	clonidina; guanabenzina; guanfacina	Hipertensão	Sedação, boca seca, visão enevoada, dor de cabeça, pressão sanguínea baixa, tontura
Digitalis	digoxina; digitoxina	Insuficiência cardíaca, fibrilação atrial	Confusão, náusea, anorexia, dor de cabeça, transtornos visuais

Tabela 4.1 Medicamentos comumente prescritos para problemas cardíacos (*continuação*)

Tipo	Nome genérico	Prescrito para	Efeitos colaterais
Diuréticos	hidroclorotiazida; clortalidona; furosemida; bumetanida; ácido etacrínico; metolazona; espironolactona; triantereno; amilorida	Hipertensão; insuficiência cardíaca congestiva; retenção de líquidos	Incontinência urinária, sódio baixo, potássio baixo
Vasodilatadores	nitritos; nitroglicerina; dinitrato de isossorbida; hidralazina; minoxidil	Angina; insuficiência cardíaca congestiva; infarto do miocárdio	Hidralazina: dor de cabeça, náusea, tontura Minoxidil: retenção de líquidos, crescimento de pelos
Antiarrítmicos	amiodarona; adenosina; esmolol; flecainida; quinidina; procainamida	Fibrilação atrial; palpitação atrial; taquicardia ventricular	Ritmos irregulares, pressão sanguínea baixa, erupções na pele, tremores, náusea, disfunção no fígado, distúrbios da tireoide

Isquemia do miocárdio

A isquemia do miocárdio acontece quando existe um suprimento insuficiente de sangue para o coração devido a bloqueio ou constrição das artérias coronárias. Essa condição pode ocorrer porque um excesso de depósitos de gordura, chamado de *placas ateroscleróticas*, reveste e estreita o interior das artérias ou porque as artérias coronárias não se dilatam o bastante em resposta a uma maior demanda de fluxo sanguíneo. Essas artérias com fluxo reduzido podem ficar ainda mais comprometidas quando uma placa se rompe e se forma um coágulo de sangue no local, bloqueando parcial ou totalmente a artéria.

Sintomas. Menos mulheres do que homens experimentam pressão no peito induzida por exercício como o primeiro sintoma de isquemia do miocárdio. A maioria das mulheres tem sintomas menos típicos, como dor no maxilar, azia, desconforto abdominal, náusea e fadiga. Elas também sentem falta de ar e pressão no peito (angina) em repouso com mais frequência do que os homens.

Em mulheres mais idosas e frágeis, as primeiras e principais indicações de isquemia do miocárdio são com frequência fraqueza extrema, confusão, ansiedade e agitação.

Diagnóstico. Além de um histórico detalhado e de um exame clínico, o médico pode pedir um ECG. O teste ergométrico com ecocardiografia algumas vezes é recomendado para homens e mulheres com suspeita de isquemia do miocárdio. Seu médico também pode pedir um teste de radioisótopo de alta resolução chamado cintilografia com tálio para ver o coração. A angiografia coronária também pode ser feita.

Tratamento. Para reduzir seu risco de ter um ataque cardíaco ou ritmo cardíaco irregular por causa de isquemia do miocárdio, o médico provavelmente incentivará o paciente a fazer o seguinte:

- ▶ Reduzir a pressão sanguínea por meio de mudanças no estilo de vida e, talvez, medicação (ver Tabela 4.1).
- ▶ Perder peso.
- ▶ Parar de fumar.
- ▶ Modificar sua dieta para reduzir a ingestão de gordura e sal e comer mais frutas, vegetais e alimentos com alto teor de fibras.
- ▶ Tomar medicamentos antitrombóticos como aspirina ou varfarina para evitar a formação de coágulos sanguíneos.
- ▶ Diminuir o colesterol com mudanças de estilo de vida ou medicamentos ou ambos.

Infarto do miocárdio

Infarto agudo do miocárdio é o termo médico para um ataque cardíaco. Os ataques cardíacos geralmente acontecem quando uma artéria aterosclerótica estreitada ou parcialmente bloqueada desenvolve um coágulo sanguíneo, muitas vezes no local de uma placa que se rompeu, e isso corta o fluxo de sangue e danifica o músculo do coração. A gravidade do ataque depende da extensão do dano ao coração.

Entre os jovens, os homens têm três vezes maior probabilidade do que as mulheres de sofrer ataques do coração. Contudo, acima dos 70 anos, os números praticamente se equiparam. O infarto do miocárdio (IM) acontece mais comumente nas mulheres depois da menopausa. Em mulheres mais velhas acima de 65 anos, o IM pode estar associado a mais complicações e com frequência ocorrem enquanto a pessoa está em repouso. As mulheres fumantes têm um risco três vezes maior de IM em comparação com mulheres não fumantes.

SINTOMAS. Aproximadamente um quarto de todas as pessoas que têm IM agudo não têm sintomas que sejam prontamente identificados como sintomas clássicos de um ataque cardíaco. Portanto, se você ou um ente querido sentir um mal-estar ou estiver indisposto e achar que pode estar com indigestão, pense na possibilidade de que esse desconforto esteja relacionado ao coração e procure rapidamente atendimento médico.

Estes são alguns dos sintomas de IM que podem ocorrer em pessoas mais velhas:

- ▶ Pressão forte e contínua no peito (este não é necessariamente o primeiro e principal sintoma de um ataque cardíaco em alguém idoso)
- ▶ Dor nas costas, pescoço, maxilar, abdômen, braço ou ombro esquerdo
- ▶ Transpiração
- ▶ Confusão, agitação
- ▶ Desmaio
- ▶ AVC
- ▶ Tontura
- ▶ Fraqueza
- ▶ Vômito persistente
- ▶ Falta de ar, tosse

Os pacientes com diabetes muitas vezes não sentem pressão no peito durante um ataque do coração. Eles podem se sentir fracos ou "indispostos".

Se você tiver sintomas que sugiram um possível ataque cardíaco, NÃO SE PREOCUPE EM INCOMODAR OS OUTROS. Busque ajuda imediatamente.

À medida que envelhecemos, em geral, temos expectativas mais baixas em relação a nossa saúde, e assim aceitamos dor ou desconforto mais facilmente porque achamos que isso é inevitável. Pessoas que têm um funcionamento ótimo em outras áreas, inclusive alguns médicos, dão às vezes pouca importância ao desconforto no peito. Eles podem pensar que é apenas indigestão e se deitam para descansar. Infelizmente, algumas vezes é mais grave. Um resultado ruim nesses casos talvez pudesse ter sido evitado ou atenuado se a pessoa tivesse pegado o telefone para contar a alguém que não estava se sentindo bem. Não hesite em ligar para alguém para pedir apoio.

DIAGNÓSTICO. Além dos exames de sangue, o médico provavelmente fará um ECG para diagnosticar um IM. Outros exames que podem ser pedidos são cintilografia, PET, RM, ecocardiograma e TEE.

TRATAMENTO. Depois de um ataque cardíaco, o médico pode prescrever medicamentos como:

- ► Betabloqueadores
- ► Nitratos
- ► Bloqueadores de canais de cálcio
- ► IECA (inibidores da enzima conversora de angiotensina)
- ► Antagonistas de receptores da angiotensina
- ► Medicamentos anti-inflamatórios (como aspirina ou outros compostos). (Estudos recentes têm mostrado que a aspirina dada a adultos depois de um infarto do miocárdio reduziu as mortes em um terço ou metade.)
- ► Terapia de anticoagulação (heparina, inclusive heparinas de baixo peso ou vafarina)
- ► Medicamentos trombolíticos (inclusive agentes antiplaquetários)

Mais informações sobre esses medicamentos podem ser encontradas na Tabela 4.1.

Uma terapia medicamentosa promissora para ataques cardíacos

Medicamentos trombolíticos, que dissolvem coágulos, como estreptoquinase ou ativador do plasminogênio tecidual (TPA) em alguns casos podem ser suficientes para quebrar o coágulo formado pelas plaquetas e proteínas coagulantes que estão bloqueando o fluxo sanguíneo para uma área do coração. Em outras situações, eles não têm o resultado esperado.

O que é necessário nessas situações são agentes mais efetivos para evitar novas formações de coágulos. Um novo tipo de medicamento, chamado "inibidor da glicoproteína IIb-IIIa", pode ter mais sucesso, especialmente quando é combinado com os medicamentos que dissolvem coágulos (ver Tabela 4.1). Dois dos inibidores da glicoproteína IIb-IIIa são o "abciximabe" (nome comercial ReoPro) e o "eptifibatida" (Integrilin). Esses chamados "superdestruidores de coágulos" atuam diretamente nas plaquetas sanguíneas, impedindo-as de serem ativadas, prevenindo assim o desenvolvimento de mais coágulos sanguíneos.

Em alguns casos, essa terapia com medicamentos pode ter tanto sucesso na limpeza de artérias entupidas quanto a angioplastia com balão (descrita adiante na seção "Procedimentos" deste capítulo). Os achados preliminares sugerem que esses inibidores da glicoproteína também podem ser úteis para evitar complicações depois de cirurgias cardíacas. As pesquisas futuras provavelmente estudarão o efeito dos inibidores da glicoproteína IIb-IIIa ministrados por via oral.

Os procedimentos disponíveis que podem ser feitos depois de um ataque cardíaco incluem angioplastia coronária transluminal percutânea (PTCA, na sigla em inglês, também chamada "angioplastia com balão"), e colocação de stent, além de revascularização transmiocárdica com laser. A cirurgia envolveria uma ponte aorto-coronária. (Ver discussão da doença arterial coronária para mais informações relativas a esses procedimentos; ver também adiante a seção "Procedimentos" deste capítulo).

Depois de um ataque cardíaco, o médico também o incentivará a aumentar lenta e gradualmente o seu nível de atividade. Ao se exercitar, lembre-se de aquecer lentamente, fazer os exercícios com cuidado e desaquecer aos poucos. Atividades leves como andar ou alongar depois do exercício podem ajudar a evitar lesões musculares.

Algumas pessoas podem ficar deprimidas depois de um ataque cardíaco porque levavam uma vida ativa até serem atingidas repentinamente. Elas podem acordar no hospital com acesso intravenoso (IV) e instrumentos por todo lado e ficar com medo que a vida que tinham antes esteja terminada. Podemos comparar essa depressão àquela que algumas mulheres têm depois do nascimento de um filho. Embora ninguém vá passar pelas flutuações hormonais do pós-parto depois de ter um ataque cardíaco, a falta de sono e o ajuste psicológico a esse grande evento na vida podem provocar uma sensação sombria similar.

Se você achar que está se sentindo para baixo, triste e sem energia depois de um ataque cardíaco, conte ao médico. Diga aos amigos e parentes que você precisa do apoio deles. Como acontece com a depressão pós-parto, pode parecer que sua vida está desmoronando, mas as coisas certamente vão melhorar, e você conseguirá recuperar o controle e retornar à vida ativa que tinha antes.

E O COLESTEROL?

Colesterol é uma substância esteroide encontrada em células animais e fluidos corporais. É importante ter em mente dois tipos de colesterol: lipoproteína de alta densidade (HDL) e lipoproteína de baixa densidade (LDL). Na verdade, o HDL pode proteger contra doenças cardíacas. O colesterol LDL, ao contrário, é um fator de risco para doença cardíaca coronária. O colesterol é um fator de risco menos importante na velhice do que na meia-idade.

Você deve fazer exames de colesterol frequentemente?

Se tiver um histórico de DAC, resultados anormais no ECG, um coração aumentado (que pode ser visto em um raio X do tórax), angina associada a esforço ou um diagnóstico clínico de angina pectoris ou ataque do coração, você deve fazer exame de colesterol anualmente.

Por outro lado, se os resultados do seu ECG forem normais, se um raio X do tórax mostrar que seu coração é do tamanho normal, você não tiver sintomas cardíacos e tiver mais de 80 anos, exames de colesterol podem ser desnecessários.

O que você deve fazer se seu nível de colesterol estiver alto?

Se o nível de LDL do seu colesterol estiver acima de 130 mg/dL, seu médico pode lhe recomendar uma dieta de baixo teor de gorduras saturadas.

> Portanto, você deve evitar comer carne vermelha, frituras, gorduras saturadas e óleos, leite integral, queijo ou outros laticínios gordurosos. Se as mudanças na dieta não reduzirem seu nível de LDL, será necessário o uso de medicamentos, como colestiramina e colestipol.
>
> Felizmente, o colesterol HDL, ou "colesterol bom", pode ser tão benéfico para pessoas mais velhas como é para os jovens. Se seu nível de HDL estiver baixo (menos de 35 mg/dL), você pode aumentá-lo com exercícios regulares.

Batimentos irregulares (disritmia)

Batimentos cardíacos irregulares, também chamados de arritmias ou disritmias, podem levar a um problema chamado "distúrbio de condução", um nome bem escolhido porque o coração saudável é como uma orquestra em que todos os músicos estão tocando no ritmo perfeito. Mas se uma seção da orquestra perder o tempo, todos os músicos ficarão confusos, e um bom regente fará todos voltarem ao ritmo certo.

Seu coração pode sair do ritmo mesmo que seja saudável, ou pode ter batimentos irregulares devido a alguma doença cardíaca. Você pode nem perceber os sintomas desse distúrbio ou pode ter desconforto no peito (angina), tontura, desmaio, palpitações cardíacas e/ou falta de ar.

Existem diversos tipos de arritmias, e a maioria é mais comum em pessoas mais velhas. Os tipos de batimentos cardíacos irregulares são designados pela parte do coração de que se originam e pelo ritmo anormal rápido ou lento. Em repouso, o coração de um adulto geralmente bate de 60 a 80 vezes por minuto. O termo grego *bradys* é "lento" em grego e *tachys* é "rápido" em grego. Assim, bradicardias sinusais são ritmos cardíacos lentos (geralmente menos de 60 batidas por minuto) que se originam em uma parte do átrio chamada nódulo sinusal. Da mesma forma, taquicardias atriais são batimentos cardíacos rápidos (mais de 100 batidas por minuto) que se originam no átrio (a câmara superior do coração).

A seguir há uma lista dos tipos de batimentos cardíacos irregulares que podem se originar nos átrios, na junção atrioventricular (onde o átrio encontra a câmara inferior do coração, ou ventrículos) e nos ventrículos do coração.

RITMOS CARDÍACOS IRREGULARES

Alguns ritmos cardíacos irregulares se originam nos átrios, as câmaras superiores do coração que recebem sangue de suas veias e o transferem para os ventrículos. Esses ritmos irregulares, que também são chamados de disritmias atriais, podem provocar os seguintes problemas: *flutter* atrial, fibrilação atrial, taquicardia atrial paroxística e síndrome do sinus doente.

Os ritmos cardíacos irregulares que se originam entre os átrios e os ventrículos (a parte do coração que impele o sangue para as artérias) são chamados de *arritmias da junção atrioventricular*. Essas irregularidades podem provocar a condição chamada bloqueio atrioventricular.

Os ritmos cardíacos irregulares que se originam nos ventrículos são chamados de *disritmias ventriculares*. Eles podem provocar os seguintes problemas: contrações ventriculares prematuras, taquicardia ventricular e fibrilação ventricular.

Disritmias atriais

Agora vamos considerar os diferentes tipos de ritmos cardíacos irregulares que podem se originar nas câmaras superiores do coração.

Flutter atrial. O *flutter* atrial envolve contrações cardíacas rápidas (200 a 320 batimentos por minuto). Esta disritmia é considerada como um ritmo cardíaco intermediário porque ela ou progride para a fibrilação atrial (que descreveremos a seguir) ou se converte em um ritmo cardíaco normal. Em pessoas mais velhas, esta condição muitas vezes é causada por DAC ou por doença obstrutiva pulmonar crônica (DPOC; ver Capítulo 12).

SINTOMAS. O *flutter* atrial pode não causar sintomas ou pode causar fraqueza, fadiga, tontura, palpitações, pressão no peito, náusea ou falta de ar.

DIAGNÓSTICO. O médico poderá detectar o ritmo irregular do *flutter* atrial no exame clínico e determinar que esse batimento irregular é *flutter* atrial (e não outra forma de disritmia) por meio de um ECG.

TRATAMENTO. Se você tiver esse tipo de ritmo cardíaco irregular, provavelmente o médico vai querer tratá-lo, mesmo que não cause nenhum sintoma. Isso porque o *flutter* atrial aumenta o risco de AVC e de insuficiência cardíaca congestiva, mesmo quando não associado com sintomas inicialmente.

O médico pode prescrever medicamentos como quinidina ou procainamida e também digoxina, um betabloqueador ou um bloqueador de cálcio (ver

Tabela 4.1), ou pode lhe dar um tipo de choque elétrico chamado cardioversão para regular seus batimentos cardíacos.

Fibrilação atrial. A *fibrilação atrial* é um ritmo cardíaco descoordenado, irregular e às vezes rápido que surge de vários locais dentro dos átrios. Podemos pensar na fibrilação atrial como similar a uma orquestra caótica em que ninguém presta atenção ao regente (neste caso, a área do coração chamada de nódulo sinusal) e as seções de madeiras, cordas e percussão estão tocando cada uma em um andamento.

A fibrilação atrial torna-se mais prevalente conforme envelhecemos e é bem comum em pessoas com mais de 75 anos. Ela pode ser causada por um desequilíbrio hormonal (como hipo ou hipertireoidismo) ou por desequilíbrios de sais (chamados de eletrólitos) no sangue. A fibrilação atrial também pode ser resultado de outro problema cardíaco como ataque do coração (infarto do miocárdio), pressão sanguínea alta (hipertensão) ou insuficiência cardíaca congestiva ou de um problema pulmonar, como enfisema, pneumonia, embolia pulmonar ou asma grave.

Em alguns casos, a fibrilação atrial é resultado de um problema grave como um AVC ou um coágulo sanguíneo no pulmão (embolia pulmonar). É muito importante que essa condição seja tratada de imediato e monitorada com cuidado.

SINTOMAS. O idoso pode não ter sintoma nenhum de fibrilação atrial, e o médico pode descobrir esse problema ao tomar seu pulso ou ao fazer um eletrocardiograma (ECG). Ou então o idoso pode ter ido ao médico porque está se sentindo fraco, tonto, fatigado ou com falta de ar. Outro sintoma possível são palpitações, sensação de batimento rápido no peito.

DIAGNÓSTICO. Se o médico suspeitar de fibrilação atrial, ele provavelmente vai fazer perguntas a respeito do histórico médico do paciente e fará um exame clínico. Ele também pode pedir exames de sangue, fazer um raio X do tórax e pedir um ECG.

TRATAMENTO. Se a fibrilação atrial for causada por outro problema, esse problema primário pode ser tratado antes. Por exemplo, se o médico descobrir um desequilíbrio do hormônio da tireoide, ele pode prescrever medicamentos para ajustar o nível desse hormônio para o intervalo normal. A fibrilação atrial é uma condição facilmente tratável. O médico colocará os batimentos cardíacos e a pressão sanguínea do paciente sob controle, ou vai tentar restaurar o ritmo normal dos batimentos com remédios e, às vezes, com um pulso elétrico (cardioversão). Em alguns casos, um marca-passo com eletroablação (interrupção de padrão de ritmo anormal) pode ser recomendado.

SEU CORAÇÃO

Em geral, dois tipos de medicamentos comumente usados são prescritos para este tipo de ritmo cardíaco irregular: medicamentos para regular os batimentos e medicamentos para afinar o sangue e evitar AVCs. Os medicamentos para regular os distúrbios de ritmo incluem procainamida, digoxina, flecainida, amiodarona, bloqueadores dos canais de cálcio e betabloqueadores. Os medicamentos para prevenir AVC incluem varfarina e possivelmente aspirina em dose baixa (para aqueles que têm risco alto de quedas ou sangramentos e não podem tomar varfarina). Mais informações sobre esses medicamentos podem ser encontradas na Tabela 4.1.

O médico pode pedir exames de sangue com frequência quando o paciente começar a tomar medicamentos, como a varfarina, para que sua dose seja ajustada. Depois que o paciente estiver tomando por algum tempo os medicamentos para afinar o sangue para a fibrilação atrial, o médico ainda pedirá exames de sangue, mas com menor frequência, talvez uma vez por mês. Provavelmente também prescreverá um ECG a cada três ou quatro meses. O paciente poderá precisar tomar medicamentos por algum tempo, e quando seu ritmo cardíaco estiver sob controle, ele poderá voltar às atividades normais.

Taquicardia atrial paroxística. A *taquicardia atrial paroxística*, às vezes também chamada de taquicardia supraventricular paroxística, é uma taxa de batimentos repentina e rápida (em geral 140 a 190 batimentos por minuto).

SINTOMAS. Se o paciente tiver este tipo de ritmo cardíaco irregular, ele talvez sinta uma palpitação ou desconforto no peito e se sentir fraco ou fatigado e, às vezes, pode também ter falta de ar. No caso de crises que ocorrem repentinamente, é recomendado repouso.

DIAGNÓSTICO. O diagnóstico da taquicardia atrial paroxística (PAT, na sigla em inglês) é feito por exame clínico e por ECG.

TRATAMENTO. Geralmente este tipo de arritmia é tratado com medicamentos, como adenosina, betabloqueadores, bloqueadores dos canais de cálcio ou amiodarona. Algumas vezes a PAT pode ser tratada com eletroablação (interrupção de padrão anormal de transmissão de sinal elétrico).

Síndrome do sinus doente. A síndrome do sinus doente não significa sinusite, e sim um ritmo cardíaco lento e irregular que ocorre mais comumente com a idade avançada.

Existem algumas poucas variações dessa síndrome. Quando o paciente apresenta batimentos lentos que se alternam com um batimento rápido (isso se chama "braditaqui") ou apresenta uma taxa de batimentos extremamente lenta ("bradicardia sinusal severa"). Algumas vezes, também pode haver uma taxa lenta com um atraso na transmissão do impulso elétrico pela parte do coração chamada de nódulo atrioventricular (esse atraso é chamado de "bloqueio atrio-ventricular").

Esta síndrome pode, às vezes, estar associada a outros tipos de problemas cardíacos, entre eles DAC, embora ter a síndrome do sinus doente não signifique necessariamente ter um outro tipo de doença cardíaca.

Sintomas. O paciente pode se sentir fraco ou fatigado ou ter palpitações, tontura, desmaios e desconforto no peito.

Diagnóstico. O diagnóstico da síndrome do sinus doente é feito em exame clínico, com um ECG e com outros exames eletrofisiológicos, se necessário.

Tratamento. O médico pode ajustar a dose dos remédios que o paciente já está tomando (ou interromper esses remédios), pode receitar outros ou, talvez, recomendar um marca-passo para regular o ritmo cardíaco (ver explicação a seguir).

O que um marca-passo faz?

Um *marca-passo* é um dispositivo que ajuda a fazer com que as células no coração sincronizem o momento de seu disparo elétrico, ou "despolarização", para facilitar a contração do músculo cardíaco de um modo ordenado. Um marca-passo consegue isso enviando pulsos pequenos de correntes elétricas em uma taxa predefinida (geralmente de 60 a 80 vezes por minuto).

Existem marca-passos de câmara única e de câmara dupla. Mais pessoas atualmente estão recebendo o marca-passo de câmara dupla, que coloca um fio elétrico, ou guia, no átrio direito e no ventrículo direito. Isso, em geral, garante uma contração mais coordenada do que a proporcionada por um marca-passo com um guia único.

O procedimento de implantação de marca-passo pode durar algumas horas. O paciente é anestesiado e, então, o cirurgião colocará os guias do marca-passo por uma veia até o coração. Esses guias minúsculos serão conectados à caixa do marca-passo, que será implantada em um "bolso" sob a pele na frente do peito, não muito longe do ombro.

Depois desse procedimento, o paciente pode sentir um pouco de desconforto local na pele, que será facilmente tratável com analgésicos. Em geral, antibióticos também são ministrados por um breve período depois da implantação do marca-passo para reduzir o risco de infecção.

Quando o marca-passo estiver no lugar, será preciso consultar o médico com regularidade, a cada três ou quatro meses. Nos intervalos, no caso de sentir mal-estar, como acontece com qualquer problema médico, deve-se ligar para o médico. Às vezes, o paciente também pode precisar ir ao médico para verificar o guia do marca-passo ou para que ele seja ajustado.

Quase todos ficam muito bem depois de colocar um marca-passo e, no geral, podem-se retomar as atividades cotidianas normais, com duas exceções: não se deve aproximar de fornos de micro-ondas nem passar pelos detectores de metal do aeroporto porque um imã no interior desses aparelhos pode interferir com a função do marca-passo de metal implantado.

Você pode estar se perguntando qual a diferença entre um marca-passo e um outro dispositivo chamado desfibrilador implantável. Existe uma grande diferença entre esses dois reguladores cardíacos. Um marca-passo envia um impulso elétrico muito pequeno para as células no coração. Quando algumas dessas células estão despolarizadas, elas funcionam como as células normais.

Em contraste, um desfibrilador implantável, que é um dispositivo menos comum, "ouve" o ritmo de seu coração o tempo todo, e se o ritmo ficar caótico por causa de uma arritmia grave, como a taquicardia ventricular ou fibrilação, o desfibrilador enviará um choque leve a moderado para assumir o comando de todo o coração e sincronizar todas as células. Como um marca-passo, um desfibrilador implantável é um dispositivo muito eficiente.

Disritmias da junção atrioventricular

Bloqueios atrioventriculares: bloqueios de primeiro e de segundo graus. Para funcionar bem, o coração depende de um fluxo regular de impulsos elétricos dos átrios para os ventrículos. Se um problema, como uma cicatriz, ocorrer na área entre essas duas partes, isto é, na junção atrioventricular, esses impulsos elétricos podem ficar mais lentos ou ser bloqueados por períodos prolongados.

O *bloqueio atrioventricular de primeiro grau*, o menos grave dos bloqueios atrioventriculares (AV), é comum entre as pessoas mais velhas. Esses prolongamentos moderados no fluxo do impulso elétrico do nó sinusal para o nódulo AV podem ser causados por mudanças naturais relacionadas com a idade; por medicamentos como betabloqueadores, bloqueadores dos canais de cálcio e digoxina; por desequilíbrios de eletrólitos ou hormônios, como hipotireoidismo; ou por doença. Também pode aparecer associado à DAC.

Se você tiver um bloqueio AV de primeiro grau, provavelmente não terá sintomas e nem precisará de tratamento. Porém, se estiver tomando medicamentos como betabloqueadores, bloqueadores dos canais de cálcio ou digoxina, o médico deverá ajustar a dose.

O *bloqueio atrioventricular de segundo grau* significa que existe um atraso mais grave da condução dos impulsos elétricos através do nódulo AV. Esse tipo de bloqueio pode ser causado por medicamentos como betabloqueadores, bloqueadores dos canais de cálcio ou a planta digitalis; por suprimento sanguíneo insuficiente para o coração devido a bloqueio ou constrição das artérias coronárias, o que também é chamado de "isquemia aguda"; ou por dano ao tecido cardíaco causado por um ataque do coração (infarto do miocárdio). Infecções virais, anormalidades de eletrólitos, como desequilíbrios de sais no sangue, e desequilíbrios hormonais, como hipotireoidismo, também podem levar ao bloqueio AV de segundo grau.

Sintomas. Fraqueza, fadiga, desconforto no peito, falta de ar ou desmaios.

Diagnóstico. Além de um exame clínico e de um ECG, o médico pode pedir exames diagnósticos eletrofisiológicos adicionais se você estiver tendo sintomas. Ritmos cardíacos irregulares também podem ser diagnosticados por telefone com um monitor de batimentos cardíacos especial.

Tratamento. O médico ou cardiologista pode ter de ajustar ou interromper medicamentos, como digitalis, betabloqueadores ou bloqueadores dos canais de cálcio. Além disso, em algumas situações em que o paciente tenha sintomas como desmaio, ele *pode* precisar de um marca-passo para regular melhor os batimentos cardíacos.

Bloqueio atrioventricular de terceiro grau. Nesta forma de bloqueio AV, que é muito menos comum do que as outras duas formas, os impulsos elétricos não passam adequadamente do nó sinusal através da junção AV; em consequência, não existe coordenação entre os átrios acima da junção e os ventrículos abaixo dela. Na verdade, as duas partes do coração (átrios e ventrículos) estão se despolarizando e se contraindo de modo independente uma da outra.

Este problema, que também é chamado de "bloqueio completo do coração", pode ser causado por medicamentos, isquemia aguda, outras doenças, como infecções virais, um desequilíbrio extremo de sais (eletrólitos) no sangue ou, mais raramente, um aumento transitório no tono vagal em que a taxa do sinus é mais lenta do que a taxa AV.

Sintomas. Tonturas e desmaios, pressão no peito, fraqueza ou fadiga.

Diagnóstico. Como nas outras formas de bloqueio AV, o médico poderá diagnosticar esse distúrbio com um exame clínico e um ECG.

SEU CORAÇÃO

TRATAMENTO. Prescrição médica de remédios, como atropina ou um composto relacionado, como escopolamina, e até um marca-passo, especialmente se o paciente tiver sintomas.

Disritmias ventriculares

As disritmias ventriculares são batimentos cardíacos irregulares que se originam nos ventrículos do coração. Elas incluem contrações ventriculares prematuras, taquicardia ventricular e fibrilação ventricular.

Contrações ventriculares prematuras. As *contrações ventriculares prematuras* são batimentos cardíacos causados por células no ventrículo que se despolarizam, ficando fora de compasso. Esses tipos de batimentos irregulares são muito comuns entre pessoas mais velhas. Eles geralmente não precisam ser tratados a não ser que causem sintomas. As contrações ventriculares prematuras podem ser provocadas por mudanças naturais relacionadas ao envelhecimento, doença cardíaca, isquemia, desequilíbrio de sais, distúrbios hormonais ou doenças.

SINTOMAS. Se tiver sintomas deste tipo de ritmo cardíaco irregular, o paciente pode sentir um latejar ou uma reviravolta no peito, de vez em quando, ou se os batimentos irregulares forem mais frequentes, pode sentir fraqueza, fadiga, desconforto no peito ou sensação de desmaio.

DIAGNÓSTICO. Como acontece com as outras arritmias, o médico pode diagnosticar as contrações ventriculares prematuras com exame clínico e ECG.

TRATAMENTO. Se for necessário tratamento, o médico pode receitar medicamentos antiarrítmicos, como um betabloqueador ou bloqueador de cálcio, amiodarona ou procainamida. Algumas vezes, reduzir a ingestão de cafeína e de álcool e dormir mais horas já resolvem ou, pelo menos, ajudam a melhorar a situação.

Taquicardia ventricular. A *taquicardia ventricular* é um batimento cardíaco rápido (entre 100 e 150 batimentos por minuto) que exige atenção imediata, especialmente se o paciente tiver DAC. Com medicação adequada antiarrítmica e, talvez, um desfibrilador implantável, é possível viver muito bem com este tipo de problema. A taquicardia ventricular pode ser causada por suprimento de sangue insuficiente para o coração (isquemia), doença crônica do músculo cardíaco (cardiomiopatia) ou DAC.

SINTOMAS. A taquicardia ventricular faz o paciente sentir-se tonto ou fraco e pode até levar à perda de consciência. Algumas pessoas com este distúrbio sentem uma batida ou latejar no peito. Quem já teve essas arritmias no passado pode conseguir perceber quando elas acontecem e, nesse caso, a instrução médica é tossir ou bater no peito com regularidade para ajudar a manter temporariamente o fluxo sanguíneo e tentar converter a disritmia em um ritmo normal. Essa ação também chamará atenção para seu mal-estar porque você provavelmente vai precisar de atendimento médico de emergência.

DIAGNÓSTICO. O médico conseguirá diagnosticar a taquicardia ventricular com um exame clínico, ECG e, talvez, outros exames eletrofisiológicos.

TRATAMENTO. Para tratar este tipo de problema, podem ser necessários medicamentos antiarrítmicos intravenosos (ver Tabela 4.1) e/ou cardioversão elétrica, uma forma de pulso elétrico com um dispositivo chamado desfibrilador. Felizmente, em todo o mundo, os desfibriladores estão se tornando cada vez mais comuns, não só em hospitais e ambulância, mas também em nossas comunidades e até mesmo nos aviões. Também existe um movimento em progresso para ensinar mais pessoas a usar esses dispositivos.

Depois que o ritmo cardíaco estiver sob controle, o médico pode prescrever medicamentos antiarrítmicos para mantê-lo assim. Talvez seja necessário tratar o problema cardíaco subjacente (como cardiomiopatia ou DAC) possível causador desse tipo de arritmia. Um desfibrilador implantável também pode ser recomendado.

Fibrilação ventricular. A arritmia mais grave, a *fibrilação ventricular*, é um ritmo cardíaco muito rápido e errático que exige atenção médica imediata com desfibrilação. Agora, com a disponibilidade de desfibriladores implantáveis, as pessoas com fibrilação ventricular ou taquicardia ventricular crônicas podem ser ressuscitadas e viver bem por muitos anos. A fibrilação ventricular pode ser um sinal de DAC, ataque cardíaco ou de outros graves problemas cardíacos subjacentes.

SINTOMAS. A perda de consciência é o principal sintoma, e acontece rapidamente. Algumas vezes, o paciente pode se sentir mal antes do episódio, mas em geral não há aviso.

DIAGNÓSTICO. O diagnóstico é feito por exame clínico e por ECG. Os pesquisadores estão tentando identificar os fatores de risco para esses tipos de arritmias, mas o momento desses eventos é difícil de prever, sobretudo nas pessoas que já tiveram o problema antes.

TRATAMENTO. Felizmente, agora temos desfibriladores implantáveis que realmente funcionam e salvam vidas. Como mencionamos anteriormente, este dispositivo sente quando o ritmo cardíaco fica errático e envia um pequeno choque ao seu coração. Esse choque pode ser comparado a um técnico que sopra um apito para que todos parem o que estão fazendo e prestem atenção. Essa

SEU CORAÇÃO

pausa dá às células do coração uma chance para recomeçar e permite que o coração entre no ritmo de novo, sob a direção de um marca-passo, seja natural (no nó sinusal) ou implantado, sob a forma de um dispositivo.

Os desfibriladores implantáveis trabalham junto com os medicamentos antiarrítmicos (ver Tabela 4.1) para ajudar a manter a regularidade do ritmo cardíaco. Depois de ter sido tratado para fibrilação ventricular, o paciente precisará ter consultas regulares de acompanhamento com o médico e com o cardiologista, mas ele pode e deve retomar a maioria de suas atividades diárias. O médico provavelmente dirá "não tenha medo de retomar suas atividades" porque permanecer ativo é muito melhor para sua saúde. O paciente deve perguntar ao médico se deve ou não continuar a dirigir um carro.

Insuficiência cardíaca congestiva

A insuficiência cardíaca congestiva (ICC), que também é chamada simplesmente de "insuficiência cardíaca", acontece quando o coração não consegue bombear sangue suficiente para suprir as necessidades do corpo. Este problema é a causa mais comum de hospitalizações repetidas entre adultos acima de 65 anos.

Diversos problemas cardíacos podem provocar a insuficiência cardíaca. Eles incluem ataque cardíaco, DAC, doença de válvula cardíaca como estenose da válvula aórtica ou mitral ou regurgitação, e hipertensão. Estresse, obesidade, ritmos cardíacos irregulares (arritmias), infecções, anemia e doença pulmonar podem contribuir também para a ICC. Embora a DAC seja comum em pessoas mais velhas com ICC, metade das que morrem com ICC não tem doença coronariana significativa. Portanto, a ICC não é a mesma coisa que a DAC.

A ICC é seis vezes mais comum entre pessoas de 65 a 74 anos do que entre as pessoas de 45 a 54 anos. Não é de surpreender que mais de 75% dos casos de insuficiência cardíaca manifesta em pessoas mais velhas estejam associados com hipertensão ou DAC. Portanto, a insuficiência cardíaca é prevalente entre pessoas mais idosas não só devido à idade avançada, mas porque essas outras doenças também são mais comuns entre os idosos.

Até relativamente pouco tempo, pensávamos que a ICC nos mais idosos se desenvolvia como resultado da incapacidade do coração para se contrair. Agora sabemos que o relaxamento prejudicado do músculo cardíaco (disfunção diastólica), e não a contração prejudicada do músculo cardíaco (disfunção sistólica), é a principal causa da insuficiência cardíaca nos mais velhos, especialmente nas mulheres acima dos 75 anos.

Sintomas. Os sintomas típicos da ICC, que são similares nos mais jovens e nos mais idosos, incluem falta de ar, tosse, sensação de sufocamento, inchaço dos tornozelos, urinação noturna frequente e suores. Os mais velhos também têm maior probabilidade de sentir outros sintomas, como sonolência, confusão, desorientação, fraqueza e fadiga. Se já houver demência, ela pode piorar.

Os sintomas muitas vezes aparecem durante um esforço. Se você não fizer muito exercício, os sinais e sintomas da ICC algumas vezes podem não ser aparentes até que a doença esteja em um estágio mais avançado e se manifeste em repouso.

Diagnóstico. Além de um exame clínico, o médico pode pedir raio X do tórax, ECG, ecocardiograma com Doppler ou cintilografias para diagnosticar a ICC.

Tratamento. Se você sofreu uma exacerbação de uma insuficiência cardíaca repentina, pode ser preciso ficar no hospital por alguns dias para observação e tratamento.

Se a ICC for causada principalmente por um dano na capacidade de contração do coração (ou seja, se houver "disfunção sistólica"), o médico provavelmente prescreverá repouso, oxigênio se necessário e medicamentos, como digitalis, diuréticos, vasodilatadores como nitratos, e IECA como o captopril e o enalapril. Repouso prolongado no leito pode ser prejudicial, então o médico provavelmente aconselhe o paciente a se sentar com as pernas elevadas quando não estiver caminhando. Se o médico descobrir que a contratibilidade do coração está preservada, mas a capacidade de relaxar está prejudicada (paciente com "disfunção diastólica"), ele pode prescrever doses baixas de medicamentos como betabloqueadores, bloqueadores dos canais de cálcio, IECA, nitratos ou doses muito baixas de diuréticos.

Em geral, a disfunção sistólica é acompanhada por pelo menos algum grau de disfunção diastólica, especialmente em pessoas mais idosas e nos que têm DAC ou hipertensão. Tanto a função sistólica quanto a diastólica melhoram com tratamento.

Um homem de 81 anos tinha sido diagnosticado há 25 anos com cardiomiopatia com DAC extensa e grave. Na época, ele consultou muitos cardiologistas respeitados, e eles lhe disseram que essa doença atingia todo o coração, era inoperável, e ele teria de lidar com o prognóstico ruim de sua condição. A essa altura, ele tinha dificuldade em simplesmente sair da cama e estava limitado a uma existência da cama para a poltrona.

Bom, esse homem era inteligente e motivado e não estava disposto a aceitar esse prognóstico. Começou a ler tudo que pôde encontrar sobre a doença. Iniciou um programa lento e gradual de exercícios por sua conta e ajustou sua

SEU CORAÇÃO

dieta. Atualmente ainda tem a doença cardíaca coronariana grave e fibrilação atrial intermitente, mas tem mais resistência e força física do que muitos dos amigos que não têm doença cardíaca. Ele corta lenha, anda mais depressa que a esposa saudável, consegue cuidar sozinho de seu grande quintal e trabalha em casa nos últimos 3 anos.

Isso não significa que você não deva ouvir os conselhos do seu médico, mas que nunca deve se sentir desanimado com nenhum diagnóstico e não deve desistir da esperança e do desejo de ficar melhor.

J.W.

Cardiomiopatia

Cardiomiopatia é uma doença crônica do músculo do coração. Os três tipos de cardiomiopatia são cardiomiopatia dilatada ou congestiva, cardiomiopatia hipertrófica e cardiomiopatia restritiva.

Cardiomiopatia dilatada ou congestiva

Quando o coração não consegue se contrair tão bem quanto precisa, a câmara ventricular ficará aumentada. Os médicos às vezes diagnosticam errado esta condição, que é chamada de cardiomiopatia dilatada, porque ela se parece com a insuficiência cardíaca que algumas vezes pode ser causada pela DAC.

Embora este distúrbio seja considerado raro em pessoas mais velhas, vários grandes estudos mostraram que cerca de 10% das pessoas com esta condição têm mais de 65 anos.

SINTOMAS. Se tiver cardiomiopatia dilatada, ou congestiva, o paciente pode se cansar facilmente e desenvolver uma tendência a reter líquidos e, assim, seus tornozelos podem ficar um pouco inchados. Também pode haver dificuldade para recuperar o fôlego quando se exercita.

DIAGNÓSTICO. A cardiomiopatia dilatada geralmente é confirmada por ecocardiograma.

TRATAMENTO. O tratamento deste problema em geral envolve medicamentos como IECA, vasodilatadores, diuréticos e agentes antiarrítmicos (ver Tabela 4.1). A planta digitalis também pode ser efetiva, especialmente se o paciente tiver fibrilação atrial.

A cardiomiopatia dilatada pode aumentar a tendência da pessoa para desenvolver coágulos sanguíneos no coração e, por isso, o médico pode receitar também medicamentos anticoagulantes para manter o sangue fino (ver Tabela 4.1).

Cardiomiopatia hipertrófica

Um dos problemas de longo prazo envolvendo o músculo do coração é a cardiomiopatia hipertrófica. Neste tipo de doença, a câmara ventricular não aumenta, mas a parede do ventrículo engrossa. A cardiomiopatia hipertrófica pode estar relacionada a problemas como pressão sanguínea alta (hipertensão) ou estreitamento da aorta (estenose aórtica). Ela também pode ser *idiopática*, o que significa que a causa não está clara.

Mulheres mais velhas com hipertensão tendem a desenvolver esta forma de cardiomiopatia com mais frequência do que os homens, mesmo que tenham a mesma pressão sanguínea ou o mesmo grau de estenose aórtica. Os motivos para essa diferença estão sendo estudados.

Como a cardiomiopatia dilatada, a cardiomiopatia hipertrófica muitas vezes é diagnosticada erroneamente em pessoas mais velhas. O diagnóstico errado de DAC ou doença pulmonar, que resulta em tratamento inadequado, pode levar a complicações indesejáveis.

Sintomas. O principal sintoma da cardiomiopatia hipertrófica é a falta de ar. Outros sintomas incluem tontura, pressão no peito, palpitações, desmaio e fadiga.

Diagnóstico. Além de um exame clínico, o médico pode pedir um eletrocardiograma (ECG) e ecocardiograma para diagnosticar esta condição.

Tratamento. Com tratamento, o prognóstico para pessoas mais velhas com cardiomiopatia hipertrófica tende a ser melhor do que o de pessoas mais jovens. O paciente pode ser tratado com bloqueadores dos canais de cálcio ou betabloqueadores. E também pode tomar antibióticos profiláticos, que são dados antes de determinados procedimentos como proteção contra uma infecção potencial das válvulas cardíacas (esta é uma doença cardíaca grave, chamada endocardite infecciosa). A cirurgia (miotomia e miectomia) algumas vezes pode ser útil.

Pacientes afetados por esta forma de cardiomiopatia, provavelmente não tomarão medicamentos como digitalis ou doses altas de diuréticos ou vasodilatadores. Isso porque esses agentes podem exacerbar sua condição reduzindo ainda mais o tamanho da câmara ventricular esquerda, e essa redução em tamanho pode impedir que o músculo bombeie o sangue efetivamente.

Doença cardíaca restritiva

A doença cardíaca restritiva pode ser causada por um problema muscular (cardiomiopatia) ou um problema com o saco que circunda o coração (periocardite). A *cardiomiopatia* envolve um enrijecimento aumentado do músculo do coração. Esse problema pode resultar da amiloidose cardíaca, que se caracteriza por câmaras cardíacas pequenas, câmaras atriais aumentadas, paredes musculares engrossadas e alta quantidade de uma proteína fibrosa chamada *amiloide* (isso acontece com mais frequência em pessoas mais velhas). Radioterapia no tórax (por exemplo, por causa de câncer) ocasionalmente pode causar a cardiomiopatia restritiva, meses ou anos depois de ter sido realizada.

Algumas vezes, a doença cardíaca restritiva acontece quando o saco que circunda o músculo cardíaco, chamado de *pericárdio*, desenvolve tecido cicatricial, talvez devido a uma infecção crônica (como a tuberculose) ou outras doenças (como o câncer metastático). Ou então, o espaço do pericárdio pode estar cheio de líquido que impede que o coração funcione normalmente, como pode ocorrer raramente em casos de insuficiência renal grave.

Sintomas. Pode não haver sintomas até que a doença já esteja bem avançada. Fadiga, fraqueza e falta de ar podem ser os sintomas associados. Até estar muito avançado, este distúrbio raramente prejudica o funcionamento cardíaco.

Diagnóstico. O diagnóstico deste distúrbio pode ser feito por exame clínico, ECG e ecocardiograma.

Tratamento. Embora não haja uma pílula mágica para a cardiomiopatia restritiva, o médico pode receitar medicamentos para otimizar o funcionamento do coração. Esses medicamentos podem incluir doses baixas de diuréticos ou vasodilatadores. Ele também pode orientar o paciente a reduzir um pouco a ingestão de sal a fim de diminuir o risco de desenvolver ICC. Algumas vezes, em casos raros de doença cardíaca restritiva devido a infecção crônica (como tuberculose), câncer metastático ou insuficiência renal pode ser aberta uma janela no pericárdio (uma pequena abertura no saco que circunda o músculo do coração) para ajudar a aliviar os sintomas.

Doença cardíaca valvular

Quando as quatro válvulas do coração estão funcionando como devem, o sangue flui pelo coração e pelos pulmões suavemente em uma só direção. As doenças cardíacas valvulares perturbam esse processo, bloqueando o sangue, restringindo seu fluxo pelas válvulas estreitadas (com estenose) ou permitindo que ele volte para trás (regurgitação).

As doenças cardíacas valvulares em pessoas mais velhas incluem estenose aórtica, regurgitação aórtica crônica, regurgitação aórtica aguda, estenose mitral, prolapso da válvula mitral, regurgitação mitral, calcificação anular mitral e endocardite infecciosa. A regurgitação da válvula tricúspide também pode ocorrer, especialmente na presença de doença da válvula mitral ou aórtica.

Estenose aórtica

O estreitamento da válvula aórtica, ou estenose aórtica, é um problema potencialmente muito tratável.

SINTOMAS. Algumas vezes, essa condição pode coexistir com DAC. Os sintomas da estenose aórtica incluem pressão no peito (angina pectoris), tontura ou desmaio depois de exercício, falta de ar, fibrilação atrial e ICC.

DIAGNÓSTICO. O diagnóstico da estenose aórtica pode ser feito por exame clínico e ecocardiograma.

TRATAMENTO. A substituição cirúrgica da válvula aórtica muitas vezes é necessária para tratar a estenose aórtica em pessoas mais velhas, especialmente se você tiver sintomas piores como desmaio, angina, falta de ar ou fibrilação atrial e ICC, e o ECG mostrar que seu coração está espessado.

Se o paciente receber uma válvula cardíaca mecânica, pode precisar de terapia de afinamento do sangue de longo prazo com um medicamento chamado varfarina. Se receber uma válvula biológica (geralmente feita do pericárdio ou do tecido cardíaco valvular de uma vaca ou porco), talvez não precise tomar varfarina por longo prazo.

Ter uma válvula prostética pode aumentar o risco de desenvolver endocardite, ou infecção valvular, e por isso depois da operação, geralmente é necessário tomar antibióticos antes de procedimentos odontológicos ou cirúrgicos.

Outra opção cirúrgica se você deve discutir com o médico é chamada de *valvuloplastia aórtica percutânea*. Esse procedimento envolve a colocação de um cateter através da válvula aórtica. Um balão minúsculo no cateter é colocado através da válvula estreitada e inflado com delicadeza para manter aberta a válvula calcificada. Embora essa operação possa aliviar temporariamente os sintomas da estenose aórtica, ela geralmente só tem benefício no curto prazo, e os sintomas e o estreitamento da válvula podem retornar de 6 a 12 meses depois.

Anos atrás, uma parenta de um médico sabia que uma substituição da válvula poderia ajudá-la, mas tinha medo de que, se dissesse quantos anos realmente tinha, o cirurgião não fizesse o procedimento. Ela mentiu a idade e disse que tinha 79 anos. Ela fez a cirurgia da válvula e, depois disso, confessou que na verdade tinha 92 anos. Ao contar esta história, não quero dizer que você deve mentir quanto a sua idade. Mas que não deve deixar que a idade seja um fator limitante em relação a suas opções médicas.

J. W.

Regurgitação aórtica (ou insuficiência aórtica)

Algumas vezes, o sangue que deveria fluir do ventrículo para a aorta é impulsionado de volta para o ventrículo esquerdo por causa de uma válvula aórtica com vazamento. Esta condição, que é chamada de regurgitação aórtica, pode ser comumente causada por cardiopatia reumática (febre cardíaca), infecção da válvula (endocardite infecciosa) ou hipertensão. Outras causas possíveis incluem uma anormalidade estrutural congênita e problemas genéticos envolvendo os tecidos conectivos.

SINTOMAS. Sensação de fraqueza, fadiga, pouca tolerância a exercícios e falta de ar.

DIAGNÓSTICO. Este problema geralmente pode ser diagnosticado por um exame clínico, ecocardiograma e exames de Doppler.

TRATAMENTO. As opções de tratamento médico para insuficiência aórtica incluem vasodilatadores, diuréticos, IECA e digitalis. O médico também pode querer acompanhar a condição do paciente a cada 12 meses, mais ou menos. No caso de uma pessoa mais velha sem sintomas de regurgitação aórtica crônica (de longo prazo), pode não ser necessária uma substituição da válvula aórtica, mas se ela desenvolver ICC progressiva, crônica ou aguda, em resultado deste problema, pode ser necessário realizar uma substituição dessa válvula. Além disso, se a regurgitação aórtica tiver um início abrupto (isto é, surgir repentinamente e for grave), a substituição imediata da válvula pode ser necessária.

Estenose mitral

A válvula mitral, que é chamada assim porque se parece com o chapéu ou mitra de um cardeal ou papa, também é conhecida como uma válvula bicúspide, por ser composta de dois folhetos de formato triangular através dos quais o sangue passa do átrio esquerdo para o ventrículo esquerdo. O estreitamento da válvula mitral (também chamada de estenose valvular mitral) em pessoas mais velhas geralmente resulta da febre reumática que, tipicamente, acontece na juventude, muitas vezes antes dos 20 anos, embora possa não criar problemas clínicos até várias décadas depois. Esta condição é mais comum em mulheres do que em homens.

SINTOMAS. Se tiver estenose mitral, você pode sentir palpitações, tosse e falta de ar.

DIAGNÓSTICO. O diagnóstico da estenose mitral em pessoas mais velhas envolve o exame clínico, ecocardiograma e exames Doppler.

TRATAMENTO. O médico pode receitar diuréticos e talvez uma restrição moderada de sal inicialmente, bem como betabloqueadores para manter baixa a taxa de batimentos cardíacos. Se estiver experimentando fibrilação atrial, uma consequência comum de estenose mitral, o médico pode recomendar também digitalis e anticoagulantes para evitar que coágulos sanguíneos se formem no átrio esquerdo aumentado.

Se o paciente tiver fibrilação atrial, o médico também pode tentar regular seu ritmo cardíaco com esforços químicos ou elétricos (cardioversão). Mais tarde, a substituição de válvula ou valvuloplastia de balão pode ser considerada para curar a válvula estreitada, se necessário. A valvuloplastia é similar à angioplastia; ambas usam balões para dilatar uma passagem estreitada, mas o tamanho e a duração da inflação do balão são diferentes.

Prolapso da válvula mitral

O *prolapso da válvula mitral*, uma anormalidade comum e normalmente benigna, tende a ocorrer com mais frequência nas mulheres. Neste distúrbio, parte do folheto da válvula mitral projeta-se para o átrio esquerdo quando o coração se contrai durante a sístole. Este defeito pode ocorrer por causa de redundância dos folhetos valvulares. Ele também pode ser causado por uma lesão anterior em parte do músculo do coração que controla a abertura e o fechamento da válvula (chamado músculo papilar). Em alguns casos, o prolapso da válvula mitral pode levar a regurgitação mitral progressiva (em outras palavras, mais e mais sangue vai fluir na direção errada, de volta para o átrio esquerdo).

SINTOMAS. Os sintomas do prolapso da válvula mitral podem ser mínimos ou podem ser substanciais, e podem ou não incluir desconforto no peito, ritmos cardíacos irregulares (arritmias) e ICC (tosse e falta de ar).

DIAGNÓSTICO. Para diagnosticar esse tipo de problema, o médico provavelmente fará um exame clínico e exames que incluem raio X do tórax, ecocardiograma e ECG (os resultados do ECG podem ser normais ou não se o paciente tiver este problema).

TRATAMENTO. Se você tiver batimentos irregulares com o prolapso da válvula mitral, o médico vai lhe dar medicamentos antiarrítmicos para regular o ritmo cardíaco. Você pode receber antibióticos profiláticos antes de procedimentos odontológicos como proteção contra uma infecção potencial da válvula (endocardite) se tiver também regurgitação mitral. Finalmente, o médico pode prescrever terapia antiplaquetária para evitar o desenvolvimento de coágulos sanguíneos e, assim, reduzir o risco de ataque cardíaco.

Regurgitação mitral

Regurgitação mitral, que também é chamada de *incompetência mitral*, isso significa que o paciente tem uma válvula mitral com vazamento que permite que o sangue flua de volta do ventrículo esquerdo para o átrio esquerdo. Esse fechamento inadequado da válvula pode ter sido provocado por vários problemas, entre eles a doença cardíaca reumática e a DAC.

SINTOMAS. O paciente pode não ter sintomas de regurgitação mitral ou pode sentir palpitações, desconforto no peito, fraqueza, fadiga ou falta de ar.

DIAGNÓSTICO. A regurgitação mitral pode ser facilmente diagnosticada com exame clínico e ecocardiograma com Doppler.

TRATAMENTO. Se tiver regurgitação mitral, o paciente pode receber medicamentos chamados IECA, vasodilatadores e diuréticos para diminuir a resistência aórtica contra a qual o coração precisa trabalhar. E também pode receber antibióticos profiláticos antes de consultas com o dentista para evitar infecção da válvula (endocardite).

Se a regurgitação mitral se tornar grave, talvez seja necessário fazer cirurgia para substituição da válvula.

Calcificação anular mitral

Conforme envelhecemos, depósitos de cálcio podem se acumular ao redor do anel da abertura da válvula entre as duas câmaras do coração. Esta condição, chamada de *calcificação anular mitral*, é comum em pessoas mais velhas (especialmente em mulheres) e geralmente é benigna.

SINTOMAS. A maioria das pessoas não tem sintomas com esta condição.

DIAGNÓSTICO. O diagnóstico da calcificação anular mitral pode ser feito por raio X do tórax e/ou ecocardiograma.

TRATAMENTO. Geralmente o tratamento médico e cirúrgico não é necessário para esta condição.

Endocardite infecciosa

A *endocardite infecciosa*, uma inflamação causada por infecção bacteriana no coração, é mais comum entre pessoas idosas do que entre jovens. O risco de desenvolver este tipo de infecção é mais alto se você tiver outra doença que afete a válvula aórtica ou a válvula mitral. Esta infecção pode ser grave.

SINTOMAS. Se tiver endocardite infecciosa, o paciente pode não ter sintomas ou pode ter uma doença parecida com um resfriado (febre e fadiga) ou se sentir muito fraco.

DIAGNÓSTICO. Para diagnosticar a endocardite infecciosa, o médico solicita culturas de sangue para microrganismos e também um ECG, raio X do tórax e ecocardiograma com Doppler. Depois desta condição ter sido diagnosticada, esses testes também podem ser feitos para monitoramento posterior.

TRATAMENTO. Se tiver endocardite infecciosa, pode ser necessário o uso de antibióticos intravenosos por várias semanas, além de outros medicamentos se tiver sintomas de ICC. Algumas vezes, em casos muito graves, a substituição da válvula pode ser considerada, depois de completar um tratamento com antibióticos.

Problemas cardíacos congênitos

Os problemas cardíacos *congênitos* (do nascimento) que são vistos em pessoas mais velhas incluem defeito do septo atrial, defeito do septo ventricular, coarctação da aorta e persistência do ducto arterioso.

Defeito do septo atrial

Um *defeito do septo atrial,* ou um orifício na parede cardíaca entre os átrios esquerdo e direito, é a forma mais comum de doença cardíaca congênita em idosos.

SINTOMAS. O paciente pode não ter sintomas ou pode ter batimentos irregulares (*flutter* atrial ou fibrilação atrial) ou sintomas de ICC, como tosse, suor, falta de ar, confusão, fraqueza ou fadiga.

DIAGNÓSTICO. Um ECG, ecocardiograma e exames radiológicos como o raio X de tórax ou cintilografia podem ser úteis no diagnóstico do defeito do septo atrial.

TRATAMENTO. Medicamentos como os indicados para ICC e/ou ritmos cardíacos irregulares (ver as seções anteriores). O médico pode receitar antibióticos profiláticos para procedimentos odontológicos. Se necessário pode ser feita uma cirurgia para fechar o orifício no coração.

Defeito do septo ventricular

Um *defeito do septo ventricular* é um buraco (geralmente minúsculo) na parede que separa o ventrículo esquerdo do direito. Em idosos, este defeito é menos comum do que um defeito do septo atrial. Se estiver presente desde o nascimento, ele geralmente é muito pequeno e não costuma precisar de cirurgia. Se o defeito do septo ventricular surgiu depois de um ataque cardíaco, então os cuidados serão diferentes, e a cirurgia pode ser necessária.

SINTOMAS. Os sintomas de um defeito do septo ventricular são parecidos com os do defeito do septo atrial.

DIAGNÓSTICO. Para diagnosticar um defeito do septo ventricular, o médico provavelmente pedirá um ECG, ecocardiograma e exames radiológicos como um raio X de tórax.

TRATAMENTO. A cirurgia para fechar o orifício pode ser necessária se os sintomas se tornarem severos. O médico também pode receitar antibióticos profiláticos como proteção contra a infecção das válvulas cardíacas (endocardite infecciosa).

Coarctação da aorta

Algumas pessoas nascem com um segmento anormalmente estreito em uma parte da aorta (o grande vaso que leva sangue do coração para as artérias). Há poucos casos novos não diagnosticados desta condição chamada coarctação da aorta em pessoas acima de 50 anos.

SINTOMAS. Pressão sanguínea elevada. Algumas pessoas com este problema também têm estenose aórtica.

DIAGNÓSTICO. Para diagnosticar este problema, o médico pode verificar a pressão sanguínea e pedir um ECG e um ecocardiograma. Algumas vezes, também são feitos outros exames radiológicos.

TRATAMENTO. A cirurgia para reparar o estreitamento também costuma ser recomendada. Mais da metade daqueles que fazem cirurgia sentem melhoras. Os resultados do exame ergométrico serão monitorados regularmente, e o paciente será examinado periodicamente.

Persistência do ducto arterioso

A *persistência do ducto arterioso* geralmente é ouvida como um murmúrio contínuo na região superior anterior do peito. Se o paciente tiver uma pequena persistência do ducto arterioso, o médico vai monitorá-lo (com ECG e exames com Doppler) e pode receitar antibióticos profiláticos para prevenir a endocardite infecciosa. Se os sintomas forem falta de ar, ritmo cardíaco irregular, palpitações e fraqueza, a cirurgia pode ser recomendada.

Pressão sanguínea alta (hipertensão)

As leituras de pressão sanguínea, que são calibradas em milímetros de mercúrio (mmHg), consistem em dois números (por exemplo, 140/90 mmHg, ou 14 por 9, como costumamos falar). O número mais alto é chamado de *nível sistólico*, e o número mais baixo é chamado de *nível diastólico*.

A *hipertensão* (pressão sistólica acima de 140 mmHg com pressão diastólica normal, ou pressão sistólica acima de 140 e pressão diastólica maior do que 90 mmHG) é o maior fator de risco para doença cardíaca em idosos. Esse também é um importante fator de risco para AVC e insuficiência renal. A hipertensão passa a ser mais comum com a idade e pode ocorrer em mais da metade das pessoas acima dos 70 anos.

Sintomas. O paciente pode não apresentar sintomas e descobrir que tem pressão alta em exames anuais de rotina. Algumas vezes, dores de cabeça podem ser um sintoma de pressão alta. Porém, apesar da palavra "tensão" em "hipertensão", uma pessoa pode ter pressão alta mesmo que seja tranquila. Só um monitor de pressão sanguínea poderá mostrar com certeza.

Diagnóstico. O exame para pressão alta, que é rápido e indolor, deve ser feito pelo menos uma vez por ano se você não tiver pressão alta e com mais frequência se tiver. Um médico ou enfermeiro vai colocar a braçadeira do aparelho de medir pressão ao redor do seu braço, acima do cotovelo. Depois, vai bombear ar para dentro da braçadeira e ler a medida conforme o ar flui para fora.

A pressão sanguínea varia de um dia para o outro e tende a subir quando você faz exercícios físicos ou está estressado. Então, se sua pressão estiver alta, o médico provavelmente vai querer verificá-la novamente três ou quatro vezes em um período de seis a oito semanas antes de fazer um diagnóstico final. Ele provavelmente também vai medir sua pressão sanguínea enquanto você está em diversas posições (deitado, em pé e sentado). A pressão sanguínea média em adultos mais jovens é 12 por 8.

Se a pressão sistólica (o número mais alto) estiver elevada, mas a pressão diastólica (o número mais baixo) estiver normal, o paciente pode ter um problema chamado "hipertensão sistólica isolada", e certamente precisará ser tratado para reduzir o risco de AVC ou ataque cardíaco.

Tratamento. A maioria dos casos de pressão alta não pode ser curada, mas pode ser controlada. Algumas vezes, alguns problemas médicos provocam *hipertensão secundária*, que pode desaparecer completamente quando o problema médico original for tratado.

O tratamento da hipertensão é a melhor maneira de prevenir a doença cardíaca. Se ela for moderada, pode-se abaixar a pressão sanguínea com mudanças de estilo de vida, sem precisar tomar medicamentos. O médico pode recomendar as seguintes mudanças no estilo de vida:

- ▶ Diminuir o peso.
- ▶ Mudar para uma dieta sem acréscimo de sal (mas sem eliminar totalmente o sal da alimentação), e garantir que a dieta inclua muito cálcio, magnésio e potássio.
- ▶ Fazer mais exercícios.
- ▶ Não beber álcool.
- ▶ Praticar técnicas de relaxamento como meditação, ioga ou exercícios de respiração.

Os medicamentos para tratar a hipertensão incluem:

- ▶ Diuréticos – geralmente são eficientes, com poucos efeitos colaterais quando tomados em doses baixas; especialmente bons para mulheres durante e depois da menopausa porque podem bloquear a excreção de cálcio dos rins.

- ▶ Alfabloqueadores – uma boa escolha para pessoas que também tenham diabetes ou para homens com frequência urinária devido à próstata aumentada.

- ▶ Betabloqueadores

- ▶ Bloqueadores de canais de cálcio

- ▶ IECA

- ▶ Bloqueadores do sistema simpático central

- ▶ Aspirina

- ▶ Antagonistas de receptores da angiotensina

Mais informações sobre esses medicamentos podem ser encontradas na Tabela 4.1.

O médico vai monitorar sua pressão sanguínea com frequência depois de você começar a tomar medicamentos. Em alguns casos, o monitoramento de pressão sanguínea em domicílio também está disponível.

- ▶ O que você deve fazer se esquecer de tomar sua dose diária de remédio para o coração? Não dobre a dose. Em vez disso, ligue para o médico e pergunte o que deve fazer.

- ▶ Não espere o remédio acabar para comprar um novo frasco. Sempre tente comprar o remédio novo pelo menos três dias úteis antes do fim do frasco anterior.

Pressão sanguínea baixa (hipotensão)

A pressão sanguínea baixa (isto é, uma leitura de 11 por 7 ou menos) pode provocar sintomas em idosos. A hipotensão não é uma doença, mas um sinal de que doenças, medicamentos ou simplesmente o envelhecimento estão afetando a capacidade do seu corpo para regular sua pressão sanguínea. Ironicamente, a pressão alta muitas vezes leva a pressão baixa nos idosos porque os medicamentos para hipertensão podem provocar quedas excessivas na pressão. O uso de remédios como antidepressivos, nitratos, ansiolíticos e diuréticos também podem provocar hipotensão.

Na *hipotensão ortostática*, que ocorre em 20% a 30% das pessoas mais velhas, a pressão sanguínea cai quando você sai de uma posição deitada ou sentada e fica em pé. Problemas de saúde que podem resultar em períodos prolongados de inatividade ou repouso absoluto na cama também podem provocar este tipo de hipotensão.

Na *hipotensão pós-prandial*, a pressão sanguínea cai significativamente entre 15 a 90 minutos depois de você comer. Ela é mais comum do que a hipotensão ortostática. Para aliviar este problema, experimente fazer refeições frequentes e pequenas com alimentos de baixo teor de carboidrato e alto teor de proteína, não beber álcool e beber muita água e sucos.

SINTOMAS. Quedas repentinas na pressão sanguínea podem provocar desmaios, tontura, fraqueza, angina, quedas e em casos graves até mesmo AVC.

DIAGNÓSTICO. Como no caso da pressão alta, o médico precisará medir a pressão sanguínea do paciente várias vezes para determinar se ele tem hipotensão. Ele vai verificar a pressão sanguínea do paciente pelo menos meia hora depois de este comer ou tomar um medicamento. A pressão sanguínea será medida depois de descanso por pelo menos 15 minutos, logo depois de o paciente se levantar e de novo alguns minutos depois.

TRATAMENTO. Se o paciente ainda não teve nenhum sintoma de hipotensão, mas o médico descobrir durante um exame clínico a presença de pressão baixa, provavelmente ele vai sugerir a interrupção ou redução dos medicamentos que podem causar esse problema. Se a hipotensão causar tontura depois das refeições, será indicado tomar os remédios cardiovasculares entre as refeições e não junto com elas. Se o paciente não tiver ICC grave, aumentar o consumo de sal também pode ser útil. Tomar suco de tomate é um modo especialmente bom de fazer isso porque ele tem alto teor de sódio.

Você também pode aprender alguns exercícios para ajudar a regular sua pressão. Levantar lentamente da posição sentada até ficar em pé diminuirá o risco de desmaio ou queda. Outros remédios para pressão baixa incluem usar meias elásticas e elevar levemente a cabeceira da sua cama.

Além dessas soluções não medicamentosas, se o paciente tiver *hipotensão ortostática*, o médico pode receitar medicamentos como um corticosteroide mineral chamado acetato de fludrocortisona. Em casos raros, medicamentos anti-inflamatórios não esteroidais (NSAIDS) como ibuprofeno também podem ser úteis.

Para a *hipotensão pós-prandial*, o médico pode recomendar medicamentos como cafeína e compostos relacionados. Porém, pode ser melhor mudar para refeições pequenas e frequentes, e planejar levantar as pernas e descansar por uma hora e meia depois de comer.

Distúrbios venosos

Veias varicosas

As veias varicosas são um problema comum, especialmente para pessoas com 50 e 60 anos. Você pode ter herdado uma tendência a ter veias varicosas ou pode ter passado por alguma forma de trauma ou inflamação que provocou esse problema.

SINTOMAS. Além de sua aparência nada atraente, as veias varicosas podem provocar coceira, dor e inchaço. Elas também aumentam o risco de desenvolver coágulos sanguíneos.

DIAGNÓSTICO. O exame das pernas pode confirmar o diagnóstico de veias varicosas com diversos exames que incluem flebografia, fluxometria com Doppler e pletismografia.

TRATAMENTO. O médico pode receitar meias de compressão, usadas abaixo do joelho, para aplicar pressão nos seus tornozelos. Você também deve evitar roupas justas ao redor do tronco e ficar em pé parada por longos períodos. Faça caminhadas e mantenha suas pernas elevadas quando estiver sentada.

O médico pode recomendar a *escleroterapia* para fechar as veias. Esta medida, que envolve a injeção de um medicamento nas veias, não vai resolver o problema totalmente, mas pode melhorar a aparência e a sensação em suas pernas. Depois desse procedimento, você pode precisar usar bandagens por cerca de algumas horas.

Para veias varicosas mais graves, um cirurgião pode ligar a veia safena principal e remover as pequenas veias varicosas em suas pernas. Esse procedimento, que às vezes pode ter complicações (como sangramento, infecção e danos aos nervos), geralmente exige a internação hospitalar.

Trombose venosa profunda

Outro tipo de distúrbio venoso que envolve coágulos sanguíneos, chamada *trombose venosa profunda (TVP)*, pode levar a coágulos sanguíneos nos pulmões (isso se chama embolia pulmonar). Em muitos casos, este assassino potencial insuspeito pode ser evitado ao caminhar, mexer os dedos dos pés e flexionar os músculos da panturrilha em viagens de trem, avião ou carro, mesmo que sua viagem demore apenas uma hora e meia.

Sintomas. O paciente pode não ter sintomas ou pode ter dor na perna e falta de ar, e pode se sentir tonto.

Diagnóstico. Se sentir algum desses sintomas, o médico pode investigar se o fluxo de sangue em suas veias está diminuído ou bloqueado. Um modo de fazer isso é com um angiograma para medir a resistência do fluxo sanguíneo. O outro modo é usar ultrassom para ver seus vasos sanguíneos.

Tratamento. O médico provavelmente vai receitar afinadores do sangue, como heparina ou varfarina, para evitar que os coágulos se formem no futuro. Se o paciente tiver risco aumentado para TVP, deve estar atento e mexer os dedos dos pés! Se você já teve um AVC, artrite ou outra doença que dificulte ou torne impossível movimentar as pernas e pés, movimente os braços. Fazer isso também ajuda a aumentar o fluxo dos afinadores naturais do sangue para as suas pernas.

Também recomendável beber muito líquido, especialmente se o clima estiver quente. Conforme envelhecemos, nossos rins não mantêm o sódio tão bem quanto faziam quando éramos mais jovens, então beber uma quantidade adequada de líquidos e ingerir sal suficiente para substituir o sódio perdido é importante para evitar desidratação e uma condição chamada *hiponatremia* (índice baixo de sódio no sangue). A desidratação pode deixar a pessoa mais suscetível à formação de coágulos, e a hiponatremia pode também aumentar o risco de quedas. Suco de tomate pode ser a bebida ideal para ajudar a evitar esses dois problemas porque uma porção de 30 ml fornece em média 30% de nossas necessidades diárias de sódio.

Procedimentos

Além dos medicamentos, há muitas outras opções disponíveis para tratar uma doença cardíaca. Elas vão desde procedimentos minimamente invasivos de pontes de artéria coronária (para abrir as artérias bloqueadas) à ablação a laser e novas terapias genéticas (para estimular o crescimento de novos vasos sanguíneos saudáveis no coração).

Cirurgia de revascularização do miocárdio

O paciente com doença cardíaca sintomática pode se beneficiar com uma cirurgia de ponte ou revascularização do miocárdio (CABG, na sigla em inglês). Essa cirurgia envolve a remoção de uma veia da perna e a ligação das duas pontas à artéria coronária bloqueada ou o redirecionamento de uma artéria do interior da parede anterior do peito para o coração, para permitir que o fluxo sanguíneo se desvie do bloqueio na artéria.

SEU CORAÇÃO 101

Se você for um candidato para a cirurgia de CABG, pese cuidadosamente os benefícios e os riscos envolvidos. A CABG pode lhe dar uma vida mais longa, diminuir o desconforto no peito (angina) e a necessidade de medicamentos e, provavelmente, capacitá-lo a ser mais ativo. Porém, as complicações da CABG incluem sangramento, infecção, AVC, infarto do miocárdio (ataque cardíaco), coágulos de sangue, insuficiência de órgãos e, em casos raros, morte.

Pessoas com mais de 70 anos, especialmente mulheres, têm uma taxa mais elevada de complicações pós-operatórias da CABG do que pessoas mais jovens. Elas podem precisar de um período mais longo de ventilação assistida ou de um marca-passo, ou podem desenvolver sangramento, AVC e sepsis. Porém, 90% das pessoas sem outros problemas graves de saúde podem desfrutar pelo menos 5 anos de sobrevivência sem desconforto no peito depois da CABG.

Como sempre, você deve conversar sobre essas opções com seu médico.

Miotomia e miectomia

Em casos raros, um procedimento que envolve *corte (miotomia)* ou *excisão (miectomia)* de uma parte do músculo cardíaco é feito para condições como cardiomiopatia hipertrófica. Esse procedimento também tem sido aplicado recentemente a pacientes com cardiomiopatia dilatada. A ideia é que, com menos massa muscular, o músculo cardíaco pode se contrair melhor. Esse procedimento tem sido feito com graus variáveis de sucesso.

Angioplastia coronária transluminal percutânea

A cada ano, mais pessoas com 65 anos ou mais estão passando com sucesso pela angioplastia coronária transluminal percutânea (ACTP, também chamada de "angioplastia com balão") para DAC. A ACTP é uma intervenção menos invasiva do que uma cirurgia com o coração aberto. Um filme de raio-X ajuda o médico a direcionar um cateter por uma artéria na perna do paciente até a artéria coronária bloqueada. O médico então infla um pequeno balão na ponta do cateter e abre a artéria. As taxas de sucesso desta técnica em pessoas mais velhas é comparável às obtidas em pessoas mais jovens. Embora o risco de complicações possa ser mais alto para idosos do que para os mais jovens, geralmente não é diferente do que vemos com a cirurgia de ponte.

Colocação de stent intracoronário

Algumas vezes, depois de a ACTP ter sido feita para abrir uma artéria coronária, um pequeno tubo de rede de metal, ou *stent*, é inserido na artéria para manter aberta a área anteriormente constrita.

Aterectomia coronária

A *aterectomia coronária* é um procedimento que remove os depósitos de gordura que estão entupindo as artérias coronárias. Um cateter com um dispositivo rotatório minúsculo retira essas placas do interior da parede da artéria. Este procedimento muitas vezes é seguido pela angioplastia de balão e, possivelmente, de colocação de stent para obter resultados ótimos.

Revascularização transmiocárdica a laser

Um procedimento novo e eficiente para o tratamento da DAC envolve o uso de raios laser para abrir áreas bloqueadas do coração. Esta técnica que é chamada *ablação a laser*, ou *revascularização transmiocárdica a laser*, pode ser uma boa alternativa para as pessoas cujas artérias bloqueadas não sejam acessíveis por ACTP.

A ablação a laser envolve a criação de diversos pequenos canais da câmara ventricular esquerda através da parede do coração. Esses canais permitem que o sangue oxigenado flua pelo músculo cardíaco isquêmico. O resultado desse procedimento tem sido relatado como alívio da isquemia e crescimento de novos vasos sanguíneos.

Transplante de coração

Os transplantes de coração não costumam ser feitos em pessoas acima dos 70 anos. No entanto, este procedimento tem sido usado em pessoas abaixo de 70 anos já há trinta anos com muito sucesso. É uma opção cirúrgica viável para a cardiomiopatia em estágio final. Ele envolve planejamento substancial por parte do paciente, da família e do médico.

Infelizmente, a demanda por doadores de coração excede em muito a oferta. Atualmente, os pesquisadores estão explorando ativamente outras terapias relacionadas, como transplante de tecidos e substituição por coração não biológico. Muitas dessas novas opções oferecem esperança para o tratamento futuro das doenças cardíacas.

Angiogênese miocárdica

Angiogênese é o processo pelo qual novos vasos sanguíneos são criados a partir dos existentes. Ainda estão sendo feitas pesquisas para explorar as possibilidades de uma nova técnica chamada *angiogênese miocárdica*, mas os resultados preliminares sugerem que essa pode ser uma intervenção útil para tratar a isquemia do miocárdio. Esse procedimento de terapia genética envolve a administração de *fatores de crescimento* (proteínas ou genes que codificam essas proteínas) na área de bloqueio. A área então pode ser estimulada para formar novos vasos sanguíneos colaterais no coração para aumentar o suprimento de sangue e, assim, melhorar o funcionamento do coração.

Então, o que Podemos Fazer a Respeito da Doença Cardíaca?

Temos a sorte de viver em uma era na qual novos medicamentos e tratamentos cirúrgicos para distúrbios cardíacos estão se desenvolvendo rapidamente. Ainda mais importante, temos a capacidade, por nós mesmos, de desacelerar ou até reverter parcialmente muitas das mudanças cardíacas relacionadas à idade por meio das escolhas que fazemos quanto ao nosso estilo de vida. Uma boa atitude, *checkups* médicos regulares, um programa de exercícios e nutrição adequada podem ajudar muito a manter a saúde do nosso coração.

Atitude é crucial

Se acreditarmos que envelhecer pode ser um processo saudável, os batimentos cardíacos e a pressão sanguínea ouvirão essa mensagem. Nossa memória, capacidade matemática e autoconfiança continuarão fortes. Se tivermos uma boa autoestima, seremos até capazes de andar melhor. Ter uma atitude positiva e acreditar que podemos e devemos ficar bem são provavelmente mais poderosos do que qualquer medicamento, cirurgia ou dispositivo mecânico.

Checkups regulares

Consultas médicas regulares com o médico também são muito importantes. Ouvimos frequentemente sobre pacientes que cancelam consultas médicas porque estão doentes demais para sair da cama. Outros não veem necessidade de ir ao médico porque estão se sentindo perfeitamente bem.

No entanto, como mencionamos em todo este capítulo, muitos distúrbios cardíacos (como ritmos cardíacos irregulares) só podem ser detectados por meio de um exame médico cuidadoso. Além disso, se o paciente já tiver sido diagnosticado com doença cardíaca, é muito importante consultar o médico regularmente para ter certeza de que está tomando as doses corretas dos medicamentos e para monitorar sua condição. O monitoramento atento por um clínico geral ou por um especialista treinado em gerenciar os problemas cardíacos é parte essencial de permanecer bem.

Exercício

Um estilo de vida sedentário é um dos fatores de risco cardíaco mais prevalente para idosos. Em contraste, os que se exercitam tendem a ter níveis mais altos de desempenho físico e mental, porcentagem mais baixa de gordura corporal, uma pressão sanguínea em repouso mais baixa e batimentos cardíacos mais baixos do que idosos sem condicionamento físico. Os que estão em boa forma também têm taxas mais baixas de infarto do miocárdio e de insuficiência cardíaca.

O treinamento de força muscular pode contribuir para maior mobilidade, equilíbrio e bem-estar emocional. Mesmo atividades como caminhar e cuidar do jardim podem ter efeitos benéficos. A atividade física deve ser habitual e de intensidade leve ou moderada e deve durar no mínimo 20 a 30 minutos por dia, por no mínimo três dias por semana.

Parar de fumar

Fumar cigarros é um importante fator de risco para doença cardíaca. Felizmente, o risco para doença cardíaca associada ao fumo diminui drasticamente dentro de dois anos depois de uma pessoa parar de fumar. Além disso, os benefícios de deixar de fumar são mantidos na idade avançada.

Se você quiser parar de fumar, procure um programa que o ajude a parar e, se for o caso, que o ajude a reduzir peso por meio de dieta e de exercício.

Boa nutrição

É melhor comer uma dieta que inclua uma boa variedade de alimentos, com relativamente pouca gordura (menos de 30% das calorias totais) e colesterol. Coma muitas frutas, legumes e grãos, e apenas pequenas quantidades de açúcar, sal e álcool (menos que o equivalente a uma taça pequena de vinho por dia).

Aprenda a respeito do conteúdo nutricional dos alimentos (ver Figura 2.1) e peça ao seu médico uma indicação de um nutricionista qualificado.

E A GORDURA?

Independentemente de ser homem ou mulher, se você tiver gordura demais ao redor do abdômen, você estará em desvantagem no que diz respeito aos riscos de doença cardíaca. Se, por outro lado, sua gordura estiver concentrada nos quadris e nádegas, você pode ter um risco mais baixo de desenvolver doença cardíaca.

> Porém, nem todas as gorduras são ruins. Pessoas mais velhas com níveis de colesterol muito baixos também podem desenvolver doença cardíaca grave, talvez em parte porque o nível muito baixo de colesterol pode indicar a presença de outra doença (ou doenças). Converse com seu médico sobre seu nível de colesterol e pergunte se seu peso está na faixa normal.

Estrogênio

A terapia de reposição hormonal com estrogênio pode ajudar as mulheres mais velhas a evitar a doença arterial coronariana, osteoporose e fratura da bacia. Antes de decidir sobre a terapia de reposição de estrogênio, no entanto, você deve conhecer alguns motivos para não tomar estrogênio. Se você já teve câncer de mama ou tem um histórico familiar de câncer de mama ou de câncer endometrial, você não deve tomar este hormônio. Mesmo sem um histórico familiar para esses cânceres, existe um risco baixo de desenvolver câncer endometrial, um risco potencial de desenvolver câncer de mama e um pequeno risco de ter sangramentos vaginais. Para mais informações sobre a terapia de estrogênio, veja o Capítulo 5.

> GRUPO NACIONAL DE APOIO PARA DOENÇA CARDÍACA
> SOCIEDADE BRASILEIRA DE CARDIOLOGIA
> Site: https://www.portal.cardiol.br/

CAPÍTULO 5

Seu Sistema Reprodutor

Juventude, grande, saudável, amorosa — juventude cheia de graça, força, fascinação,
Você sabe que a Velhice pode chegar depois de você
com a mesma graça, força e fascinação?

Walt Whitman (1819-1892)

Por que alguém acharia divertido, ou talvez um pouco chocante, o seguinte anúncio pessoal de um jornal da Virgínia?

> Procuro senhora
> DWM, 70 anos, 1,85 m, 80 kg, quer encontrar uma senhora de 50 a 80 anos, discreta, sexy, de mente aberta e divertida.

São muitos os estereótipos sobre os idosos, mas esse do "velho sujo" e a matrona pudica (que certamente não estariam interessados em uma relação sexual um com o outro) pode fazer com que você tema que as mudanças físicas inevitáveis em seu sistema reprodutivo não só roubem uma importante fonte de prazer em sua vida, mas até mudem sua personalidade.

Alguns podem dizer que encarar as mudanças na sexualidade que acompanham o envelhecimento parece um desafio que não podemos vencer. Se você tentar manter sua capacidade de atração física e, talvez, até ocultar os sinais da idade tingindo o cabelo e se exercitando, sua tentativa pode parecer um esforço tolo para reviver seu vigor juvenil (especialmente se você comprar um carro esportivo). Se der qualquer indicação de ter uma vida sexual, você pode até ser considerado inadequado e estranho.

Porém, se você não tentar lutar contra os cabelos grisalhos, rugas e flacidez, sua vida amorosa vai sofrer? Além disso, e as mudanças em seu corpo que você não pode adiar nem encobrir? Sabemos que o interesse das mulheres por sexo pode mudar (algumas sentem uma diminuição e outras, um aumento) devido às mudanças hormonais provocadas pela menopausa. Alguns homens também podem sentir uma redução em sua capacidade de desempenho sexual por causa de mudanças biológicas, como alterações na circulação local e, às vezes, um aumento da próstata.

Na verdade, os efeitos do envelhecimento no sistema reprodutivo podem variar muito de uma pessoa para outra e no decorrer do tempo. Muitas das consequências negativas podem ser melhoradas, algumas com medicamentos e outras com tratamentos não médicos.

Há também outros aliados no esforço para permanecer sexualmente feliz e saudável:

- ▶ Uma mente aberta e uma atitude positiva podem ajudá-lo a superar as atitudes sociais negativas sobre sexualidade em pessoas mais velhas.

- ▶ Informar-se sobre as mudanças em seu sistema reprodutivo pode ajudá-lo a ir além dos mitos sobre o declínio no interesse e no desempenho sexual.

- ▶ Buscar tratamento assertivamente para qualquer condição incômoda que surja pode manter todo o seu corpo em uma forma melhor.

Sim, é possível, e certamente vale a pena, dar esses passos para preservar, e até desenvolver essa parte privada de sua vida que sempre teve um papel importante em seus relacionamentos românticos e amorosos.

Como o Sistema Reprodutivo Muda com a Idade

Mudanças hormonais da menopausa

Durante os anos reprodutivos, a glândula pituitária, no cérebro, gera hormônios que geralmente resultam na liberação de um novo óvulo que é liberado de seu folículo no ovário a cada mês. O folículo também aumenta a produção dos hormônios estrogênio e progesterona que, por sua vez, estimulam a criação de um revestimento uterino que nutre o ovo fertilizado depois da concepção.

Mulheres

Quando a mulher chega aos 30 e poucos anos, o número de óvulos liberados e os hormônios produzidos tendem a declinar e, em geral, um pouco antes dos 50 anos, essas mudanças podem provocar ciclos menstruais irregulares e sangramentos intensos imprevisíveis. Esses períodos perdidos são o resultado de níveis menores da progesterona, o hormônio que quebra o revestimento uterino quando a fertilização não ocorre. Chamamos esse período de transição de *perimenopausa*, e a mulher pode estar distraída demais com a família e a carreira nessa época de sua vida para reparar nessas mudanças graduais.

Elas não ocorrem exatamente da mesma maneira e no mesmo momento em todas as mulheres. Algumas experimentam sintomas severos o bastante para precisarem de tratamento médico para essa "mudança de vida". Outras quase não notam nenhuma mudança além das que acontecem em seus ciclos menstruais.

Quando a mulher atinge os 50 e poucos anos (a idade média em que as mulheres têm o último ciclo está entre 50 e 52 anos), seus ciclos menstruais vão parar completamente, embora a produção de estrogênio continue em alguma medida. Seus genes parecem determinar a idade em que você chegará à menopausa, não sua raça, status socioeconômico, idade em que começou a menstruar ou o número de ovulações anteriores. Porém, o fumo não provoca uma menopausa precoce como a quimioterapia e a exposição a radiação pélvica.

A seguir há um resumo das mudanças físicas e problemas que algumas mulheres podem experimentar em resultado das mudanças hormonais normais causadas pelo envelhecimento. E depois discutiremos formas de administrar esses sintomas da menopausa de modo que não perturbem sua vida.

MUDANÇAS FÍSICAS DA MENOPAUSA

Sistema reprodutivo

Secura vaginal, que pode provocar irritação e dor; encolhimento dos órgãos reprodutivos (ovários menores, redução marcante no tamanho do útero, encurtamento e estreitamento da vagina, encolhimento da vulva, redução no tamanho do clitóris).

Sistema urinário

Afinamento dos tecidos dos órgãos, levando a maior incidência de infecções da bexiga e incontinência por estresse (ver também o Capítulo 11).

Sistema musculoesquelético

Osteoporose – enfraquecimento de ossos devido à perda de estrogênio (ver também o Capítulo 9).

> **Mudanças na pele**
> Adelgaçamento da pele e possivelmente cura mais lenta de feridas.
>
> **Sistema cardiovascular**
> Maior risco de doença cardíaca devido à perda dos efeitos protetores do estrogênio e das mudanças de níveis de gordura (lipídios) no sangue das mulheres pós-menopausa (ver também Capítulo 4).

Como administrar os efeitos colaterais da menopausa

A terapia de reposição hormonal e suas alternativas. A terapia de reposição hormonal (TRP) usa os hormônios femininos estrogênio e progesterona para controlar muitos dos efeitos desagradáveis da menopausa. Alguns estudos mostram que a TRP também pode impedir a perda óssea e, assim, combater a osteoporose. Ela também pode reduzir o risco de morte por doença cardiovascular.

Desde seu primeiro uso nos anos 1940, a reposição hormonal tem sido um tanto controversa porque os relatos científicos sobre sua eficácia e segurança são contraditórios e incompletos. São necessárias mais evidências conclusivas antes de podermos recomendar a TRP para todas as mulheres na menopausa, mas podemos dizer agora que ela aumenta a qualidade de vida a curto e longo prazo para algumas mulheres. As mulheres nos Estados Unidos hoje têm uma expectativa de viver em média cerca de 30 anos, quase 40% de sua vida, depois da menopausa e, assim, o desenvolvimento de uma terapia segura e eficaz para os sintomas da menopausa tem enormes considerações de saúde pública.

Apresentamos os benefícios da TRP na Tabela 5.1. Como a reposição hormonal não é para todas, também apresentamos modos alternativos de lidar com a menopausa, com e sem medicamentos. Você deve conversar sobre os detalhes da reposição hormonal com seu médico.

Os maiores riscos potenciais da TRP, alguns dos quais ainda não foram definitivamente provados, incluem:

> ▶ *Câncer de mama.* Acredita-se que a exposição no longo prazo ao estrogênio pode aumentar o risco de câncer de mama, mas ainda está sendo estudado se a TRP aumenta esse risco. O uso de estrogênio por menos de cinco anos parece não causar um risco adicional e pode reduzir a mortalidade. Se você tiver histórico familiar de câncer de mama, não deve fazer terapia de reposição hormonal.

Tabela 5.1 Benefícios da terapia de reposição hormonal

Sintomas	Efeito da TRP	Alternativas
Mudanças de humor: irritabilidade, ansiedade, depressão, insônia e/ou sintomas vasomotores ("fogachos") provocados pelos níveis decrescentes de estrogênio. Afetam cerca de três quartos das mulheres. Na maioria dos casos duram de 1 a 2 anos depois da menopausa, mas podem durar até 10 anos. Podem perturbar as atividades cotidianas e o sono.	A terapia de estrogênio sistêmica é muito efetiva. Os sintomas podem voltar se a terapia for interrompida abruptamente. Um medicamento chamado medroxiprogesterona também é eficiente.	Um medicamento chamado clonidina; suplemento de proteína de soja (discutido no texto); usar roupas de tecidos que respiram e que podem ser facilmente removidas; beber água fria no início de um fogacho.
Mudanças no trato urinário e na vagina: secura e coceira que podem tornar a relação sexual dolorosa; urgência e incontinência urinárias.	A terapia de estrogênio sistêmica é muito eficiente; além de comprimidos orais, o estrogênio também pode ser aplicado topicamente (como um creme ou um supositório).	Lubrificantes solúveis em água (como K-Y); exercício físico regular; treinamento da bexiga (ver Capítulo 11).
Osteoporose: os ossos se tornam finos, frágeis e muito suscetíveis a fraturas. Afeta 5 a 6 milhões de mulheres nos Estados Unidos. É causada pela perda de estrogênio (ver Capítulo 9).	A terapia de estrogênio é muito eficaz.	Medicamentos chamados de bifosfonatos e raloxifeno (um medicamento similar, sem alguns dos efeitos colaterais do estrogênio); suplemento nutricional com vitamina D e cálcio; exercícios de sustentação de carga.
Doença cardiovascular: a principal causa de morte entre as mulheres (ver Capítulo 4).	Inconclusivo, mas alguns estudos mostram que as mulheres que fazem TRP têm um risco 50% menor de desenvolver doença cardíaca em comparação com as que não fazem.	Controle dos níveis de colesterol por meio de dieta, exercícios e, algumas vezes, medicamentos; controle da pressão sanguínea alta por meio de dieta e medicamentos.

- ▶ *Câncer uterino (endometrial).* Se for usado sem a adição do hormônio progestina (que contém progesterona), a terapia de estrogênio aumenta o risco de desenvolver câncer uterino.

- ▶ *Coágulos sanguíneos.* A TRP pode ser perigosa em mulheres que já tiveram coágulos sanguíneos ou AVC.

- ▶ *Doença da vesícula biliar.* O estrogênio aumenta o risco de desenvolver pedras na vesícula biliar.

- ▶ Algumas mulheres evitam totalmente a TRP porque temem os riscos envolvidos ou porque não querem o incômodo do sangramento mensal similar à menstruação. A mulher pode ter ou não esse sangramento, que em geral é mais curto e mais leve do que o sangramento menstrual, depende em parte de há quanto tempo ela parou de menstruar antes de iniciar a TRP.

Outros efeitos da TRP podem incluir tromboses venosas profundas (TVP), câimbras nas pernas e aumento dos broncoespasmos em pacientes asmáticos. Muitas mulheres que começam a fazer TRP podem parar de tomar o medicamento depois de um ou dois anos, em parte porque o médico não explicou totalmente a importância dos benefícios de saúde a longo prazo. Acreditamos que, para a maioria das mulheres, esses benefícios superam os riscos.

Seu histórico de saúde familiar (por exemplo, se sua mãe teve câncer de mama) e suas experiências pessoais de vida e saúde (como a idade em que você teve seu primeiro filho e os resultados do Papanicolau e da mamografia mais recentes) têm um papel na hora de decidir se a reposição hormonal pode ser boa para você. Ao conversar sobre a reposição hormonal com seu médico, você deve contar se já foi diagnosticada com câncer e se há um histórico de câncer na sua família.

Exercício e dieta. Embora não possamos recomendar TRP para todas as mulheres na menopausa, podemos dizer com segurança que exercício e dieta são aliados que todas as mulheres podem usar para combater os efeitos da menopausa e, é claro, do envelhecimento em geral. O exercício físico regular pode ajudar a proteger seus ossos e seu coração. Os estudos têm demonstrado que exercícios tão simples como caminhada e corrida podem até ajudar a recuperar o tecido ósseo perdido através dos anos. Ele também pode elevar os níveis do bom colesterol (lipoproteína de alta densidade ou HDL) no seu sangue. E tem mais: o exercício vai ajudar você a dormir melhor, ajudar a controlar seu peso e melhorar seu humor por meio da liberação de endorfina, o hormônio do bem-estar.

Os pesquisadores também têm dado mais atenção ao efeito da dieta nos sintomas da menopausa, pois foi observado que as japonesas, que consomem uma grande quantidade de proteína de soja, têm menos sintomas indesejáveis da menopausa. Em um estudo, o suplemento de proteína de soja aliviou os fogachos em 45% depois de as mulheres tomarem esse suplemento durante três meses. Os efeitos parecem ser causados pela presença de substâncias naturais chamadas fitoestrogênios na planta da soja. Embora não possamos conclusivamente fazer uma prescrição de soja até que haja pesquisas mais definitivas, recomendamos a inclusão da proteína de soja nas dietas das mulheres na menopausa. Um pouco mais de tofu certamente não vai lhe fazer mal!

Também recomendamos que todas as mulheres na menopausa tentem comer uma dieta saudável de frutas, vegetais e produtos com grãos integrais, que comam alimentos com baixo teor de gordura e colesterol para diminuir o risco de doença cardiovascular e que tomem suplementos de cálcio (1.000 a 1.500 mg por dia) para evitar a perda óssea e a osteoporose.

Menopausa e Saúde mental

Talvez você se lembre do polêmico episódio da sitcom da década de 1970 *All in the Family* no qual os sintomas emocionais da menopausa de Edith Bunker eram uma fonte de exasperação para seu marido Archie, que exigiu que ela terminasse "a mudança" instantaneamente. Embora o programa fosse pioneiro em focalizar um assunto que anteriormente era tabu, ele também retratou alguns estereótipos e mitos que circundam os efeitos emocionais da menopausa.

As mulheres em menopausa podem se tornar mais temperamentais ou deprimidas do que as outras mulheres, mas isso não é regra. Se você tiver insônia, irritabilidade, depressão ou ansiedade durante os anos da menopausa, tenha em mente que outros eventos comuns na meia-idade, como a perda de um dos pais ou um filho que sai de casa, não só as mudanças hormonais, podem fazer com que você se sinta perturbada. De qualquer modo, nós a incentivamos a conversar com o médico sobre essas preocupações. O médico levará suas queixas a sério e não vai descartá-las como explosões histéricas ou emocionais de uma pessoa neurótica.

Homens

Os homens geralmente não passam por uma "menopausa masculina" ou por uma mudança distinta em sua capacidade reprodutiva como acontece com as mulheres. Porém, como as mulheres, os sintomas de mudanças no sistema reprodutivo dos homens podem variar muito.

Alguns estudos indicam que os homens passam por uma diminuição dos níveis de testosterona, o hormônio masculino que produz os traços masculinos de pelos, músculos maiores, voz mais grave e agressividade. Outros estudos, no entanto, mostram que os níveis mais baixos de testosterona não estão necessariamente ligados ao envelhecimento. Alguns homens mais velhos têm níveis baixos e alguns não têm, do mesmo modo que alguns homens jovens têm níveis elevados e outros não. Um fato interessante é que os níveis de testosterona estão declinando levemente em todo o mundo, a cada ano, provavelmente devido a fatores ambientais.

Quando os homens chegam aos 60 ou 70 anos, sua capacidade para gerar filhos é reduzida devido a uma produção menor de esperma viável. Essa redução deve-se em parte ao engrossamento do tecido conectivo nos tubos dentro dos testículos e ao ocasional colapso desses tubos pelos quais o esperma chega a um ducto chamado *vas deferens* ou canal deferente.

Parecia que apenas alguns astros do cinema, como Clark Gable e Cary Grant, eram pais na terceira idade. Agora vemos muitos homens tendo filhos aos 60, aos 70 ou mais. Uma razão para esse aumento foi a maior eficácia da tecnologia reprodutiva, que pode permitir que homens e mulheres anteriormente classificados como "inférteis" venham a conceber com a ajuda de técnicas de laboratório que, entre outros procedimentos, podem concentrar o esperma.

Homens mais velhos podem produzir menos fluido pré-ejaculatório e experimentar uma ejaculação menos intensa na hora do orgasmo. Eles também podem sentir que sua libido diminuiu e que a necessidade de liberar a tensão sexual por meio do orgasmo ocorre com menos frequência. A mudança na função reprodutiva que provavelmente o preocupa mais, no entanto, é a perda da erectibilidade peniana, ou impotência.

Origens e sintomas da impotência

Cerca de 25 a 50% dos homens de 65 anos e 50 a 70% dos homens de 80 anos são impotentes, isto é, eles não conseguem atingir e manter uma ereção quando desejam. Muitas pessoas acreditam que a impotência é uma parte natural do processo de envelhecimento e que resulta das mudanças no sistema reprodutivo masculino. Na verdade, tanto nos homens mais velhos quanto nos mais jovens, a impotência geralmente é causada por doenças em outros sistemas do corpo ou pelos remédios e cirurgias usados para tratar essas doenças. O fumo e a depressão são conhecidos como fatores de aumento do risco de impotência. A seguir listamos as causas mais comuns de impotência. E depois discutiremos alguns tratamentos para impotência desenvolvidos recentemente e que têm se mostrado efetivos.

Causas comuns da impotência

- Doenças: aterosclerose ("endurecimento das artérias"), diabetes mellitus, testículos pouco desenvolvidos (*hipogonadismo*), pressão sanguínea alta (*hipertensão*), doença vascular, doença de Peyronie (distúrbio estrutural do pênis), colesterol alto (*hipercolesterolemia*), doença renal, doença hepática (cirrose)

- Trauma (de doença do disco lombar e procedimentos cirúrgicos como cirurgia retal e remoção da próstata [*prostatectomia*])

- Causas psicossociais: depressão, uso de álcool deterioração do relacionamento com o parceiro sexual, fumo

- Medicamentos: anticonvulsivantes, antibióticos, antiarrítmicos, anti-hipertensivos, agentes ansiolíticos e hipnóticos, antidepressivos, antipsicóticos, diuréticos, medicamentos para resfriado e alergia, analgésicos narcóticos, agentes gastrointestinais (por exemplo, anticolinérgicos e antiespasmódicos), estimulantes do sistema nervoso central e medicamentos gerais

Tratamento da impotência

Antes de o médico poder tratar a impotência, ele precisará diagnosticar a causa do problema, seguindo os seguintes passos:

- Fazer um histórico detalhado de saúde

- Fazer um exame clínico completo

- Fazer exames de sangue para medir os níveis de testosterona, hormônio estimulante da tireoide e, talvez, outros hormônios

- Fazer um ultrassom para ver os vasos sanguíneos no pênis

- Fazer um teste para descobrir se o pênis fica ereto enquanto você dorme (você pode fazer esse teste em casa, colocando um anel de selos postais ao redor do pênis. Se as perfurações estiverem quebradas de manhã é porque aconteceu uma ereção). Esse resultado indicaria que a impotência provavelmente não é causada por um problema físico.

Cerca de 10% dos casos de impotência são causados não por um problema físico, mas por um problema emocional ou psicológico. Se o médico determinar que o problema não é físico, ele pode recomendar aconselhamento psicológico ou terapia comportamental, preferencialmente com o seu parceiro sexual. Além de melhorar a função sexual, os dois tipos de aconselhamento podem ajudar a superar a depressão e a ansiedade.

A terapia médica mais conhecida para impotência é o sildenafil (Viagra), que foi aprovado pela U.S. Food and Drug Administration (FDA) em março de 1998 e recebeu muita atenção da mídia. Há dois avisos importantes sobre esse medicamento para ter em mente ao se pensar em seu uso:

1. O Viagra não tem efeito sobre a impotência causada por razões emocionais e psicológicas.

2. Enquanto este livro está sendo escrito, muitas mortes foram associadas com o uso do Viagra. A maioria dessas mortes aconteceu em pacientes com DAC que estavam tomando fármacos chamados nitratos. Se o paciente estiver tomando nitratos sob qualquer forma, deve consultar o médico antes de tomar Viagra.

Além dessas preocupações, você também deve estar informado sobre os efeitos colaterais comuns do Viagra: dor de cabeça, vermelhidão na pele e indigestão. Apesar dos problemas ligados a esse medicamento, em muitos lugares, a necessidade do Viagra superou o suprimento. A maioria dos nossos pacientes que tomam Viagra tem ficado felizes com os resultados.

Antes de supor que o Viagra é o único tratamento para impotência, no entanto, você deve pensar nas outras terapias para perda de potência causada por problemas físicos:

► *Terapia de autoinjeção (farmacoterapia intracavernosa)*, em que medicamentos com substâncias vasoativas são injetadas diretamente no pênis. Essa terapia, que provoca uma ereção em 5 ou 10 minutos, geralmente é efetiva se o paciente tiver doença vascular leve ou moderada, mas não grave.

► *Dispositivos de tumescência por vácuo*, que usam a sucção para puxar o sangue para o pênis e provocar uma ereção.

► *Dispositivos de apertar, como anéis penianos*, feitos de metal, couro ou borracha, que são projetados para diminuir a saída do sangue na base do pênis. Esses dispositivos geralmente ajudam pacientes com impotência leve, mas algumas pessoas não toleram o desconforto que eles podem provocar.

▶ *Cirurgia de revascularização peniana*, que ainda é experimental e só é realizada em pacientes com bloqueios identificáveis nos vasos sanguíneos.

▶ *Injeção de testosterona ou adesivos transdérmicos*, que podem aumentar a libido, além de melhorar a disfunção erétil em alguns casos. Esses medicamentos estão atualmente sendo estudados em homens mais velhos, mas os resultados preliminares sugerem que eles podem ser benéficos para homens com impotência.

▶ *Próteses penianas,* que podem produzir uma ereção, mas não podem proporcionar sensação se o paciente tiver dano neurológico. Elas são indicadas para homens que não tiveram sucesso com outras terapias médicas.

▶ *Géis*, que podem conter substâncias vasodilatadoras como papaverina ou prostaglandina E 1, podem aumentar o fluxo sanguíneo local para o pênis e, assim, tratar a impotência. A taxa de sucesso tem sido variável, dependendo da causa e grau de disfunção erétil.

Comportamento e Resposta Sexual

A idade não o protege do amor.
Mas o amor, em alguma medida,
o protege da Idade.
Jeanne Moreau

Em uma sociedade obcecada com juventude e sexo, não é de surpreender que muitos de nós suponhamos que ambos caminham juntos e que nossa vida sexual vai deteriorar com a idade. Este não é necessariamente o caso. Para muitas pessoas, o interesse e a atividade sexual continuam na velhice. Uma pesquisa de homens e mulheres com 65 anos ou mais descobriu que 74% se engajavam em atividade sexual pelo menos uma vez por semana. Não há um evento automático no processo de envelhecimento que encerre definitivamente a função sexual.

É verdade que algumas alterações normais em nosso corpo podem afetar a vida sexual, mas estar informado e conversar sobre isso com sua parceira e seu médico podem geralmente resolver os problemas causados por essas mudanças. O mais importante, os dois ingredientes que contribuem para uma vida sexual feliz e saudável em qualquer idade são essenciais na terceira idade: boa saúde e um relacionamento feliz com um parceiro saudável.

Mudanças normais na resposta sexual

Tanto em homens quanto em mulheres, heterossexuais ou homossexuais, a resposta à estimulação geralmente é mais lenta com a idade. Os homens sentem uma desaceleração gradual das ereções e precisam de mais estimulação direta. E costumam demorar mais para ter outra ereção depois do orgasmo. A força do orgasmo e a quantidade da ejaculação em geral diminuem. As mulheres também demoram mais para atingir a excitação sexual, e a perda do estrogênio depois da menopausa contribui para a secura vaginal, o que pode causar dor durante a relação sexual. Um lubrificante solúvel em água pode ajudar com este problema.

A comunicação entre os parceiros sexuais é especialmente importante conforme essas mudanças físicas começam a afetar a resposta e o comportamento. Um homem pode supor que a falta de lubrificação de sua parceira significa que ela não está interessada nem estimulada, quando o fato de não precisar se preocupar mais com proteção anticoncepcional e gravidez pode deixá-la mais relaxada e interessada em sexo. O fato de não ter mais filhos morando em casa pode dar aos casais mais tempo e energia para o sexo. Serem abertos um com o outro pode ajudar a superar as mudanças físicas e levar o relacionamento sexual para um novo estágio de resposta e expressão de sentimento.

Boa saúde e sua vida sexual

Uma saúde ruim afeta sua vida sexual em qualquer idade, então se sua vida sexual não for satisfatória, pode ser por causa dos efeitos de doença, cirurgia ou medicamentos que você estiver tomando, não só o fato de que você está envelhecendo. A Tabela 5.2 destaca as condições médicas que comumente afetam a sexualidade em pessoas mais velhas e algumas sugestões para limitar esses efeitos negativos.

Relacionamentos e Sexualidade

Recentemente uma mulher de 82 anos começou um novo relacionamento sexual dois anos depois de seu marido falecer. Ela estava preocupada com sua incapacidade de atingir o orgasmo. Sua vida sexual com o marido, com quem ficou casada por 48 anos, tinha sido muito satisfatória para ela.

Ela estava preocupada com a possibilidade de ter um problema físico, mas seu exame clínico indicou que ela estava com boa saúde. O médico sugeriu que ela buscasse aconselhamento psicológico porque às vezes um luto longo pela perda de um cônjuge pode prejudicar a nossa capacidade para encontrar uma conexão íntima e relaxada com outra pessoa.

Uma vida sexual satisfatória exige uma mistura complexa, mas compatível de fatores biológicos, psicológicos e sociais, em qualquer idade. Casais que tiveram alguns problemas sexuais ou uma vida sexual menos ativa enquanto eram mais jovens provavelmente farão o mesmo conforme envelhecerem. Como dissemos antes, falar diretamente com seu parceiro sobre as mudanças físicas normais que acompanham o envelhecimento é o caminho mais saudável a tomar, mas isso pode ser difícil se a intimidade não tiver sido uma parte confortável do relacionamento. Esses problemas podem ser mais bem abordados com aconselhamento psicológico para os dois.

Uma forma de dar uma virada positiva nas mudanças normais do envelhecimento é desfrutar do maior tempo necessário para ficar plenamente excitado e trabalhar junto para explorar novas técnicas que possam trazer maior satisfação sexual.

Para muitas mulheres mais velhas, o problema não é um relacionamento insatisfatório, mas a falta de um relacionamento. Como as mulheres geralmente vivem mais do que os homens, cerca de 60% das mulheres mais velhas não têm um cônjuge (em comparação com 20% dos homens), e muitas mulheres que estão casadas têm maridos com problemas de saúde que podem impedir uma vida sexual ativa.

Mulheres lésbicas e homens gays mais velhos também podem relatar uma diminuição na atividade sexual por não ter um parceiro saudável. Se os dois parceiros forem saudáveis, e o relacionamento não for mais satisfatório, o aconselhamento pode ser uma opção.

Além de se esforçar para manter uma abertura sobre problemas sexuais com seu parceiro, também é muito importante se sentir à vontade para conversar sobre esses problemas e questões com seu médico. Uma vez um médico perguntou a uma paciente com 61 anos se ela era sexualmente ativa, e ela respondeu: "Na verdade, não. Eu só fico deitada ali". Embora algumas pessoas possam achar essa resposta engraçada, a informação que ela forneceu foi realmente muito útil, e o comentário dela foi um bom ponto de partida para uma conversa.

Tabela 5.2 Doenças e procedimentos cirúrgicos que podem afetar a sexualidade

Condição médica	Efeito sobre a sexualidade	Tratamento
Doenças		
Artrite	Pode interferir com o desempenho físico.	Experimentar posições diferentes; evitar o sexo em horários em que a dor e a rigidez sejam piores.
Enfisema e bronquite crônica	A falta de ar afeta o desempenho.	Descanso, oxigênio suplementar.
Prostatite (inflamação da próstata)	Dor que causa diminuição no desejo.	Antibióticos, banho de assento morno, massagem na próstata, exercícios Kegel (descritos no Capítulo 11).
Diabetes mellitus	Impotência	Controle estrito do diabetes.
Doença arterial coronariana (DAC)	Período de 8 a 14 semanas de recuperação depois de um ataque cardíaco; impotência; medo de provocar outro ataque cardíaco por ter relação sexual.	Afirmação do médico de que o sexo é seguro (o ataque cardíaco durante o sexo ocorre 20 vezes em um milhão); programa de exercícios para melhorar a função cardíaca;
Pressão sanguínea alta (hipertensão)	Impotência	Medicamentos anti-hipertensivos que não prejudiquem a resposta sexual.
Doença de Parkinson	Falta de desejo; impotência.	Um fármaco chamado levodopa pode aumentar o impulso sexual e a resposta em alguns homens.
Procedimentos cirúrgicos		
Histerectomia	Período de 6 a 8 semanas de recuperação; depressão que causa perda de desejo.	Aconselhamento psicológico e grupos de apoio.
Mastectomia	Depressão que causa perda de desejo.	Aconselhamento psicológico e grupos de apoio.
Prostatectomia	Período de 6 semanas de recuperação; impotência (algumas vezes causada por dano aos nervos, outras vezes de fundo psicológico).	Aconselhamento psicológico e grupos de apoio.
Colostomia e ileostomia	Reação emocional que provoca perda de desejo.	Aconselhamento psicológico e grupos de apoio.

Fonte: Adaptado de R. N. Butler, M. I. Lewis. Sexuality in old age. Em *Brocklehursts Textbook of Geriatric Medicine and Gerontology* (5ª ed.). Londres: Churchill Livingstone, 1998.

Riscos para Adultos Sexualmente Ativos

Você deve conhecer os riscos associados com a atividade sexual mesmo enquanto envelhece; muitos deles podem afetar você da mesma forma que quando era mais jovem.

Gravidez e controle da natalidade

Quando uma de nossas colegas teve o primeiro filho aos 34 anos, ela entrou em trabalho de parto e, no caminho para a sala de parto, viu seu nome em um quadro que dizia "senile primigravida". Ela sabia que uma *primigravida* era uma mulher que ia dar à luz pela primeira vez, mas *senil*?! O médico explicou que, naquela época, uma paciente acima dos 32 anos podia receber essa identificação. Atualmente, você não seria mais chamada de "senil".

Cada vez mais as mulheres estão tendo filhos aos 40 anos, mas esses partos têm algum risco para a mãe e o bebê. Mulheres grávidas mais velhas têm um risco maior de desenvolver diabetes gestacional e pressão sanguínea alta (hipertensão), simplesmente porque a probabilidade dessas duas doenças aumenta com a idade. Cesarianas também são mais comuns em partos de mulheres mais velhas; as mudanças anatômicas na pelve, provocadas pelo envelhecimento, podem ser parcialmente responsáveis.

No entanto, as implicações psicológicas para mãe e filho geralmente são positivas. Embora alguns pais mais velhos se preocupem com estar perto da aposentadoria quando seus filhos forem para a universidade, as crianças raramente se preocupam com a diferença de idade entre elas e os pais – todos os pais parecem velhos para os filhos! Se você tiver filhos mais tarde na vida, lembre-se de que seus filhos vão se beneficiar com sua maturidade e sabedoria, e que você tem a sorte de ter crianças por perto para mantê-lo jovem.

Infelizmente, se a mulher quiser evitar o risco de engravidar nos anos da perimenopausa, suas opções de controle de natalidade são um tanto limitadas. As pílulas anticoncepcionais, que contêm uma combinação dos hormônios estrogênio e progestina, são contraindicadas em mulheres com 35 anos ou mais que fumem muito; tenham diabetes ou pressão sanguínea alta; ou que tenham risco aumentado de coágulos sanguíneos. As mulheres acima dos 39 anos não devem tomar pílulas para evitar o risco de desenvolver um coágulo sanguíneo, especialmente se tiverem um dos fatores de risco já mencionados, dor de cabeça ou lúpus sistêmico eritematoso. As alternativas seguras são o uso de anticoncepcionais apenas com progestina ou dispositivos intrauterinos (DIU). A esterilização cirúrgica por meio da ligação das trompas ou da vasectomia está entre os métodos de controle da natalidade mais comuns usados por casais em idade próxima à menopausa.

É importante lembrar que, se você não estiver em um relacionamento sexual mutuamente monógamo, deve sempre usar camisinha, mesmo que você ou o parceiro já tenham passado pela menopausa ou tenham sido esterilizados cirurgicamente. Caso contrário, você correrá o risco de ser infectado por uma doença sexualmente transmitida, seja qual for a sua idade.

AIDS e outras doenças sexualmente transmitidas

Os idosos também correm o risco de ser infectados pelo vírus da imunodeficiência humana (HIV), que provoca a síndrome da imunodeficiência adquirida (AIDS). A verdade é que, segundo os Centers for Disease Control (Centros de controle de doenças, dos EUA), o grupo de 50 anos ou mais é o segmento de pacientes infectados com HIV que mais cresceu, com um aumento de 71% entre 1992 e 1994. Durante toda a epidemia de AIDS, os adultos mais velhos representaram cerca de 10% da população total de pacientes com AIDS.

Nos primeiros anos da epidemia, os adultos mais velhos tinham maior probabilidade de serem infectados ao receber transfusões de sangue não testadas. Mais recentemente, eles estão contraindo o vírus da mesma forma que os jovens – por meio de contato sexual sem proteção e pela injeção de drogas com agulhas e seringas contaminadas. Infelizmente, só recentemente os prestadores de serviços de saúde reconheceram a necessidade de informar as pessoas mais velhas sobre os riscos da infecção por HIV.

Outro fator perturbador é que a AIDS às vezes passa despercebida em pacientes mais velhos porque seus sintomas podem ser confundidos com os sintomas de outras doenças comuns entre os mais idosos. Por exemplo, perda de peso e a fadiga podem ser atribuídas à depressão, ou a confusão mental pode ser considerada um sintoma do Mal de Alzheimer. A pneumonia por *Pneumocystis carinii* pode ser confundida com doença pulmonar. Os diagnósticos errados podem adiar o tratamento, colocando o paciente em maior perigo.

Alguns estudos indicaram que pacientes mais velhos com AIDS toleram menos a terapia medicamentosa e que seu prognóstico pode ser pior do que o dos pacientes mais jovens. Porém, a idade avançada não está necessariamente associada a uma progressão mais rápida da AIDS. Os pacientes mais velhos que não têm problemas médicos não relacionados à AIDS (chamados "condições comórbidas") e que fazem terapia antiretroviral podem ter um prognóstico mais otimista. Portanto, *se o idoso for diagnosticado como HIV positivo, não deve supor que, devido a sua idade, ele já passou o ponto de ser tratado com êxito com medicamentos que podem adiar o surgimento da AIDS. Ele deve conversar com um médico sobre a possibilidade da terapia antiretroviral porque provavelmente vai se beneficiar dela.*

Como em qualquer idade, para limitar o risco de contrair infecção por HIV, use sempre camisinha durante a relação sexual, a menos que você esteja em um relacionamento mutuamente fiel com um parceiro não infectado. Sua vida depende disso!

Se você tiver vários parceiros sexuais, praticar o sexo seguro também pode limitar suas chances de contrair outras doenças sexualmente transmissíveis (DST) como sífilis, algumas formas de hepatite e gonorreia. Os pacientes mais velhos com AIDS muitas vezes têm um histórico dessas outras DSTs. Um paciente com 62 anos, que recentemente foi tratado de uma DST, ficou surpreso por contrair gonorreia de sua namorada mais jovem; ele achava erroneamente que estava tendo "sexo seguro" porque estava tomando antibióticos para outra doença.

Sexualidade e Casas de Repouso

Mesmo que muitas pessoas mais velhas que moram em casas de repouso tenham algum tipo de incapacidade física ou mental, é provável que sua necessidade de contato físico íntimo com alguém querido permaneça intacta. No entanto, em muitos estabelecimentos de cuidados de longa permanência, até pacientes casados vivem em quartos separados, e há pouco respeito pela privacidade deles. Mesmo em casas de repouso em que as instalações propiciem que homens e mulheres fiquem juntos, pode não haver profissionais que entendam e apoiem as expressões de sexualidade.

Também é importante ter em mente que as pessoas que moram em casas de repouso estão experimentando uma dimensão da vida que, de muitas maneiras, pode não ser diferente da vida que tinham antes de entrar para esse tipo de estabelecimento. Há pessoas que se casam em casas de repouso e pessoas que se divorciam. Recentemente um homem de 96 anos se divorciou da esposa (com 84 anos) depois de 60 anos de casamento enquanto moravam juntos em uma casa de repouso. Os dois concordaram que a qualidade de vida melhorou depois do divórcio.

Se sua mãe ou seu pai estiver em uma casa de repouso e você for o responsável, pode ser especialmente difícil abordar essas questões complexas, especialmente se seu pai ou a parceira dele tiver incapacidade cognitiva. Existem muitos fatores a considerar: seus sentimentos sobre a sexualidade de seu pai; as necessidades de seu pai, independentemente da idade, estado civil ou condição mental; e os sentimentos, necessidades e direitos do seu parceiro ou parceira.

Nós aconselhamos que você apoie seu pai ou mãe e tente pensar nos desejos e necessidades deles, mesmo que não sejam como você gostaria que fossem. Por outro lado, você é o responsável por seu pai e quem mais pensa no bem-estar dele, e o que você acha conta muito, então consulte a equipe da casa de repouso, o médico de seu pai e conselheiros que possam orientar você.

Algumas vezes, a intervenção médica pode ser útil. Por exemplo, um homem de 92 anos, viúvo recente, estava fazendo observações verbais sugestivas e gestos físicos explícitos para suas cuidadoras jovens (enfermeiras e auxiliares de enfermagem). O médico conversou longamente com ele sobre seu comportamento, e ele disse que sentia falta da esposa, que tinha morrido há dois anos. Depois de várias sessões de aconselhamento sem muito sucesso, o médico receitou uma dose muito baixa de estrogênio. Dentro de duas semanas, o comportamento inapropriado diminuiu.

James era um homem de 83 anos que tinha sido tratado no hospital por insuficiência cardíaca congestiva, artrite e outros problemas, entre eles um AVC. Quando voltou à casa de repouso, fui visitá-lo.

À distância, eu o vi andar (com a ajuda de um andador) com incrível determinação e foco na direção de uma mulher, na outra extremidade do corredor, que parecia estar esperando por ele. Fiquei impressionada ao ver que ele se movimentava tão bem logo depois de ter saído do hospital. Fiquei muito feliz ao ver quanta iniciativa e decisão ele tinha.

Naquele ponto, eu não tinha percebido que James e Dorothy, outra paciente da casa de repouso, eram namorados. Algumas semanas depois, eu soube que a filha de Dorothy tinha visto James e a mãe abraçados. A filha ficou muito perturbada e quis tirar a mãe da casa de repouso. Mas, nesse caso, Dorothy e James eram parceiros consensuais, e a filha dela acabou aceitando essa ideia.

Acho que esse relacionamento foi um poderoso fator motivacional para James. Mais ninguém podia tê-lo feito andar no corredor daquele jeito!

J.W.

Câncer dos Órgãos Reprodutores

Aprendemos por meio de experiências dolorosas de amigos e parentes – e às vezes também nossas – que o câncer é um problema significativo em pessoas mais velhas. Uma discussão aprofundada do câncer dos órgãos reprodutivos está além do escopo deste livro, mas esboçamos brevemente os tipos mais comuns, os fatores de risco para cada um deles e os tratamentos mais usados.

Câncer de próstata

O câncer de próstata só fica atrás do câncer de pulmão como causa de morte por câncer em homens. A idade é o fator de risco mais forte, com 82% dos casos acontecendo em homens acima dos 65 anos. Um histórico familiar da doença e a raça do paciente também são fatores de risco: os afro-americanos têm incidência 50% mais alta do que os europeus, hispânicos ou asiáticos. Fumo e uma dieta de alto teor de gordura animal também estão associados a um risco maior. Recomendamos comer frutas, legumes, verduras e tomates para diminuir as chances de ter esse tipo de câncer.

Nos primeiros estágios do câncer de próstata, os homens geralmente não têm sintomas. Mesmo que descubra que tem um fluxo de urina mais lento ou mais fraco, uma necessidade de urinar com maior frequência ou dor na área da virilha, o idoso pode não ter câncer de próstata, mas sim uma condição mais comum chamada hipertrofia benigna da próstata (HBP), que acontece quando há aumento da próstata. Como a descoberta precoce aumenta as chances de curar o câncer, é importante consultar o médico se tiver sintomas e fazer um exame de toque retal e, possivelmente, avaliar os níveis do antígeno prostático específico (PSA) no sangue. Há alguma controvérsia sobre o valor do teste de PSA (os níveis de PSA tendem a subir aos poucos com a idade, e níveis elevados não significam necessariamente que um homem tenha câncer de próstata). Converse sobre isso com seu médico. Os resultados desses testes não são definitivos, e o diagnóstico geralmente é confirmado por biópsia transretal com agulha dirigida por ultrassom.

Existem várias opções de tratamento para câncer da próstata:

- ▶ *Observação e acompanhamento.* Esta opção pode ser a melhor para homens com 85 anos ou mais que tenham câncer confinado à próstata e cuja expectativa de vida na época do diagnóstico for de menos de 10 anos.

- ▶ *Prostatectomia radical ou remoção da próstata.* Essa opção é frequentemente escolhida por homens com 50, 60 e 70 anos, que tenham câncer confinado à próstata e que são saudáveis. Infelizmente, as complicações potenciais desta cirurgia algumas vezes incluem incontinência urinária e impotência.

- ▶ *Radioterapia.* Esta é outra opção para homens com câncer confinado à próstata. A impotência é provável depois desse tratamento.

- ▶ *Terapia hormonal.* Este tratamento suprime a produção da testosterona pela remoção dos testículos ou com medicamentos; este tratamento também pode resultar em impotência e diminuição da libido.

Se você tiver de escolher um tipo de terapia, consiga uma segunda opinião. Não se apresse no processo de tomada de decisão. Converse com homens que já tiveram câncer de próstata e leia o máximo que puder sobre a doença. Para mais informações sobre o câncer de próstata. Acesse a página do Instituto Nacional do Câncer: http://www.inca.gov.br ou do Instituto do Câncer do Estado de São Paulo: http://www.icesp.org.br.

Câncer de testículo

O câncer de testículo é raro, em geral afeta homens jovens entre 15 e 35 anos, e é mais comum nos homens que têm um testículo que não desceu, um testículo não desenvolvido (por exemplo, causado por uma infecção viral como caxumba) ou um histórico familiar de câncer de testículo. Os homens europeus e americanos têm um risco levemente mais alto do que os homens africanos, hispânicos ou asiáticos.

As chances de sobreviver ao câncer de testículo podem ser altas (aproximadamente 95%) se o câncer for diagnosticado cedo. O autoexame é muito importante para que isso aconteça. Se sentir uma massa pequena, dura, como uma ervilha ou um inchaço, ou uma mudança na aparência ou sensação do testículo, ou se tiver uma sensação de peso ou dor no testículo, isso não significa necessariamente que você tenha câncer de testículo, mas seria bom consultar seu médico e fazer exames, para sua tranquilidade.

Câncer do útero

O câncer uterino (ou endometrial) é o câncer ginecológico mais comum, e cerca de três quartos das pacientes afetadas são pós-menopáusicas. Felizmente, a taxa de mortalidade causada pelo câncer uterino está diminuindo e, como esse câncer geralmente é diagnosticado no início, a taxa de cura é alta (85% de sobrevivência depois de 5 anos). Obesidade, não ter filhos, menopausa tardia, hipertensão e diabetes são fatores de risco para a doença.

Tomar pílulas anticoncepcionais ou fazer terapia de reposição hormonal que combinem estrogênio e progesterona tendem a diminuir o risco. É importante observar que tomar o estrogênio sem progesterona ("estrogênio sem oposição") *aumenta* o risco de desenvolver câncer uterino.

A maioria das pacientes com câncer de útero tem sangramento uterino anormal. Elas também podem ter dor na pelve, costas ou pernas e, possivelmente, sintomas da bexiga ou do reto. Perda de peso e fraqueza geral também podem ocorrer.

Uma biópsia endometrial é necessária para diagnóstico, e o tratamento depende do estágio do câncer. As pacientes nos estágios iniciais farão uma histerectomia com remoção das trompas de falópio e dos ovários. As pacientes com câncer mais avançado farão radioterapia depois da cirurgia.

Câncer de ovário

O câncer de ovário é menos comum do que o câncer do útero, mas causa mais mortes porque os sintomas raramente aparecem nos estágios iniciais. A idade média de diagnóstico é de 61 anos.

O risco de câncer de ovário está associado ao número de ciclos de ovulação que uma mulher experimentou; medicamentos ou doenças que suprimam a ovulação diminuem o risco de câncer. Assim, ter mais de um filho, tomar pílulas anticoncepcionais, amamentar e distúrbios que inibam a ovulação são preventivos. Mulheres que não têm filhos e tiveram uma menopausa tardia têm um risco maior. Histórico familiar também é um fator de risco, como dieta com alto teor de gordura e ter tido caxumba antes da idade em que começam os períodos menstruais.

Quando os sintomas aparecem, em geral são distúrbios gastrointestinais não específicos como indigestão, náusea, sentir-se cheia depois de comer muito pouco e mudança nos hábitos intestinais. O diagnóstico pode ser auxiliado pelo uso de exames de ultrassom.

O tratamento inclui a remoção do útero (histerectomia); remoção dos ovários, trompas uterinas e dos ligamentos do útero (adnexectomia); e remoção da parte do abdômen chamada omento (omentectomia), seguidos por quimioterapia.

Câncer cervical

Embora o câncer cervical seja facilmente prevenível por meio de exame (Papanicolau) e tratamento de lesões pré-cancerígenas, o câncer cervical ainda é responsável por cerca de 20% de todos os cânceres ginecológicos.

A idade média das pacientes no início da doença é de 45 a 55 anos. Os fatores de risco incluem idade, raça (mulheres afro-americanas, hispânicas e nativas americanas têm maior risco), fumo, uso de anticoncepcionais por longo prazo e iniciar a atividade sexual muito cedo.

As mudanças celulares e de tecidos que podem levar ao câncer cervical são causadas pelo *vírus do papiloma humano* (HPV), uma doença sexualmente transmitida que provoca verrugas genitais. O HPV é muito comum, mas muitos casos não produzem sintomas observáveis. Assim, o exame com o Papanicolau é muito importante. Felizmente, a infecção por HPV progride para câncer em menos de 1% das mulheres.

O tratamento do câncer cervical invasivo inclui cirurgia (histerectomia) e radioterapia.

Histerectomia

A remoção do útero, ou histerectomia, é a cirurgia de grande porte mais comum nos Estados Unidos, embora recentemente esse procedimento tenha sido feito com menos frequência. A maioria das cirurgias são feitas em mulheres com 40 e poucos anos. Cerca de 25% das mulheres norte-americanas acima de 60 anos fizeram histerectomia. Embora quase todas as histerectomias sejam feitas por uma incisão abdominal (75%), um número crescente está sendo feito por via vaginal. Este procedimento é chamado "histerectomia vaginal assistida por laparoscopia".

Se lhe disserem que você precisa de uma histerectomia, procure uma segunda opinião. Uma doença que sempre requer uma histerectomia é o câncer do útero (cerca de 10% das histerectomias). Os *fibromas* – tumores benignos – podem provocar sangramento excessivo e representam um terço das histerectomias. A endometriose, que provoca dor severa, é outro motivo comum para histerectomia. O prolapso uterino também pode indicar uma histerectomia vaginal.

Existem diferentes razões e procedimentos para realizar uma histerectomia. O mais importante a fazer é se informar o máximo que puder sobre esse procedimento e buscar uma segunda opinião.

CAPÍTULO 6

SUA MENTE

Apenas do cérebro surgem nossos prazeres, alegrias, riso e gozações, bem como nossas tristezas, dores, pesares e lágrimas... É a mesma coisa que nos torna loucos ou delirantes, que nos inspira com terror ou medo, de noite ou de dia, traz insônias, erros inoportunos, ansiedades sem foco, distração e atos que são contrários ao hábito. Essas coisas que sofremos todas vêm do cérebro, quando ele não está saudável.

Hipócrates (460-377 a.C.)

Como acontece com nossa saúde física, existem muitos mitos ao redor do efeito do tempo sobre a saúde de nosso cérebro. Aqui estão dois deles:

1. *Esquecer onde você pôs as chaves é só parte de envelhecer.* Geralmente, não é. De fato, esta sorte de lapso de memória pode não significar nada ou indicar que algo passageiro e reversível está afetando você, talvez algo tão simples quanto o fato de você estar cansado, distraído ou tomando dois medicamentos que não interagem bem.

2. *Pessoas mais velhas precisam de menos sono.* Errado de novo! Os "descontos para idosos" devem ser aplicados a preços em restaurantes e a ingressos de cinema, não ao número de horas que você precisa dormir todas as noites. Embora acordar mais vezes durante a noite e ter dificuldade para voltar a dormir sejam mais comuns em idade mais avançada, você ainda precisa da mesma quantidade de sono de que precisava quando era mais jovem. Então, não se conforme com ficar cansado a maior parte do tempo. Existem estratégias comprovadas para ajudá-lo a ter o sono reparador de que precisa.

Este capítulo pretende esclarecer os mitos errôneos sobre o envelhecimento, mostrando o que é normal e o que não é.

Começamos descrevendo como o cérebro pode mudar conforme envelhecemos. Depois examinamos algumas coisas proativas que podemos fazer para manter nossa mente afiada. Por fim, exploramos os vários desafios para a acuidade mental, como perda de memória, confusão, estado de espírito deprimido e desafios emocionais que podemos confrontar. O mais frequente é que existem excelentes opções de tratamento disponíveis para nos ajudar a lidar com essas dificuldades quando elas surgirem.

Como o Cérebro Envelhece?

> *O cérebro humano é um mundo que consiste em alguns continentes explorados e grandes extensões de território desconhecido.*
>
> Santiago Ramon y Cajal (1852-1934)

O cérebro pode encolher em 5 a 10% conforme envelhecemos. Isso não significa que estamos destinados a ficar menos inteligentes. De fato, algumas capacidades mentais (como um vocabulário mais amplo) podem *aumentar* em uma em cada 10 pessoas com 80 e 90 anos.

Mesmo que o cérebro fique um pouco menor com o tempo, ainda temos muita massa cinzenta com que trabalhar. Com um *insight* admirável, a poeta Emily Dickinson descreveu o cérebro como "mais amplo que o céu", e ela estava certa: Como as estrelas no espaço, nosso cérebro tem um número quase inimaginável de células e conexões. Esse microprocessador vivo e maravilhosamente complexo contém cerca de 100 bilhões de células nervosas (*neurônios*), além de bilhões de *células da glia*, que sustentam esses neurônios suprindo-os com nutrientes e muitas outras moléculas para ajudá-los a funcionar bem. Assim, mesmo que algumas de nossas células cerebrais possam morrer ao envelhecermos, um suprimento abundante de outras está disponível para assumir os lugares vagos.

Nossas células nervosas se comunicam umas com as outras por meio de impulsos elétricos que viajam entre junções chamadas sinapses. Essas mensagens de impulsos, que são transmitidas por substâncias químicas chamadas *neurotransmissores*, podem se mover com menos eficiência de um neurônio para o outro conforme envelhecemos, e esses pequenos atrasos podem afetar nossa capacidade de solução de problemas e de lembrar rapidamente das informações. Mais à frente neste capítulo, falaremos também como menores quantidades de alguns neurotransmissores podem levar a sentimentos específicos de tristeza ou confusão e vamos discutir caminhos terapêuticos para compensar essas deficiências químicas. No momento, porém, vamos examinar os ingredientes essenciais para alimentar um cérebro saudável.

O que Você Pode Fazer para Manter a Mente em Forma?

Ter uma dieta balanceada, permanecer física e mentalmente ativo, ter repouso suficiente e cuidar dos problemas de saúde pode não ser uma garantia absoluta de que vamos manter nossa mente e lembranças intactas para sempre, mas trabalhar para manter o corpo em forma pode ter muitos benefícios para o cérebro. Essas medidas podem manter e apoiar os mensageiros químicos e o suprimento sanguíneo que são essenciais para o funcionamento mental e podem nos ajudar a permanecer alertas e cheios de energia. Aqui estão alguns passos específicos que você pode dar para obter a potência cerebral máxima: Coma bem, faça exercício, durma bem e trate problemas de saúde.

Coma bem

Pode não haver uma dieta milagrosa para boa forma mental, mas a pesquisa tem mostrado que ficamos melhor quando seguimos os antigos sábios, que aconselhavam as pessoas a "não fazer nada em excesso". Você já sabe que consumir açúcar, sal e cafeína demais é ruim para você. Além de comer e beber essas substâncias com moderação (e diminuir a ingestão de álcool), recomendamos o seguinte:

COMA VÁRIAS FRUTAS E VEGETAIS. Vitaminas, especialmente as encontradas em alimentos frescos, são importantes para o funcionamento saudável do cérebro. Embora as pílulas multivitamínicas possam ser benéficas, não podemos dizer com certeza quanto das vitaminas nessas pílulas e cápsulas é absorvido no trato gastrointestinal. As vitaminas no alimento são muito melhores porque elas são biodisponíveis, isto é, a maioria das vitaminas é acessível e útil para o seu corpo.

ASSEGURE-SE DE OBTER O SUFICIENTE DAS VITAMINAS CERTAS. Embora comer alimentos que contenham vitaminas seja a melhor maneira de obter esses nutrientes, às vezes é difícil conseguir o suficiente de algumas vitaminas apenas com a dieta. Isso pode ser especialmente verdadeiro em relação a nutrientes importantes como a *vitamina E*, que diminui a taxa de declínio de memória em pacientes que estão nos estágios iniciais de perda da memória, por exemplo, com o Mal de Alzheimer. A vitamina E também é um antioxidante, o que significa que ajuda a proteger as células do cérebro e os vasos sanguíneos que levam o sangue rico em oxigênio para o nosso cérebro.

Comer brócolis, espinafre, amendoim e óleo vegetal vai fornecer alguma vitamina E. Alguns de nossos pacientes, mesmo os que tomam multivitamínicos, também tomam mais 400 unidades internacionais de vitamina E duas vezes ao dia (um total de 800 unidades internacionais).

Vitamina C é outro antioxidante importante que é bom para nossos pequenos vasos sanguíneos (capilares). A vitamina C é solúvel em água, o que significa que ela não é armazenada em nosso corpo por muito tempo. Portanto, além de consumir frutas frescas e legumes que contenham essa vitamina, convém tomar mais 60 mg por dia. A maioria dos multivitamínicos contém essa quantidade de vitamina C por pílula.

Ácido fólico, ou *folacina*, pode ajudar a evitar o "endurecimento das artérias" (aterosclerose). Esse agente também é essencial para a síntese da colina, a partir da qual é formado um importante neurotransmissor chamado acetilcolina. A diminuição desse mensageiro químico pode nos deixar confusos, então alimentos que contenham o ácido fólico (como cereais e pães fortificados, brócolis, espinafre e suco de laranja) são bons "alimentos para o pensamento". A maioria das pessoas consegue também folacina suficiente (400 microgramas por dia) dos multivitamínicos.

Finalmente, todas as *vitaminas B* (tiamina, riboflavina, niacina, vitamina B6 [piridoxina] e vitamina B12 [cobalamina]) também são essenciais para o bom funcionamento do sistema nervoso central. A tiamina, em particular, que é encontrada em grãos integrais, arroz, feijões e batatas, entre outros alimentos, ajuda a sintetizar a acetilcolina e mantém a saúde das fibras nervosas e dos neurônios. A falta dessa vitamina pode levar a um estado de espírito depressivo. Como a vitamina C, as vitaminas B são solúveis em água e por isso é importante ingeri-las todos os dias. Aconselhamos nossos pacientes a consumir grãos integrais, legumes e um multivitamínico diariamente.

NÃO ESQUEÇA OS MINERAIS. A maioria dos multivitamínicos e muitos alimentos, como peixe e legumes frescos, contêm minerais como magnésio, cobre, fósforo e ferro. O magnésio é especialmente bom para manter os impulsos nervosos em nosso cérebro. A falta desse mineral tem sido ligada a confusão e agitação. O cobre ajuda a manter a mielina, uma cobertura de proteção que rodeia algumas fibras nervosas. O fósforo é essencial para o metabolismo, e o ferro é necessário para o metabolismo e para formar a hemoglobina, um componente importante de nossas células vermelhas.

Convém revisar sua dieta costumeira para verificar se está obtendo o suficiente desses nutrientes cruciais. Se estiver preocupado com deficiências minerais, pergunte a seu médico se você deve tomar um suplemento.

BEBA LEITE. Além de ser uma fonte excelente de proteína, leite e outros alimentos que contêm cálcio, como espinafre e salmão, são bons para você. Esses alimentos não só mantêm seus ossos fortes, mas também podem ajudar a manter as células nervosas que transmitem mensagens químicas no cérebro. Mais uma vez, se não tiver certeza sobre a quantidade de cálcio que está obtendo com sua dieta, fale com seu médico.

SUA MENTE

COMA ALIMENTOS QUE FAVOREÇAM AS ARTÉRIAS. Você provavelmente já sabe como uma dieta com baixo teor de gordura é importante para manter um coração saudável. Lembre-se, porém, que as artérias também fornecem o sangue oxigenado ao cérebro, então uma dieta boa para o coração também é boa para o cérebro. Para manter esses dois órgãos saudáveis, evite comidas gordurosas que podem entupir suas artérias.

COMA QUANTIDADES MODERADAS DE SAL E AÇÚCAR. Não elimine o sal e o açúcar completamente de sua dieta, pois um pouco deles é essencial, mas também não exagere. Converse com seu médico sobre quanto dessas substâncias é o certo para você, especialmente se tiver doenças (como pressão sanguínea alta, problemas renais e diabetes) que possam ser afetadas por sua ingestão de sal e açúcar.

AVALIE O VALOR DOS ADITIVOS FITOTERÁPICOS. Os rótulos nos produtos naturais que são vendidos em lojas de alimentos naturais, farmácias e supermercados podem prometer tudo desde aguçar seu pensamento a proteger você do resfriado comum. Algumas pessoas garantem que produtos – como suplementos de colina, cartilagem de tubarão, ginkgo biloba e ginseng – melhoram seu funcionamento mental e físico.

Essas preparações podem ou não ser benéficas para algumas pessoas. Mais estudos científicos de boa qualidade precisam ser feitos antes de podermos saber em que quantidade, para quem e para quais doenças eles são realmente efetivos. Até lá, é importante ter em mente que a maioria dos fitoterápicos ou medicamentos alternativos não são regulamentados nem padronizados. Os consumidores não podem ter certeza dos ingredientes exatos, concentração, qualidade ou biodisponibilidade desses compostos. Por exemplo, cinco marcas de equinácea podem conter quantidades diferentes dessa substância, e seu corpo pode não absorver as preparações da mesma maneira. Assim, você não pode supor que seu corpo vai obter exatamente o que está no rótulo do frasco.

Muitas preparações também contêm uma diversidade de ingredientes adicionados que são rotulados como inativos (*inertes*). O problema é que pode ser difícil saber quais são essas substâncias inertes, e nem todas elas podem ser realmente inativas, especialmente em pessoas que tenham alergias a alguns alimentos ou a outras substâncias.

De tempos em tempos, tem sido relatado que a ingestão dessas preparações resultou em efeitos colaterais graves. Por exemplo, algumas pessoas tomam comprimidos do aminoácido chamado triptofano, vendido sem receita, para ajudá-los a dormir. Há vários anos, um lote deste medicamento continha um composto associado, tóxico, que acabou provocando incapacidade grave e dor de longa duração, muscular e nas articulações, em algumas das pessoas que o tomaram.

Os fitoterápicos também podem interagir negativamente com outros medicamentos que você esteja tomando. Certa vez, uma paciente que sofria de depressão estava tomando um afinador do sangue chamado varfarina para protegê-la do desenvolvimento de coágulos sanguíneos. A filha dela notou que a paciente estava ficando mais deprimida e, assim, deu à mãe um fitoterápico porque achou que ele poderia melhorar a energia e o humor da mãe.

O fitoterápico reagiu com a medicação para afinar o sangue de tal forma que reverteu completamente o efeito de afinar o sangue, e a paciente desenvolveu um coágulo no braço que exigiu cirurgia de emergência para salvar sua mão. Agora, quando ela quer experimentar novos medicamentos, essa paciente fala conosco primeiro, para podermos monitorar mais de perto as interações medicamentosas em potencial.

USE PEQUENAS QUANTIDADES DE ADITIVOS DE SABOR QUÍMICOS. O glutamato monossódico (MSG, na sigla em inglês) é um tipo de sal que pode ser usado como aditivo para aumentar o sabor de alguns alimentos. Pensa-se que ele funcione estimulando os receptores na língua e as células nervosas (neurônios) no cérebro. Algumas pessoas têm dor de cabeça ou reações alérgicas depois de ingerir o glutamato. Mais pesquisa precisa ser feita em relação aos efeitos do MSG no cérebro, mas no momento, é razoável usar apenas pequenas quantidades deste aditivo. Além disso, experimente adicionar temperos naturais (como orégano, canela, páprica ou pimenta) para deixar sua comida mais atraente.

Faça exercícios

Além de uma boa alimentação, a atividade física é um modo maravilhoso de ajudar a manter sua mente funcionando com todo o seu potencial. A atividade física também mantém nosso coração saudável e melhora sua circulação de modo que o sangue possa circular plenamente em nosso cérebro. Quando nos exercitamos, substâncias químicas chamas *endorfinas* são liberadas no cérebro. As endorfinas aumentam nosso senso de bem-estar e nos deixam com um agradável senso de realização. Além disso, os exames que foram feitos nas pessoas antes e depois de se exercitarem mostram que a atividade física melhora o funcionamento mental e também aguça nossos sentidos e reflexos motores.

Fazer mais exercícios não significa que você tem de treinar para correr uma maratona ou atravessar o Canal da Mancha a nado! Você não tem de investir em uma academia cara nem embarcar em um treinamento físico elaborado. Simplesmente dar uma caminhada várias vezes por semana já é bom. Consulte seu médico antes de começar qualquer novo programa de exercícios. Lembre--se de começar muito devagar e aumentar lenta e gradualmente o seu nível de

SUA MENTE

atividade conforme sua tolerância aumentar com o tempo. Não force quando não se sentir bem.

Durma bem

Em *Macbeth*, Shakespeare descreveu o sono como o "bálsamo para as mentes feridas... principal nutrição no banquete da vida". De fato, nada é mais essencial do que o sono para o funcionamento ótimo de nossa mente e nossas memórias.

Por que tantas pessoas acreditam que precisamos de menos sono conforme envelhecemos? Essa concepção errônea vem do fato de que pessoas mais velhas tendem a cochilar mais durante o dia e dormir menos horas consecutivas durante a noite. Essa mudança pode ser causada em parte pelas alterações no ritmo diário de vários de nossos hormônios e funções corporais (como a temperatura central do corpo). Nosso colega Charles Czeisler relatou que essas alterações podem afetar nosso ciclo de sono-despertar durante um período de 24 horas.

Conforme envelhecemos, podemos demorar mais para adormecer quando nos deitamos, e pode ser mais difícil continuar a dormir por um tempo mais longo. Podemos acordar mais vezes durante a noite e, depois, ter mais dificuldade para adormecer de novo ou para conseguir mais sono de boa qualidade.

Além desse ciclo agitado, alguns de nós podem experimentar ocasionalmente breves interrupções (5 a 10 segundos) na respiração durante o sono. Essa condição, chamada de *apneia do sono*, pode melhorar com exames e tratamento. Normalmente, ela é tratável e melhora o funcionamento de vários outros sistemas depois de ser tratada. A fadiga causada por sono insuficiente também pode levar ao aumento do ronco em algumas pessoas e pode contribuir para a *síndrome das pernas inquietas* ou para desconforto nas extremidades inferiores, o que pode interferir ainda mais com o sono.

Nenhuma dessas mudanças relacionadas com a idade significa que precisamos de menos sono ao envelhecermos. Na verdade, precisamos da mesma quantidade de sono reparador de que sempre precisamos. Se não conseguimos, tendemos a não ser nós mesmos. Se você está tendo menos horas do "sono de beleza" de que precisa, há algumas estratégias que poderia tentar:

FAÇA MAIS EXERCÍCIO FÍSICO. Acabamos de descrever os benefícios da atividade física para o estado de espírito e o funcionamento mental. O exercício também é mais eficaz do que remédios para dormir para muitos idosos, então experimente se exercitar, andando, por exemplo, mesmo quando se sentir um pouco cansado.

Gregg Jacobs, do Centro de Distúrbios do Sono do Beth Israel Deaconess Medical Center, de Boston, recomenda que você se exercite mais tarde no dia, antes de jantar (mas não menos de três horas antes de ir para a cama) porque a atividade física eleva sua temperatura corporal e, algumas horas depois, a temperatura de seu corpo cai para um nível propício ao sono.

CORTE A CAFEÍNA. Se você tem dificuldade para dormir, beba menos bebidas cafeinadas depois do meio-dia e não beba nada com cafeína depois das 16 horas porque esse estimulante fica no seu sistema por muitas horas e interfere com o sono.

TORNE SEU QUARTO UM BOM LUGAR PARA DORMIR. Durma em um lugar escuro e tranquilo. Máscaras de dormir e plugues de ouvido podem ser úteis se seu quarto for claro demais ou se a rua for barulhenta. Um quarto fresco e bem ventilado também ajuda a manter sua temperatura corporal em um nível que o ajude a continuar adormecido.

EVITE COCHILOS DEPOIS DO ALMOÇO. Algumas pessoas se sentem mais revigoradas depois de um cochilo curto de tarde. Outras acham que deixar de lado os cochilos durante o dia os ajuda a dormir melhor de noite. Se você costuma fazer isso, mas está tendo dificuldade para dormir à noite, experimente não cochilar de tarde durante alguns dias.

BEBA LEITE MORNO OU CHÁ SEM CAFEÍNA DE NOITE. Além do cálcio e da proteína, o leite contém um aminoácido essencial chamado triptofano que é um indutor natural do sono. Outras pessoas preferem chá de camomila ou de hortelã. Você pode experimentar diferentes bebidas (não alcoólicas) durante a noite para ver qual tem o efeito mais tranquilizante para você, mas não beba líquidos demais logo antes de se deitar porque isso pode interromper seu sono ao aumentar sua necessidade de urinar.

DESESTRESSE PARA PODER DESCANSAR. O descanso e o sono andam juntos, então tente descobrir técnicas de relaxamento que funcionem para você. Algumas pessoas acham que meditar, ler um livro ou ouvir determinados tipos de música são tranquilizadores. Outros podem achar que dar uma caminhada, imaginar uma bela paisagem ou tomar um banho morno cerca de uma hora e meia antes de dormir pode ser calmante e promover o sono. Orações, exercícios de respiração ou massagem também podem ser úteis. Escolha o que funciona para você, crie uma rotina de que goste e faça isso com regularidade!

Evite bebidas alcoólicas. Tente diminuir o uso de álcool e não beba nada alcoólico depois das 18 horas porque várias horas depois de beber, quando o nível do álcool em seu sangue diminuir, você pode ficar mais desperto e ter mais dificuldade para adormecer.

NÃO LEIA NEM ASSISTA À TV NA CAMA. Os pesquisadores descobriram que, se você usar o quarto só para dormir e for para a cama só quando estiver cansado, você vai dormir melhor. Se ainda estiver acordado depois de 15 ou 20 minutos, levante e leia ou ouça música, mantendo a luz fraca, até se sentir sonolento de novo.

NÃO TENTE RECUPERAR O SONO. Nos fins de semana, férias ou outros momentos em que você pode dormir até mais tarde do que o comum, vá para a cama na hora normal e não durma até mais de uma hora além de seu horário habitual. Você não tem como compensar o sono que perdeu em noites anteriores e pode descobrir que dormir demais na verdade o deixa mais cansado.

SE VOCÊ TOMA REMÉDIOS PARA DORMIR, NÃO OS TOME TODAS AS NOITES. Apesar do nome, os remédios para dormir podem causar insônia se usados continuamente por longos períodos. Portanto, se você toma remédios para dormir, tente não tomá-los todas as noites e pule uma ou duas noites por semana regularmente.

Muitos remédios para dormir são vendidos sem receita, mas se precisar usá-los, você ainda deve conversar com o médico sobre o tipo mais adequado para você. Geralmente recomendamos remédios para dormir que têm ação curta e assim não permanecem no seu sistema nem provocam uma ressaca na manhã seguinte. Além disso, substâncias como a difenidramina ou triazolam podem não ser boas para algumas pessoas porque aumentam a confusão, especialmente em pessoas acima dos 50 anos.

SE VOCÊ TOMAR MELATONINA, COMPRE UMA MARCA DE BOA REPUTAÇÃO. Embora os benefícios ainda não sejam claros, muitas pessoas usam *melatonina*, um hormônio natural que nosso cérebro secreta em resposta direta às mudanças no nível de luz em nosso ambiente. A escassez dessa substância no cérebro pode ser responsável pelos sentimentos depressivos comuns durante o inverno, quando existe pouca luz solar. Este hormônio também está relacionado a um neurotransmissor chamado *serotonina*, que é essencial para manter o equilíbrio de nosso humor. Os suplementos de melatonina estão disponíveis sem receita médica, e as pessoas algumas vezes tomam esses suplementos para adormecer ou para diminuir a perturbação no ciclo de sono que pode ocorrer quando se viaja atravessando vários fusos horários.

Alguns estudos mostraram que a melatonina em doses baixas (menos de 1 mg) pode ser benéfica (e ter relativamente poucos efeitos colaterais), mas a pesquisa ainda está em andamento. Como outros medicamentos alternativos e fitoterápicos descritos anteriormente, é importante considerar as questões de preparação, pureza e biodisponibilidade ao comprar este tipo de remédio sem regulamentação. Doses elevadas de melatonina (acima de 3 mg) têm sido ocasionalmente associadas a efeitos colaterais negativos, como confusão, dor de cabeça ou pesadelo.

ACIMA DE TUDO, TORNE UMA PRIORIDADE TER UM BOM SONO REPARADOR. Os estudos científicos mostraram que Shakespeare estava certo: não há substituto para o sono. Esse "bálsamo" é bom para o nosso cérebro e nos ajuda a funcionar melhor.

Trate os problemas de saúde

Várias condições de saúde causam o declínio cognitivo ou contribuem para ele. Portanto, uma das melhores coisas que você pode fazer para manter sua mente saudável é garantir que o resto de seu corpo também esteja saudável. Várias doenças podem afetar negativamente sua mente.

ANEMIA GRAVE. Uma baixa contagem no sangue, ou anemia, é uma das causas mais comuns e facilmente tratáveis de confusão aguda ou delírio em pessoas mais velhas. O médico pode dizer se você está anêmico com um simples exame de sangue. Se estiver, essa condição é muito reversível com tratamento médico, suplementos alimentares ou ambos.

PROBLEMAS DE TIREOIDE. O *hipotireoidismo*, uma glândula tireoide pouco ativa, pode fazer com que você se sinta sem energia e letárgico. O *hipertireoidismo*, uma glândula tireoide ativa demais, também pode fazer com que você se sinta cansado e deprimido e pode alterar seu pensamento. Mais uma vez, um exame de sangue pode dizer ao médico se seus hormônios da tireoide estão no nível adequado. Algumas vezes, só é preciso fazer reposição ou redução desse hormônio para restaurar um maravilhoso senso de energia.

PRESSÃO SANGUÍNEA ALTA. A pressão sanguínea alta (hipertensão) pode ser prejudicial ao cérebro de várias maneiras. Ela pode prejudicar a circulação do sangue no cérebro, mesmo que as artérias desse importante órgão não estejam entupidas com depósitos de gordura. Se houver placa em uma artéria que leve ao cérebro, um bloqueio súbito pode resultar pelo menos em uma perda temporária de oxigênio e nutrientes (isquemia), e essas deficiências podem danificar e destruir células cerebrais. A hipertensão também está associada com uma maior prevalência de distúrbios de respiração durante o sono (por exemplo, apneia do sono).

COLESTEROL ALTO. Você provavelmente já sabe que o colesterol alto pode colocá-lo em risco de ataque cardíaco (veja o Capítulo 4). Ele também pode afetar as artérias que chegam ao cérebro, entupi-las com placas e aumentar a probabilidade de coágulos sanguíneos e AVCs. Afinadores do sangue, como a aspirina, podem reduzir a aderência das plaquetas sanguíneas e ajudar a evitar esses problemas graves. Veja o Capítulo 4 para obter mais orientações em relação aos níveis aceitáveis de colesterol e sugestões para alcançá-los.

Ritmos cardíacos irregulares. Com o colesterol alto, os ritmos cardíacos irregulares (arritmias) também podem reduzir e interromper o suprimento de sangue e oxigênio para o cérebro. Veja o Capítulo 4 para uma discussão completa sobre os tipos de arritmias e as opções terapêuticas disponíveis para tratá-los.

E Quando o Cérebro Não Está Bem?

Talvez você sempre tenha mantido uma dieta nutritiva, permanecido em forma, consultado o médico com regularidade e, através dos anos, tomou os remédios que foram receitados para mantê-lo saudável. Ainda existe uma chance de que você tenha dificuldade para se lembrar de informações conforme envelhece? Sim, mas como no caso dos outros problemas de saúde que você já teve na vida, há tratamentos disponíveis para lidar com esses desafios. A seguir, discutimos os problemas que podemos encontrar e as opções de tratamento que podem ajudar.

Problemas de memória

Embora algumas pessoas tenham perda de memória de curto prazo conforme envelhecem (isso é chamado de deficiência de memória associada à idade ou esquecimento senescente benigno e *não* leva necessariamente ao Mal de Alzheimer), você e sua família não devem supor que problemas como esquecimento estão lado a lado com o envelhecimento. Em vez disso, você pode ter diversas condições potencialmente muito administráveis que incluem efeitos colaterais de medicamentos, leve deficiência cognitiva, depressão, delírio, AVC e, possivelmente, doença de Parkinson.

A perda de memória pode melhorar com estrogênio?

Uma antiga professora do Ensino Médio, com 88 anos, estava tendo mais lapsos de memória, infecções do trato urinário e incontinência urinária. Prescrevemos uma dose diária baixa (0,3 mg) do hormônio estrogênio, e os sintomas dela melhoraram significativamente. Seu marido, um advogado de 91 anos, notou como a memória da esposa tinha melhorado e também pediu uma receita de estrogênio a seu médico. Ele começou a tomar o hormônio e notou que seu próprio pensamento parecia estar mais claro.

Sem dúvida, a pesquisa tem mostrado que, quando o estrogênio é removido de um animal ou ser humano (removendo os ovários, por exemplo), pode haver mais perda de memória. Quando o estrogênio é reposto, pode haver pelo menos uma recuperação parcial do funcionamento da memória, e os neurônios no cérebro também podem fazer novas conexões com outros neurônios. Embora a terapia de reposição de estrogênio não pareça melhorar a memória em pessoas com demência crônica, ela pode ajudá-las a se sentir melhor e, por consequência, a funcionar melhor.

É possível tomar estrogênio suplementar? O estrogênio e substâncias químicas relacionadas são proteínas que ocorrem naturalmente em animais e em plantas. Algumas mulheres preferem comer vegetais e tofu (rico em proteína da soja), que contêm substâncias similares ao estrogênio em vez de tomar cápsulas.

Porém, o estrogênio não é a única alternativa. Outras boas opções são exercícios, sono, meditação, alimentos nutritivos, cálcio, vitaminas, agentes que diminuem a pressão sanguínea, bifosfonatos, moduladores seletivos de receptores de estrogênio (SERM, na sigla em inglês) e medicamentos de controle de lipídios, conforme necessário.

DELÍRIO VERSUS DEMÊNCIA: QUAIS SÃO AS DIFERENÇAS ENTRE ESSES DISTÚRBIOS?

Segundo a American Psychiatric Association, o *delírio* é um distúrbio cognitivo que é marcado por atenção dispersa, pensamento desorganizado (como fala divagante ou incoerente) e, às vezes, perda de memória e desorientação. As pessoas com delírio podem parecer menos alertas e podem ter dificuldade para dormir. Ao contrário dos pacientes com Alzheimer, os pacientes com delírio podem ter períodos lúcidos que se alternam com o funcionamento mental prejudicado durante um dia. O problema deles não piora gradualmente, mas vai e vem. Esse distúrbio, que muitas vezes é causado por infecção ou toxicidade de medicamentos, geralmente aparece repentinamente, pode durar mais do que pensávamos anteriormente (até seis meses) e, em geral, é reversível. Na maioria dos casos, o delírio pode ser tratado, mas só depois da causa subjacente ou, mais provavelmente, as múltiplas causas da síndrome serem tratadas.

A *demência* é outra síndrome que envolve declínio cognitivo. Essa síndrome que se desenvolve lentamente envolve diminuição da memória, além de dificuldades com linguagem, atividades motoras, orientação, julgamento, planejamento ou organização. Muitos casos de demência são tratáveis, e qualquer sintoma desse distúrbio exige um trabalho cuidadoso para identificar as causas potencialmente reversíveis. O Mal de Alzheimer, a forma mais comum de demência, é uma condição crônica que tende a ficar gradual e progressivamente mais grave. Os sintomas incluem perda de memória, incapacidade de realizar tarefas de rotina, desorientação, declínio nas capacidades de comunicação e julgamento deficiente. É possível ter Mal de Alzheimer e delírio ou Alzheimer e depressão.

Confusão (Delírio)

Na doença do corpo, uma mente dispersa
muitas vezes é encontrada. Desprovido da razão,
o paciente vaga e esbraveja, delirante.

Lucrécio (96-55 a.C.)

As mudanças na memória podem ocorrer em velocidades diferentes em pessoas diferentes, mas a confusão crescente não é uma parte normal do envelhecimento. Ao contrário, esse é um sintoma de um distúrbio subjacente, da mesma forma que uma febre não é uma parte normal do envelhecimento, mas pode ser um sintoma de infecção que precisa ser tratada.

A confusão aguda pode ser causada por diversos fatores, entre eles perda de visão e audição, doença cardíaca, mudanças no ambiente, infecção, anemia, desnutrição, distúrbios metabólicos como doenças renais ou hepáticas, trauma no crânio, dor ou AVC. Ela também pode ser causada pelas interações de vários medicamentos tomados juntos. As pessoas mais velhas (acima dos 85 anos), com problemas médicos crônicos e uso de muitos medicamentos, e as pessoas com déficits sensoriais, de memória ou funcionais correm mais riscos de desenvolver este problema.

A confusão aguda, às vezes chamada de *delírio*, desenvolve-se subitamente em horas ou dias e flutua em gravidade em um período de 24 horas. Uma pessoa com este distúrbio pode ter breves períodos de lucidez que se alternam com uma incapacidade de prestar atenção. Ela pode ter alucinações visuais e pensamento desorganizado e pode se envolver em conversas divagantes ou incoerentes. Uma pessoa com delírio pode ser quieta e retraída ou perturbada e agitada.

Um médico pode avaliar o delírio fazendo um histórico cuidadoso e um exame clínico. O exame incluirá um *teste de estado mental* para identificar funcionamento cognitivo deficiente preexistente e um teste mais específico para a presença de delírio, além de alguns exames laboratoriais. As informações prestadas pelo cônjuge ou amigo próximo e familiarizado com a função cognitiva anterior da pessoa são necessárias a fim de determinar se os sintomas são novos ou são exacerbações de sintomas preexistentes.

Para tratar o delírio, os médicos procuram os fatores que o provocaram. Essa busca pode apresentar desafios porque os sintomas de confusão podem persistir por várias semanas em alguns pacientes, mesmo na ausência de novos fatores contribuintes. Se a causa (como o uso de um remédio inapropriado) for descoberta e corrigida, esse tipo de confusão geralmente pode ser revertido.

Perda de memória (demência)

O termo *demência* algumas vezes é usado como um termo geral e inespecífico que é aplicado a diversos distúrbios diferentes que incluem perda de memória, depressão e delírio. Pensa-se que alguma forma de demência afete aproximadamente 10% dos adultos acima dos 65 anos. Definimos demência como uma condição progressiva que envolve uma incapacidade crescente de lembrar ou de pensar e raciocinar claramente. Outros sintomas podem incluir:

- ▸ Dificuldade para lembrar compromissos, experiências e conversas recentes
- ▸ Tendência cada vez maior para colocar as coisas no lugar errado
- ▸ Dificuldade para realizar tarefas que têm várias etapas, como cozinhar
- ▸ Desorientação
- ▸ Problemas para expressar ideias ou opiniões, dificuldade em encontrar a palavra certa para um objeto ou conceito
- ▸ Comportamento incomum (por exemplo, agir de modo mais irritável ou mais passivo do que o usual)

Com o tempo, esse problema pode começar a afetar gravemente a capacidade de uma pessoa para lidar com a vida cotidiana.

Demências reversíveis. É importante diagnosticar cuidadosamente a causa da demência de uma pessoa porque algumas causas são tratáveis ou reversíveis, pelo menos em parte. Do mesmo modo que o delírio, as demências reversíveis podem ser causadas por medicamentos, álcool, hipotireoidismo, desidratação,

SUA MENTE

problemas de metabolismo ou infecção. Muitas vezes, interromper medicamentos, tomar um antibiótico para tratar uma infecção ou corrigir uma condição como o hipotireoidismo com a terapia de reposição hormonal pode ser eficaz ao tratar a demência resultante.

Demências progressivas. Muitas demências podem não ser reversíveis, mas se forem diagnosticadas corretamente, alguns sintomas podem ser tratados e a qualidade de vida pode ser melhorada. As demências progressivas, algumas das quais exploramos mais detalhadamente adiante, incluem o Mal de Alzheimer (a forma mais comum de demência); a demência de corpos de Lewy; a demência vascular (DV); a doença de Parkinson; demências relacionadas ao álcool; doença de Pick (um distúrbio degenerativo cerebral raro que tem um curso progressivo similar ao da doença de Alzheimer); e a doença de Huntington (um distúrbio cerebral degenerativo e hereditário). A doença de Huntington (anteriormente chamada de coreia de Huntington), que pode provocar sintomas em pessoas acima de 50 anos, pode começar com alterações de personalidade, depressão, inabilidade e pode progredir para problemas de movimento e fala indistinta.

Mal de Alzheimer

O *Mal de Alzheimer* é uma doença degenerativa progressiva que altera o cérebro e pode afetar drasticamente o comportamento de uma pessoa. Nos Estados Unidos, é a quarta causa principal de morte em adultos mais velhos. Em 1906, um médico e neuropatologista alemão, chamado Alois Alzheimer (1864-1915) identificou algumas anomalias no cérebro de uma mulher de 50 e poucos anos que sofria de demência. Nossos colegas Dennis Selkoe e Brad Hyman relataram que o cérebro dos pacientes com doença de Alzheimer geralmente tem números mais altos de placas ou depósitos de proteína no exterior das células e grupos ou emaranhados neurofibrilares de fibras que tomam o lugar das células nervosas (neurônios).

Fatores de risco. O Mal de Alzheimer afeta cerca de 6% a 8% de todas as pessoas com 65 anos ou mais e cerca de 25% a 45% das pessoas acima dos 85 anos. Dentre as pessoas com demência, 60% a 80% têm Mal de Alzheimer. Embora os cientistas ainda estejam pesquisando as causas desta doença, que parece afetar homens e mulheres em porcentagens iguais, eles já sabem algo sobre os fatores de predisposição. Os dois principais fatores de risco são:

- *Idade.* O risco de ter Mal de Alzheimer aumenta exponencialmente com a idade e dobra a cada década depois dos 65 anos. Em geral, ela é diagnosticada em pessoas acima dos 65 anos, embora seja raramente diagnosticada em pessoas com 30, 40 ou 50 anos.

- *Histórico familiar.* A maioria das pessoas com Mal de Alzheimer *não* vem de famílias que já foram afetadas por essa doença. Contudo, em alguns casos, o Mal de Alzheimer pode ser herdado, especialmente em pacientes com doença com início precoce (Alzheimer que atinge o paciente com 30 ou 40 anos). Os pesquisadores estão investigando o componente genético dessa doença.

Sintomas. Perda de memória, capacidades de linguagem diminuídas, perda gradual do julgamento, desorientação e alterações de personalidade são alguns dos sintomas do Mal de Alzheimer. Outros sintomas estão listados abaixo. Essa doença progride em velocidade diferente em cada pessoa. Desde o momento em que os sintomas começam até a morte do paciente, há um período de 3 a 20 anos, com média de 8 anos.

SETE SINAIS DE ALERTA DO MAL DE ALZHEIMER

1. Fazer repetidamente a mesma pergunta.

2. Contar a mesma história, palavra por palavra, várias e várias vezes.

3. Esquecer como fazer coisas complexas que a pessoa costumava fazer sem esforço consciente, como cozinhar ou jogar cartas.

4. Perder a capacidade de pagar contas ou controlar o saldo bancário.

5. Perder-se em locais conhecidos ou colocar objetos domésticos em lugares errados.

6. Deixar de tomar banho ou usar as mesmas roupas repetidamente, mas insistir que tomou banho ou que as roupas não lavadas estão limpas.

7. Depender de outra pessoa para responder perguntas ou tomar decisões que teriam sido tomadas sem ajuda no passado.

Geralmente, os primeiros sinais do Mal de Alzheimer envolvem dificuldade em administrar a vida cotidiana. Pode ficar cada vez mais difícil cozinhar, controlar o saldo bancário ou dirigir até o mercado sem se perder. Conforme a doença progride, a pessoa pode ficar cada vez mais esquecida e ter dificuldade para encontrar as palavras certas para se expressar. A capacidade de planejar e organizar se perde cada vez mais.

Cerca de metade das pessoas com essa doença podem, em algum ponto, começar a suspeitar dos outros. Eles podem achar que estão sendo perseguidos ou que estão aprisionados, podem suspeitar que estão roubando suas coisas e acreditar que o cônjuge está sendo infiel. Essa paranoia pode ir e vir. Nos estágios mais avançados da doença, a pessoa pode vaguear sem rumo, tornar-se agressiva ou ter alucinações.

Diagnóstico. Atualmente não existe nenhum exame único e definitivo de paciente vivo para diagnosticar o Mal de Alzheimer. No entanto, a fim de avaliar a gravidade da doença e confirmar que a pessoa muito provavelmente tenha o Mal de Alzheimer e não alguma outra forma de demência, o médico pode pedir vários tipos de testes, entre eles:

- ▶ Um histórico de saúde e exame clínico
- ▶ Exames de sangue e de urina
- ▶ Exames neurológicos e de estado mental
- ▶ Raio X do tórax e eletrocardiograma (ECG)
- ▶ Tomografia computadorizada (TC) e eletroencefalograma (EEG)
- ▶ Exames psiquiátricos e neuropsicológicos

O Mal de Alzheimer é uma condição que se desenvolve gradativamente, então um médico pode pedir que o cônjuge ou o cuidador monitore o comportamento e os sintomas da pessoa no decorrer do tempo. Quando é feito um diagnóstico do Mal de Alzheimer, também é importante ficar alerta para outros problemas de saúde, como depressão ou perda de audição, que podem exacerbar a perda de memória da pessoa.

> **QUAL É A RELAÇÃO ENTRE O ALUMÍNIO E O MAL DE ALZHEIMER?**
>
> Talvez você já tenha lido ou ouvido que a exposição ao alumínio pode levar ao Mal de Alzheimer. Na verdade, há uma década, a mídia deu uma atenção considerável à ideia de que os desodorantes que continham cloridrato de alumínio ou panelas de alumínio talvez não fossem seguros por causa disso.
>
> Embora a controvérsia ainda permaneça, até o momento em que este livro está sendo escrito, não há provas científicas de que o alumínio e o Mal de Alzheimer tenham relação de causalidade. Embora existam às vezes depósitos de alumínio em células ou partes de células que foram danificadas, ainda não é claro se esses depósitos marcam o local do dano celular devido a outras causas ou se realmente eles são a causa do dano.

Tratamento. Atualmente existem dois medicamentos – tacrina e donepezila – que foram aprovados pela FDA e Anvisa para o tratamento da doença de Alzheimer. Esses medicamentos, que funcionam mantendo constantes os níveis cerebrais do neurotransmissor chamado *acetilcolina*, podem ajudar na deficiência de memória e nos problemas de comportamentos das pessoas com sintomas leves e moderados de demência, mas não curam a doença.

Outros medicamentos estão disponíveis para diminuir a agitação da pessoa (por exemplo, agressividade, combatividade), depressão e ansiedade e para promover sono e descanso. Também podem ser prescritos medicamentos para sintomas de paranoia e alucinações. Eles são similares aos remédios receitados para pessoas com distúrbios de pensamento ou esquizofrenia. Os pacientes com Mal de Alzheimer algumas vezes se beneficiam com esses medicamentos. Além disso, tem sido relatado que doses altas da vitamina E (1.000 unidades internacionais tomadas duas vezes por dia) podem ajudar a diminuir a velocidade do curso do Mala de Alzheimer.

Além de tratamentos médicos com fármacos, as pessoas com Mal de Alzheimer podem se beneficiar muito com a "terapia de habilitação", que foi desenvolvida por nosso colega Paul Raia. O objetivo da terapia de habilitação não é curar nem restaurar as pessoas com demência ao que elas já foram (em outras palavras, *re*abilitação), mas maximizar sua independência funcional e moral, diminuindo os comportamentos difíceis e eliminando a incapacidade excessiva que pode exacerbar os sintomas do Alzheimer. Para os cuidadores, a tarefa principal é aprender a valorizar as capacidades que a pessoa ainda tem e se concentrar nelas, e não lamentar o que a pessoa perdeu. Quando as funções cognitivas que envolvem a memória, raciocínio, linguagem, percepção e controle motor estão declinando, o que sobra? A capacidade de sentir e expressar emoções persiste muito tempo durante o processo da doença. Atividades que incluem reminiscências, arte, música e terapia com animais têm se mostrado muito benéficas para evocar emoções positivas e melhorar o funcionamento e o bem-estar. Os cuidadores também podem promover bons sentimentos ao ajudar a pessoa com habilidades de comunicação e controle do comportamento e também proporcionando um ambiente seguro durante o dia (para orientações específicas, consulte o quadro a seguir).

Devido à natureza progressiva dessa doença, a pessoa com Alzheimer e a família precisam fazer tudo que puderem para manter a qualidade de vida e diminuir o impacto negativo da doença na família do paciente. O paciente deve consultar regularmente seu médico de família. Alguns familiares e cuidadores acham mais fácil não contar ao paciente sobre a consulta até estarem chegando no consultório do médico, especialmente porque com o avanço da doença alguns pacientes podem ficar agitados com a ideia de consultar um médico "sem motivo". Além disso, pode ser bom agendar a consulta em um horário em que o nível de energia e a atitude do paciente estejam em sua melhor forma.

COMO VOCÊ PODE AJUDAR ALGUÉM QUERIDO COM ALZHEIMER

- ► Tente ser paciente e tolerante.
- ► Sempre tente ser respeitoso. As pessoas com doença de Alzheimer tendem a ter mais consciência do problema e a serem mais sensíveis do que você pode pensar. Não seja condescendente. Nunca trate a pessoa como criança.
- ► Ajude a pessoa querida a rever suas diretivas de cuidados de saúde enquanto ela ainda tem a capacidade mental para fazer isso.
- ► Identifique um parente ou amigo de confiança que possa ajudar a administrar as contas e transações financeiras da pessoa.
- ► Incentive a pessoa a manter ou aumentar seu nível de atividade física e social.
- ► Proporcione um ambiente estruturado com auxílios visuais para orientação, como relógios e calendários.

- Se precisar de mais ajuda, contrate um cuidador profissional algumas vezes por semana.

- A tendência a vagar sem rumo pode ser uma preocupação com pacientes com Mal de Alzheimer. Crachás com nome e telefone ou braceletes de alerta médico podem ser úteis. Além disso, convém instalar fechaduras complicadas e orientações como sinais de "Pare" nas portas para desestimular a saída do paciente.

- Determine quando a pessoa deve parar de dirigir e supra as necessidades de transporte dela quando não dirigir mais.

- Determine se a pessoa poderia ter uma situação de vida melhor (veja o Capítulo 18) e investigue opções de cuidado no longo prazo. A maioria das pessoas com perda progressiva da memória vai precisar de cuidados em uma casa de repouso.

- Busque tratamento para problemas de saúde relacionados, como depressão, letargia, alucinações, incontinência, agitação, insônia e vagar sem rumo.

- Cuide prontamente das questões relacionadas ao trabalho da pessoa (se ela ainda estiver trabalhando) e suas responsabilidades em casa ou na comunidade.

- Procure grupos de apoio na comunidade para cuidadores e também possibilidades de ajuda para cuidar da pessoa.

- Pesquise na internet sobre informações e recursos para o Mal de Alzheimer e outras demências.

Demência vascular

Demência vascular (DV) é outra causa comum de perda de memória. A pressão sanguínea alta é muitas vezes um fator que contribui para esses casos. Os pequenos vasos sanguíneos no cérebro podem ficar bloqueados, provocando AVCs minúsculos e não detectáveis. A demência vascular pode estar presente em até 20% a 40% de todas as demências. Quando ocorre junto com o Mal de Alzheimer (como é frequente), pode ser chamada de "demência mista". Este distúrbio pode ser tratável com aspirina e medicamentos para pressão alta.

Sintomas. Comportamentos estranhos como dificuldade de colocar coisas no lugar certo (por exemplo, colocar suco de laranja em vez de mel sobre as panquecas), ele pode ter tido um AVC na área do cérebro que altera a função executiva. Você deve levá-lo ao médico.

Diagnóstico. Os médicos baseiam o diagnóstico de demência vascular em diversos exames, entre eles TC, RM e angio-RM (angiografia por ressonância magnética).

Tratamento. O tratamento médico para a demência vascular e prevenção de AVC inclui medicamentos para afinar o sangue: anti-hipertensivos, anticoagulantes e aspirina. Algumas opções cirúrgicas também foram tentadas, com graus variados de sucesso.

Mal de Parkinson

Nas pessoas com Mal de Parkinson, as células em uma pequena parte do cérebro chamada de *substantia nigra* não conseguem produzir quantidades suficientes de um neurotransmissor chamado dopamina. Essa falta de sinalização neurológica afeta a maneira como a pessoa movimenta os membros e, em estágios avançados, também pode levar a perda de memória. O Mal de Parkinson também pode ser acompanhada por demência e depressão. A incidência de Parkinson torna-se prevalente com a idade. A idade média em que ela começa é 55 anos, e afeta 2,5% das pessoas com 80 anos. Podem existir diversas causas diferentes do Mal de Parkinson, inclusive uso de logo prazo de medicamentos como haloperidol e alguns tipos de dano celular progressivo ao sistema nervoso, como o dano que acontece com a *paralisia supranuclear progressiva*.

Sintomas. Fala embotada; tremores em repouso; rigidez no rosto, articulações e membros (que tornam difícil escrever com clareza); dores musculares; dificuldade com equilíbrio; movimentos mais lentos (*bradicinesia*); dificuldade para andar; dificuldade para engolir e perda de peso são todos sintomas do Mal de Parkinson. Geralmente, os tremores em repouso começam em um braço em um lado do corpo logo no início da doença e, depois, se espalha gradualmente para os dois lados. Esses tremores em repouso geralmente afetam os braços mais do que as pernas e tendem a diminuir ou desaparecer quando a pessoa se movimenta intencionalmente.

Diagnóstico. Para diagnosticar o Mal de Parkinson, um médico precisa fazer um exame clínico cuidadoso porque, ao contrário de muitas outras doenças, o diagnóstico é baseado principalmente nos sintomas que descrevemos anteriormente e em sinais médicos, como a ausência de expressão facial, piscar pouco, reflexos lentos e andar alterado, e não em exames laboratoriais ou radiológicos.

Tratamento. Os tratamentos para o Mal de Parkinson incluem terapia medicamentosa, terapia cirúrgica, apoio emocional, dieta e exercício.

TERAPIA MEDICAMENTOSA. Há muitos tipos diferentes de medicamentos disponíveis para o Parkinson. O médico pode determinar quais são os melhores de acordo com a gravidade da doença e dos tipos de sintomas que o paciente apresenta.

No Mal de Parkinson, a *substantia nigra*, a parte do cérebro que cria o neurotransmissor chamado dopamina, sofre perda celular substancial. Um fármaco chamado L-dopa (levodopa) pode substituir a dopamina com efeitos miraculosos. Podem ser necessárias várias semanas de tratamento com este medicamento antes que o paciente sinta os benefícios terapêuticos plenos de uma redução na rigidez muscular e na imobilidade.

Um medicamento antiviral chamado amantadina algumas vezes é receitado para pacientes com Mal de Parkinson leve. Existe uma baixa incidência de efeitos colaterais desse medicamento.

Fármacos chamados *anticolinérgicos* podem ser usados para interromper os tremores do Mal de Parkinson. Esses agentes, que incluem tri-hexifenidilo e benzatropina podem causar efeitos colaterais como deficiência de memória e confusão e não são comumente receitados para pessoas mais velhas.

Os pesquisadores também produziram agentes químicos, como selegilina, que podem diminuir a degeneração das células cerebrais que produzem dopamina. Esse medicamento, que pode ser dado com levodopa, causa poucos efeitos colaterais. Outras novas terapias promissoras incluem pramipexol , ropinirol e tolcapona.

Além desses medicamentos para tratar os sintomas do Mal de Parkinson, o médico também pode receitar remédios para lidar com o estado de espírito depressivo que costuma acompanhar esse problema.

TRANSPLANTE DE CÉLULAS. Recentemente, transplantes de células nervosas humanas e de porco para a região afetada do cérebro conseguiram sucesso impressionante em alguns pacientes. No futuro, a terapia genética e a engenharia celular podem ser desenvolvidas para tratar o processo subjacente no Mal de Parkinson e também em outras condições neurológicas como AVC e convulsões.

TERAPIA CIRÚRGICA. Pode ser possível controlar parcialmente os sintomas (tremores) do Mal de Parkinson removendo cirurgicamente as células de uma parte do cérebro (chamado *globus pallidus*) que controla o movimento voluntário dos músculos. Esse método tem sido eficaz em alguns pacientes.

ESTIMULAÇÃO ELÉTRICA. Recentemente a FDA aprovou um tipo de dispositivo, chamado *implante estimulador neural*, que atua como um marcapasso cardíaco para criar pequenos choques elétricos em diferentes partes do cérebro. Nosso colega Dan Tarsy tem relatado que esses dispositivos podem ser muito úteis para controlar tremores.

APOIO EMOCIONAL. Além das opções de tratamento com remédios e cirurgia, grupos de apoio ou um simples contato com outra família que tenha alguma experiência com esta doença pode ajudar a construir capacidades emocionais e psicológicas para lidar com a doença. O aconselhamento com um psicólogo ou assistente social também pode ser benéfico.

DIETA E EXERCÍCIO. Embora não exista uma dieta específica anti-Parkinson, é claro que comer alimentos com muita fibra e beber bastante líquidos ajudará a diminuir a prisão de ventre que muitas vezes acompanha essa doença. Exercícios de alongamento e fortalecimento, como caminhada e natação, também podem ajudar a aliviar o desconforto e a rigidez nas costas, quadril e ombros.

Perda de memória causada pelo álcool

O álcool deprime o sistema nervoso central e interfere com nossa capacidade de pensar claramente. Beber quantidades excessivas dessa substância química também pode causar estupor, coma e graves sintomas de abstinência como tremores, alucinações e convulsões. O álcool em excesso pode acabar com a capacidade de uma pessoa para ter uma vida independente e, em alguns casos, pode reduzir a vida dela em até 15 anos.

"Álcool demais" significa algo diferente quando você tem 75 anos do que quando tinha 20 porque as pessoas mais velhas começam a demonstrar os efeitos do álcool com quantidades menores, não têm o mesmo metabolismo que pode trabalhar para desintoxicar os efeitos do álcool e têm menos reservas para compensar esses efeitos.

Qual o limite para ingestão de bebida alcoólica? O National Institute on Alcohol Abuse and Alcoholism (Instituto Nacional de Abuso de Álcool e Alcoolismo, dos EUA) sugere que, para pessoas mais velhas, um drinque por dia pode ser demais em alguns casos, especialmente em mulheres mais velhas. Um drinque equivale a uma lata de cerveja (350 ml), uma dose de destilado (45 ml), uma taça de vinho (150 ml) ou um cálice de xerez, licor ou aperitivo (120 ml). Recomendamos a diminuição do consumo de álcool a menos de um drinque por dia por causa de seus efeitos negativos cumulativos.

Ninguém deve beber álcool se já teve problemas com drogas ou álcool no passado, se tem diabetes ou insuficiência cardíaca ou se estiver tomando medicamentos que possam intensificar os efeitos do álcool.

ONZE BOAS RAZÕES PARA BEBER MENOS ÁLCOOL

1. O álcool causa pressão alta, o que aumenta seu risco de AVC.

2. Aumenta o risco de desenvolver batimentos irregulares (arritmias), inclusive fibrilação atrial, e faz as plaquetas se juntarem; essas condições podem aumentar o risco de AVC e doença cardíaca.

3. Mata células do cérebro.

4. Deixa a pessoa desequilibrada e aumenta a probabilidade de quedas.

5. Aumenta o risco de desenvolver pneumonia porque o álcool paralisa as células nas vias aéreas, prejudicando sua capacidade de limpar as secreções normais ou a saliva (que contém bactérias). Quando isso acontece, as bactérias têm a chance de se instalarem.

6. Tende a interromper a sinalização entre os neurônios em seu cérebro, e isso contribui para problemas de memória.

7. Também pode afetar negativamente as células brancas do sangue que lutam contra infecções.

8. Pode causar incontinência urinária.

9. Pode perturbar o sono. Se você beber à noite, pode acordar várias horas depois e ter dificuldade para voltar a dormir. Isso ocorre porque quando o nível de álcool no sangue começa a cair, o efeito supressivo inicial sobre o sistema de ativação reticular (uma área do tronco cerebral que controla o despertar e o estado de alerta) desaparece, e isso pode fazer com que se tenha um efeito de rebote e fique totalmente desperto às duas da manhã.

10. Mata células no fígado, o que pode levar a cicatrizes ou à cirrose.

11. Pode causar impotência. ("A mente deseja, mas o corpo é fraco." – William Shakespeare)

E os estudos que mostram que o álcool tem propriedades de proteção? Seja prudente porque vários desses estudos foram financiados, pelo menos em parte, por fabricantes de bebidas alcoólicas. Mesmo que alguns estudos sugiram que o vinho tinto é bom para o coração, exercícios e uma dieta saudável são ainda melhores e não têm os efeitos negativos do álcool, resumidos anteriormente.

Assim, considerando todas as coisas potencialmente prejudiciais que o álcool pode causar, recomendamos que se diminua ao máximo a ingestão de álcool. Existem alternativas melhores. Por exemplo, o exercício é muito melhor para o coração e o cérebro do que o álcool jamais será, e suco de uva faz tanto bem quanto o vinho tinto.

Fatores de risco. Os homens mais velhos têm mais probabilidade de terem problemas com álcool do que as mulheres mais velhas. As mulheres brancas (com nível de renda elevado) têm mais probabilidade de usar álcool e medicamentos receitados do que as mulheres afro-americanas ou hispânicas. Em todos os casos, o álcool é um problema maior para aqueles que perderam o marido ou a esposa por separação, divórcio ou morte do que para os que permaneceram casados. Outros fatores de risco para pessoas mais velhas incluem abuso de álcool, nicotina ou medicamentos receitados quando eram mais jovens; depressão; e um histórico familiar de alcoolismo.

Sintomas. Os sintomas iniciais de um problema com álcool incluem depressão, irritabilidade, problemas de estômago, perda de peso, desnutrição, perda de memória, insônia e negligência consigo mesmo. Conforme a condição piora, os sintomas adicionais podem incluir incontinência; problemas estomacais; doença cardíaca, hepática ou renal; pancreatite; câncer; e um sistema imunológico comprometido (o que leva a infecções como pneumonia).

Diagnóstico. Quando um jovem tem problemas com álcool, os empregadores e, às vezes, os tribunais podem identificar o problema com álcool e encaminhar a pessoa para tratamento. Porém, em pessoas mais velhas que já não trabalham e não têm problemas com a lei por causa da bebida, o abuso de álcool e o alcoolismo muitas vezes não são reconhecidos. Isso é um problema com os idosos, especialmente mulheres, que vivem sós ou não saem de casa. Mulheres mais velhas tendem a beber menos em público do que em casa, e o álcool pode ser mais tóxico para as mulheres do que para os homens por causa de seu peso corporal mais baixo e do metabolismo mais lento, resultando em concentração mais elevada de álcool no sangue, mesmo que elas bebam menos álcool.

Até mesmo os médicos muitas vezes diagnosticam erroneamente o alcoolismo como depressão, ansiedade ou diabetes. A primeira percepção de que uma pessoa tem problema com bebida pode só acontecer quando ela acaba no hospital por causa de um quadril fraturado ou de um acidente de carro. Além disso, durante as consultas médicas curtas, os pacientes, os familiares e os médicos podem dar mais ênfase em problemas de saúde mais tangíveis, como doença cardíaca ou diabetes, do que no potencial abuso de substâncias.

Algumas vezes, os parentes de adultos mais velhos também ficam envergonhados com o problema de bebida e não fazem o necessário para que a pessoa seja tratada. Em geral, o alcoolismo é visto como uma questão familiar privada. Outras consideram a bebida social como um comportamento aceitável que não prejudicará muito a pessoa idosa. Essas opiniões não são corretas. As pessoas mais velhas que bebem demais têm maior probabilidade de serem deprimidas e correm risco maior de problemas graves de saúde como pressão alta, AVC, ataque cardíaco, cirrose (fígado) e sangramento gastrointestinal.

Tratamento. Embora parar de beber totalmente seja um objetivo válido, só diminuir já é um ótimo começo. Adultos maduros podem ter tanto sucesso (ou mais) na redução ou eliminação do álcool de sua vida quanto as pessoas mais jovens. O tratamento inicial para pessoas com problemas de álcool pode incluir intervenções e aconselhamento. As intervenções envolvem encontros entre um conselheiro, a pessoa que está lutando com o problema de álcool, um parente ou amigo e, algumas vezes, um médico.

Um conselheiro também pode ajudar a pessoa a identificar os fatores, como luto ou solidão, que a levaram a buscar conforto no álcool. Ele pode sugerir atividades que não envolvam bebida, como hobbies antigos ou oportunidades para ser voluntário, e pode sugerir estratégias para evitar situações que levem à bebida, como tempo demais sozinho.

O aconselhamento relativamente informal com um médico ou terapia mais estruturada também podem ser úteis. O objetivo dessa abordagem, chamada de *intervenção breve*, é motivar a pessoa que bebe a modificar seu comportamento e *não culpar*. Informações sobre as consequências negativas do álcool e estratégias para lidar com o estresse resultante das mudanças na vida são essenciais para aumentar a eficácia do tratamento. A indicação de sucesso pode ser flexível, permitindo bebida com moderação, embora a abstinência total seja desejável. A intervenção breve geralmente consiste de três consultas em um período de 12 semanas. Na primeira sessão, são estabelecidas metas de futuro para reduzir a bebida, avaliar os hábitos de saúde e as razões para beber e são desenvolvidas estratégias para diminuir o consumo de álcool. Nas sessões seguintes, os padrões atuais de bebida e outras intervenções, como farmacoterapia, serão consideradas.

Algumas vezes, é necessário que o paciente fique no hospital por determinado tempo para se abster de álcool ou outras drogas com segurança. Em alguns casos, medicamentos como naltrexona são ministrados para evitar recaídas.

Dementia Pugilistica

Por causa das mudanças no equilíbrio e no andar conforme envelhecemos, nosso risco de queda é maior do que o dos jovens. Quedas recorrentes ou ferimentos na cabeça podem provocar um tipo de dano cerebral chamado *traumatismo cranioencefálico* (TCE) ou *lesão intracraniana*, que pode se manifestar nos idosos como perda de memória e deficiência cognitiva chamada *dementia pugilistica*. Essa condição algumas vezes acontece em pessoas (como trabalhadores da construção civil ou atletas) que podem ter tido um histórico de trauma na cabeça prévio.

Conforme envelhecemos, temos menos tecido subcutâneo para amortecer as quedas e menos tecido cerebral como reserva quando sofremos ferimentos na cabeça. Assim, se cair e bater a cabeça, não se esqueça de contar ao seu médico.

QUANDO DIRIGIR SE TORNA UM PROBLEMA

Infelizmente, os médicos não têm um bom exame que indique com clareza em que ponto não é mais seguro que pacientes com problemas cognitivos dirijam. As pessoas que têm demência leve devem ser intensamente incentivadas a parar de dirigir. Pessoas com deficiência mental moderada ou avançada com toda certeza não devem estar ao volante. A sensação de perder a liberdade e o controle que estão associados com o ato de dirigir pode ser arrasadora para qualquer pessoa. É crucial avaliar bem quanto a direção significa para essa pessoa. Planejar com a família de modo a suprir as necessidades de transporte costuma ser útil e importante para que o paciente se sinta apoiado e cuidado, e sinta menos a perda de controle.

Alterações no humor

Depressão

Todo mundo se sente triste ou "deprimido" de vez em quando. Porém, algumas vezes esses sentimentos de tristeza podem permanecer por dias, semanas ou meses, e podem afetar seus relacionamentos e o interesse em atividades que costumavam trazer gratificação. Esse tipo de sentimento de tristeza, ou depressão, não é normal. De fato, na maioria dos casos, é uma doença tão tratável como uma infecção.

A depressão pode afetar você subitamente, do dia para a noite, ou pode ser desencadeada por problemas que muitos idosos encontrarão em algum momento: solidão, isolamento, perda de saúde e luto pela perda de pessoas queridas são os gatilhos mais importantes. Estima-se que um milhão de pessoas com 65 anos ou mais estejam deprimidas. Além desse efeito sobre sua vida familiar, profissional e social, a depressão pode ser muito incapacitadora. Ela diminui a expectativa de vida e está associada com um aumento do risco de doença cardíaca.

Embora a depressão não tratada possa causar graves problemas de saúde, é importante lembrar que a maioria das pessoas pode ser tratada de depressão e se recuperar dela. Portanto, buscar ajuda para essa doença é um passo importante e positivo.

FATORES DE RISCO PARA UM TRANSTORNO DE HUMOR, COMO A DEPRESSÃO

- ▶ Histórico familiar de depressão
- ▶ Abuso de substâncias (em especial, álcool)
- ▶ Perda do cônjuge
- ▶ Dor crônica
- ▶ Dificuldades financeiras
- ▶ Doenças
- ▶ Falta de suporte social

Sintomas. Muitas vezes, as pessoas deprimidas não percebem isso, então quem estiver ao redor delas precisará dar atenção aos sinais de depressão e ajudar seu amigo ou parente a buscar ajuda com um médico ou um profissional de saúde mental.

É DEPRESSÃO?

Os psicólogos e psiquiatras diagnosticam a depressão se uma pessoa estiver sentindo um estado de humor depressivo que dure duas semanas ou mais, ou se tiver problemas em cinco ou mais itens desta lista:

- Insônia ou dormir mais do que o normal
- Sonhos tristes
- Diminuição de interesse ou perda de prazer com hobbies, atividades sociais, trabalho ou sexo
- Sentimentos de culpa, desesperança ou inutilidade
- Fadiga ou perda de energia
- Dificuldade em se concentrar, lembrar ou tomar decisões
- Aumento ou diminuição de apetite ou peso
- Lentidão, indiferença, apatia
- Agitação
- Pensamentos de suicídio, tentativa de suicídio ou pensamentos recorrentes de morte

Fonte: Adaptado com permissão do Diagnostic and Statistical Manual of Mental Disorders, quarta edição. Copyright 1994 American Psychiatric Association.

Diagnóstico. A depressão pode estar relacionada com outros problemas médicos (como doença cardíaca, AVC ou disfunção da tireoide) ou com medicamentos. Os médicos costumam fazer um exame clínico completo e revisar os medicamentos que a pessoa está tomando, a fim de determinar se uma doença ou remédio está causando os sintomas depressivos.

Tratamento. Os tratamentos incluem a administração dos outros problemas médicos, aconselhamento psicoterapêutico e uso de antidepressivos.

TRATAMENTO DE OUTROS PROBLEMAS MÉDICOS. Algumas vezes, a depressão é causada por outro problema médico (como um problema de tireoide) ou pelo abuso de álcool, medicamentos ou drogas ilícitas. Quando a condição relacionada é tratada, a depressão também pode desaparecer. Se a depressão persistir depois do outro problema associado ter sido tratado, a própria depressão também precisa ser tratada.

ACONSELHAMENTO PSICOTERAPÊUTICO. A psicoterapia pode ser útil quando uma pessoa tem problemas que um conselheiro, psiquiatra geriátrico ou psicoterapeuta (especialmente alguém treinado para ajudar idosos) pode ajudá-la a resolver. Terapias como a terapia cognitiva comportamental também pode ensinar novas habilidades de lidar com os problemas e estratégias de modificação de comportamento. *Reminiscência e terapia de revisão da vida* podem ajudar uma pessoa a colocar as experiências passadas em perspectiva a fim de ir adiante de um modo saudável e positivo. Outros tipos de terapia incluem *terapia comportamental* para trabalhar na mudança dos comportamentos que podem levar à depressão ou exacerbá-la; *terapia cognitiva* para trabalhar com pensamento positivo; e terapia de casal.

ANTIDEPRESSIVOS. Algumas vezes, o médico ou psiquiatra geriátrico receitam remédios para ajudar uma pessoa cuja depressão não pode ser curada apenas com aconselhamento. Os antidepressivos mais antigos (chamados tricíclicos) podem ter efeitos colaterais que incluem sonolência, prisão de ventre, visão embaçada, tontura e boca seca. Sempre conte ao médico se tiver algum efeito colateral com um medicamento. Ele pode ajustar a dose ou lhe dar outro remédio. Os antidepressivos mais novos (chamados de SSRIs) têm menos efeitos colaterais e geralmente são bem tolerados pelos idosos.

Ao contrário da aspirina para uma dor de cabeça, os medicamentos antidepressivos podem demorar bastante para funcionar. Não é incomum que as pessoas que tomam esses remédios tenham de esperar até três meses antes de sentir alguma melhora. Mesmo se começar a se sentir melhor, o paciente nunca deve interromper a medicação sem consultar primeiro o médico. Muitos médicos recomendam que se continue com uma dose de manutenção de antidepressivos para evitar uma recaída da doença.

Transtorno bipolar

Alguns pacientes que têm depressão também têm episódios *maníacos*, em que se sentem alertas, mais falantes do que o normal e "para cima". Esse distúrbio faz com que as pessoas precisem de menos sono. Elas podem falar sem parar, ter ideias grandiosas e assumir riscos que normalmente não assumiriam. Entre os estados deprimido e maníaco, a pessoa pode se sentir completamente normal.

O transtorno bipolar geralmente é uma condição herdada, mas também pode ser causado por ferimento na cabeça ou outros problemas médicos. Um médico fará um exame clínico completo e um diagnóstico cuidadoso antes de desenvolver um plano de tratamento.

Tumores cerebrais

Estudos recentes sugerem que a incidência de tumores primários malignos (câncer) do cérebro aumentem com a idade, aproximadamente 1,2% ao ano, com a maior taxa de aumento nos que estão acima de 70 anos. O tumor primário maligno mais comum é o *gioblastoma multiforme*, que também é a causa da maioria das mortes atribuídas a tumores cerebrais. Os *meningiomas* são a maioria dos tumores cerebrais benignos. Um estudo de Rochester, Minnesota, relatou que a incidência de adenomas da pituitária aumentou significativamente entre 1950 e 1990, mas não houve alteração nas tendências de incidência para outros tipos de tumores cerebrais, como gliomas, astrocitomas malignos ou meningiomas.

O número de cânceres diagnosticados incidentalmente por estudos de neuroimageamento aumentou desde o final dos anos 1970, e novos aperfeiçoamentos tecnológicos podem em parte ser responsáveis pela maior incidência que tem sido observada. Precisaremos coletar mais dados nos próximos anos para que essa possibilidade seja testada.

Sintomas. Os sinais e sintomas gerais do câncer no cérebro incluem dor de cabeça, náusea e vômitos, ou níveis alterados de consciência. Infelizmente, nenhum desses sinais e sintomas é específico. Poucos pacientes que têm dor de cabeça têm tumor cerebral. As dores de cabeça mais frequentemente associadas com tumores cerebrais tendem a ser intermitentes e moderadamente severas e acontecem mais no início da manhã. Manobras como tossir ou tensionar, que podem aumentar a pressão intracraniana, também podem exacerbar a dor de cabeça. O vômito associado a um tumor cerebral pode indicar o aumento da pressão intracraniana ou pode estar relacionado com a localização do tumor.

Convulsões podem ser a manifestação inicial em até 30% das pessoas com um tumor no cérebro. Porém, como no caso das dores de cabeça, a maioria das pessoas com convulsões não tem tumor cerebral. A relação da convulsão com a existência de um tumor no cérebro tende a aumentar com a idade. Os pacientes com tumores de crescimento lento também têm mais probabilidade de ter convulsões em comparação com aqueles com tumores de crescimento rápido.

A localização do tumor pode influenciar os sinais e sintomas que a pessoa com tumor no cérebro manifestará. Quem tem tumor no lobo frontal pode ter alterações no intervalo de atenção, comunicação e comportamento. Tumores mais posteriores podem causar fraqueza ou convulsão. Os tumores no lobo temporal podem causar convulsão, fraqueza ou deficiência de memória, e podem ocorrer alucinações. Quem tem tumor no lobo occipital tende a ter alterações visuais e, às vezes, dificuldade em reconhecer objetos familiares. Os tumores no lobo parietal podem ser associados com dificuldade em reconhecer ou escrever números ou letras e, algumas vezes, falta de percepção no lado do corpo que está oposto ao lado em que o tumor cerebral se localiza.

Diagnóstico. O diagnóstico é feito com estudos de neuroimageamento, inclusive ressonância magnética (RM) e tomografia computadorizada (TC). Algumas vezes, o uso de contraste pode ser útil. A tomografia por emissão de pósitrons (PET, na sigla em inglês) pode ser importante em alguns casos, especialmente naqueles em que tratamento por radiação (chamado braquiterapia) ou radiocirurgia foram realizados.

Tratamento. Além da biópsia, a cirurgia para ressecção (remoção) do tumor às vezes pode ser benéfica, especialmente para alívio dos sintomas causados pelo seu tamanho. Em casos de tumores benignos (por exemplo, meningiomas), a cura cirúrgica, com a remoção completa do tumor, pode ser possível. Porém, no caso de câncer no cérebro, a ressecção cirúrgica geralmente não é para cura, mas para alívio dos sintomas. Radioterapia e quimioterapia podem ser usadas para ajudar a prolongar a sobrevida. É importante conversar detalhadamente sobre os tratamentos possíveis com seus médicos.

Dependência de fármacos

Quando falamos sobre abuso de drogas entre adultos mais velhos, geralmente estamos nos referindo a dependência de fármacos receitados e não ao uso de drogas ilegais. As pessoas acima de 65 anos usam mais fármacos receitados do que qualquer outro grupo etário. Na verdade, cerca de 30% das pessoas neste grupo etário tomam oito ou mais medicamentos receitados de uso contínuo.

Se usados sob a orientação de um médico, os medicamentos psicoativos podem ser benéficos para tratar distúrbios do humor, depressão e problemas de sono. No entanto, esses remédios podem ser receitados inadequadamente. E às vezes as pessoas não seguem as orientações do médico sobre como um medicamento deve ser tomado. Por fim, como no caso do álcool, os medicamentos receitados têm um efeito mais forte em pessoas mais velhas do que nos mais jovens; as mulheres são especialmente vulneráveis aos efeitos desses agentes.

Erros por parte do médico e do paciente podem levar a mais problemas de saúde para o paciente. Esses problemas incluem sonolência, confusão, depressão e perda de memória. Além disso, o uso errado de tranquilizantes e de antidepressivos sedativos pode provocar quedas e acidentes de carro.

Medicamentos comuns que podem provocar dependência. Todos os medicamentos listados nesta seção interagem mal com o álcool, que é um depressivo que pode ampliar os efeitos dos medicamentos sedativos e aumentar a dependência deles.

MEDICAMENTOS RECEITADOS. *Tranquilizantes* (medicamentos ansiolíticos; benzodiazepínicos) como diazepam, flurazepam e lorazepam podem provocar efeitos colaterais como problemas de memória, desatenção e até delírio, que pode ser confundido com outras doenças como o Alzheimer.

Sedativos (hipnóticos) muitas vezes são prescritos para ajudar uma pessoa a dormir. Porém, como já mencionamos, as alterações na qualidade do sono ocorrem naturalmente no processo de envelhecimento. As pessoas tendem a acordar mais frequentemente durante a noite e a dormir menos horas em seguida do que quando eram mais jovens. Os sedativos podem perder a eficácia depois de serem usados por 30 noites seguidas, e as pessoas podem desenvolver rapidamente a tolerância e a dependência em relação a esses fármacos. Portanto, peça ao seu médico sugestões para melhorar seu sono sem sedativos noturnos.

Antidepressivos como amitriptilina ou os novos SSRI são prescritos para depressão e outros distúrbios do humor.

Analgésicos narcóticos, como codeína e morfina, muitas vezes são prescritos para dor que não é aliviada por medicamentos vendidos sem receita, como ibuprofeno ou acetaminofeno.

MEDICAMENTOS VENDIDOS SEM RECEITA MÉDICA. Embora as pessoas costumem achar que medicamentos vendidos sem receita médica não são muito prejudiciais porque podem ser comprados sem receita, isso não é verdade, especialmente para pessoas mais velhas. Fármacos especialmente perigosos são os anti-histamínicos e medicamentos para tosse.

Os *anti-histamínicos*, que geralmente são tomados para alergia, podem ter vários efeitos colaterais como confusão, depressão ou sonolência provocados pela baixa pressão sanguínea que acontece quando uma pessoa passa da posição deitada para a sentada ou em pé. Quando são misturados com álcool, esses efeitos negativos podem ser intensificados.

Os *medicamentos para tosse* algumas vezes têm um alto teor de álcool ou contêm pseudoefedrina, e podem ter interações perigosas com outros remédios ou com o próprio álcool.

Diagnóstico. Os pacientes, a família e até os médicos podem atribuir os sintomas da toxicidade do fármaco a outras condições associadas ao envelhecimento: depressão, demência e declínio da saúde. Assim, recomendamos que você diga a seu médico quais são os remédios que está tomando, independentemente de serem medicamentos receitados ou vendidos sem receita.

Tratamento. A abstinência de alguns medicamentos pode fazer com que o paciente tenha convulsões ou delírios. Nessas situações, convém passar pelo processo de abstinência em um hospital.

PERGUNTAS PARA O MÉDICO OU O FARMACÊUTICO

- ▶ Para que foi receitado esse remédio?

- ▶ Existe um remédio genérico mais barato do que o de nome comercial (marca)?

- ▶ Quanto eu devo tomar? Com que frequência devo tomar? Por quanto tempo vou precisar tomá-lo?

- ▶ Quais os efeitos colaterais?

- ▶ Esses são os outros remédios que estou tomando. É seguro tomar esse remédio novo com os antigos?

- ▶ Devo tomar esse remédio em uma hora certa do dia? É importante tomar com comida ou eu devo esperar algumas horas depois de comer?

- ▶ Posso dirigir enquanto estiver tomando esse remédio?

- ▶ Posso ingerir pequenas quantidades de álcool enquanto estiver tomando esse remédio?

Dores de cabeça

Existem diversos tipos de dores de cabeça, mas três tipos são mais comuns em pessoas mais velhas. Esses tipos incluem dor de cabeça vascular, dor de cabeça tensional e dores de cabeça provocadas por tensão do músculo ocular.

Dor de cabeça vascular

Uma dor de cabeça que está associada com fadiga, alterações visuais e fraqueza no maxilar pode ser provocada por uma doença chamada arterite temporal (inflamação das artérias). Um médico poderá confirmar esse diagnóstico com um exame de sangue e talvez outros exames, inclusive uma biópsia mínima da artéria temporal, se necessário.

Se o paciente já teve enxaquecas quando era jovem, pode continuar a tê-las ao envelhecer, mas se não as teve antes, há baixo risco de tê-las agora. Antes do início desse tipo de dor de cabeça vascular, o paciente pode ver aura de luzes brilhantes. Depois sentirá uma forte dor, geralmente em um lado da cabeça.

Deitar-se em um quarto escuro para descansar e evitar luzes brilhantes pode ser útil. Medicamentos chamados betabloqueadores ou bloqueadores dos canais de cálcio podem ser prescritos para impedir que os vasos sanguíneos provoquem essa forma de dor de cabeça. Um medicamento chamado ergotamina também pode ser receitado para evitar que a enxaqueca piore depois do seu início.

Dor de cabeça tensional

Um tipo comum de dor de cabeça, que é sentida como pressão ou uma faixa apertada em volta da cabeça, é chamada de dor de cabeça tensional.

Esse desconforto pode ser causado por estresse, fadiga ou dor de artrite. Analgésicos e relaxantes musculares podem ser úteis.

Dores de cabeça provocadas por tensão nos músculos dos olhos e dor

Conforme envelhecemos, nossos olhos às vezes olham ligeiramente para fora por causa de perda gradual do tônus muscular. Se isso ocorrer e estivermos lendo à noite, quando estivermos cansados, os músculos dos olhos podem ficar ainda mais tensionados. Se o paciente acordar com uma dor de cabeça particularmente desconfortável na área da testa e sobrancelhas, ou se tiver uma sensação dolorosa e latejante atrás dos olhos, essa dor de cabeça pode estar ligada a esta forma de fadiga muscular.

O médico pode sugerir que se leia mais cedo, durante o dia, e recomendar exercícios para fortalecer os músculos afetados perto dos olhos.

Epilepsia (convulsões)

Convulsões são períodos repentinos, curtos (um a dois minutos) de inconsciência dos quais a pessoa desperta sonolenta e confusa. A *epilepsia* é uma condição em que ocorrem convulsões repetidas. As convulsões epilépticas tornam-se mais comuns após os 60 anos. A principal causa das convulsões em pessoas mais velhas é doença cerebrovascular (AVC) anterior. Outros fatores de risco associados com epilepsia de início tardio incluem demência, tumor cerebral, infecção, trauma e efeitos colaterais de fármacos e substâncias (inclusive excesso de álcool). Antibióticos, antidepressivos e antipsicóticos foram relatados muito raramente como um fator de risco para convulsões, em especial em pacientes que tiveram um AVC anterior.

O risco de convulsões também aumenta após um traumatismo cranioencefálico, especialmente em pessoas acima de 65 anos que sofreram contusões cerebrais com hematoma subdural, fratura de crânio e perda de consciência ou amnésia por mais de um dia. No entanto, em quase 50% dos casos, as causas da epilepsia em pessoas mais velhas não são claras.

Diagnóstico. Para diagnosticar convulsões, o médico pode pedir um exame chamado EEG, que avalia a atividade das ondas cerebrais, e uma RM ou TC para determinar se um tumor, hemorragia ou abscesso está provocando as convulsões.

Tratamento. Atualmente, o tratamento inclui medicamentos e cirurgia.

MEDICAMENTOS. Se você for diagnosticado com convulsões epilépticas, o médico pode receitar medicamentos antiepilépticos (como fenitoína ou carbamazepina para evitar novas convulsões). No entanto, os medicamentos padrão antiepilépticos também causam problemas devido a seus efeitos colaterais potenciais, múltiplas interações medicamentosas e metabolismo farmacológico complexo. Além disso, como resultado das alterações associadas com a idade na massa óssea e de osteoporose, as pessoas mais velhas têm um risco maior de fratura durante um trauma. Essa predisposição pode ser piorada pelos medicamentos antiepilépticos porque eles podem acelerar ainda mais a perda de massa óssea e, ao mesmo tempo, aumentar o risco de quedas com os efeitos colaterais de menor equilíbrio e perda da estabilidade do andar. Assim, é importante ver o médico com regularidade para monitoramento cuidadoso e ajustes de dose da medicação antiepiléptica, conforme necessário.

Embora estejam sendo desenvolvidos novos medicamentos para tratamento da epilepsia, mais estudos clínicos são necessários para que os novos medicamentos possam ser recomendados com segurança para pessoas mais velhas.

CIRURGIA. Em um terço dos pacientes, que não são ajudados pelo tratamento médico para epilepsia, um procedimento cirúrgico chamado *lobotomia temporal parcial* pode ser útil. Isso provoca a interrupção da comunicação da parte do cérebro com o foco convulsivo. Esse procedimento é tão efetivo para pacientes mais velhos quanto para os mais jovens.

A estimulação elétrica por meio de um dispositivo implantado na parte afetada do cérebro também pode ser útil em alguns casos.

TRANSPLANTE DE CÉLULAS. Enxertos de células cerebrais, que usam células nervosas, estão sendo estudados atualmente para o tratamento das convulsões. Os resultados preliminares são muito promissores.

AVC

Um *AVC* é uma perda parcial e súbita da função do cérebro provocada por um bloqueio (como um coágulo sanguíneo ou um vaso sanguíneo entupido) ou hemorragia (causada por um vaso sanguíneo ou artéria rompido – um *aneurisma*) no cérebro. Esses tipos de AVC causam sintomas que, em geral, duram mais do que um dia. Os que provocam sintomas por menos de um dia e que não causam dano cerebral permanente são chamados de *ataques isquêmicos transitórios* ou TIA, na sigla em inglês. Esses "mini AVCs" podem preceder um AVC e, por isso, devem ser considerados como um sinal de alerta que o leva a buscar tratamento.

As mortes causadas por AVC estão declinando em parte porque estamos conseguindo gerenciar melhor os fatores de risco como pressão sanguínea alta (hipertensão), fumo e níveis elevados de colesterol no sangue. Outros fatores de risco incluem obesidade, histórico de doença cardíaca e diabetes.

Sintomas. Os sintomas de um AVC podem incluir dor de cabeça repentina e severa; formigamento, dormência ou fraqueza repentina em um lado do corpo (os sintomas ocorrem no lado oposto ao lado do cérebro que foi danificado); visão borrada; inabilidade e dificuldade com equilíbrio; dificuldade para falar e engolir; e confusão e perda de memória.

Diagnóstico. Um AVC é uma emergência médica que exige atenção imediata. Os médicos podem fazer exames de sangue; TC do cérebro; RM (que é sensível na detecção de bloqueios), angiografia e ecocardiograma para confirmar o diagnóstico e determinar a área do cérebro afetada.

Tratamento. Muitas pessoas que tiveram um AVC têm uma recuperação espontânea. Porém, depois de um AVC, pode ser preciso passar algum tempo no hospital para gerenciar as complicações (como problemas de intestino ou bexiga) e cuidar dos fatores de risco potenciais para outros AVCs (como hipertensão ou doença da artéria carótida). Se houver bloqueios estreitos nas artérias carótidas, a endarterectomia de carótida pode ajudar a evitar um segundo AVC.

Atualmente, a trombólise é realizada em grandes centros médicos dos EUA com boas taxas de sucesso. A angioplastia da artéria carótida e a colocação de stent são similares aos procedimentos que têm sido usados no coração (ver Capítulo 4), e também estão sendo realizados com bons resultados.

A terapia de reabilitação também pode ajudar a recuperar as capacidades perdidas. A fisioterapia pode ajudar a recuperar a força muscular, equilíbrio e coordenação. Um fonoaudiólogo pode ajudá-lo com os problemas de fala e de deglutição, e um terapeuta ocupacional pode ensinar exercícios para ajudar a recuperar a coordenação olho-mão e a reconstruir capacidades como vestir--se, escrever e tomar banho. A recuperação pode demorar semanas, meses ou anos.

Cerca de 30% a 50% das pessoas que tiveram um AVC extenso experimentarão depressão, mas em geral, a depressão depois de um AVC responde bem a medicamentos antidepressivos. Os grupos de apoio para pacientes de AVC também podem ser úteis para o paciente e sua família.

As novas terapias que estão sendo testadas incluem transplante de células com células nervosas; estudos sobre essas técnicas estão mostrando resultados muito favoráveis, segundo nossos colegas Louis Caplan e Julian Wu.

Conforme envelhecemos, precisamos estar mais vigilantes não só em relação a nossa boa forma física, mas também em relação a nossa boa forma mental. Se estivermos nos sentindo confusos ou "para baixo", devemos buscar atendimento médico como fazemos para qualquer outro problema médico, sem culpa nem vergonha. É muito provável que exista uma solução para o nosso problema.

Recursos

► Alcoólicos Anônimos (AA) – aa@alcoolicosanonimos.org.br (Para localizar o grupo mais próximo de você, consulte http://www.alcoolicosanonimos.org.br/localizar-grupos/localizar-por-estado-cidade).
ABRAz – Associação Brasileira de Alzheimer
http://abraz.org.br/web/
SBN – Sociedade Brasileira de Neurologia
https://portalsbn.org/
SBDCV – Sociedade Brasileira de Doenças Cerebrovasculares
http://www.sbdcv.org.br/medica_index.asp

Especialistas que trabalham com os geriatras para tratar problemas cognitivos

Neurologista	Especialmente útil para pacientes com doença de Parkinson, AVC e convulsões; é um médico com treinamento especializado para tratar o sistema nervoso.

Psiquiatra	Diagnostica e trata transtornos mentais por meio de psicoterapia e medicamentos; é um prestador de cuidados de saúde que é médico com treinamento especializado em psiquiatria.
Psicólogo clínico	Oferece psicoterapia para pacientes e cuidadores; é um prestador de cuidados de saúde formado em psicologia (com grau de psicólogo) e com treinamento em aconselhamento.
Neuropsicólogo	Pode ajudar a determinar a gravidade da deficiência mental de uma pessoa e os tipos específicos de deficiência para possibilitar intervenções que visem à melhoria do funcionamento.
Assistente social	Fornece aconselhamento e sugestões em relação aos recursos da comunidade.
Terapeuta ocupacional	Avalia a capacidade da pessoa para realizar atividades cotidianas e fornece estratégias para maximizar essas capacidades.

CAPÍTULO 7

Os Sentidos

A infinita delicadeza dos sentidos educados é quase mais incrível do que a amplitude da imaginação. Quando elas se unem na criação, nenhuma sombra é fugaz demais, nenhuma linha é bela demais para seu envolvimento comum e reforço mútuo.

Clifford Albutt (1836-1925)

Como todas as outras partes do nosso corpo, nossos sentidos – audição, visão, paladar e olfato, além da percepção da dor – sofrem algumas mudanças conforme envelhecemos. Neste capítulo, abordamos algumas das alterações que podem ocorrer e mencionamos resumidamente alguns tratamentos disponíveis para os problemas que podem acontecer.

Audição

Adultos mais velhos têm mais dificuldade para processar e isolar os sons do que as pessoas mais jovens. Pode ser difícil identificar uma voz ou entender uma mensagem falada quando há ruído de fundo, por exemplo.

A perda de audição afeta 30% a 80% dos adultos norte-americanos acima de 65 anos. Esse declínio pode ser devido mais ao estilo de vida do que à idade cronológica. Alguns pesquisadores acreditam que o barulho e o estresse da vida nos países industrializados tendem a provocar a perda da audição. Um estudo mostrou que os Mabaans, uma comunidade isolada no Sudão, tinham muito pouca perda auditiva entre os 60 e 65 anos, em comparação com seus contemporâneos norte-americanos.

A perda da audição costuma ser gradual, e você pode nem notá-la até que fique difícil ouvir sons baixos (como uma torneira que pinga) ou que os sons pareçam abafados, confusos ou misturados. Algumas vezes, os problemas de audição também levam à sensação de um zumbido constante no ouvido. Se você tiver alguma dessas dificuldades, consulte o médico, que pode encaminhá-lo para um especialista em audição (um fonoaudiólogo) para mais exames e tratamento.

Hoje existem diversos tipos de programas e dispositivos disponíveis para ajudar as pessoas que têm perda auditiva, inclusive aparelhos auditivos externos, dispositivos auditivos implantáveis, dispositivos de auxílio à audição e programas de leitura labial.

APARELHOS AUDITIVOS. Os aparelhos auditivos, que funcionam amplificando os sons, podem ser usados dentro do ouvido, atrás da orelha ou no meio do peito. Estão disponíveis três tipos de aparelhos auditivos: os tipos mais antigos que podem ser ajustados com uma chave de fenda; aparelhos auditivos programáveis que têm amplificadores digitais; e os novos aparelhos auditivos digitais. O fonoaudiólogo pode ajudar você a determinar que tipo é o mais adequado no seu caso. Você pode experimentar seu novo aparelho auditivo por um período de teste antes de se decidir pela compra.

DISPOSITIVOS AUDITIVOS IMPLANTÁVEIS COMO OS IMPLANTES COCLEARES. Esses novos dispositivos, que podem ser adequados para pessoas com perda auditiva grave e que não são ajudadas pelos aparelhos auditivos tradicionais, usam um computador minúsculo que traduz palavras faladas em impulsos elétricos que estimulam o funcionamento das terminações nervosas dentro do ouvido.

DISPOSITIVOS DE AJUDA AUDITIVA. Sistemas de amplificação de televisão e de telefone são dois tipos de dispositivos para pessoas que têm dificuldade para escutar. Outros sistemas usam luzes piscantes para alertar uma pessoa surda de que a campainha da porta está tocando ou que o detector de fumaça foi disparado. Cães também podem ser treinados para alertar seu dono com deficiência auditiva em resposta a determinados sons (como um alarme de despertador). Outra ferramenta útil é um sistema com dispositivo de telecomunicação para surdos que pode ser instalado de modo que a pessoa receba mensagens escritas em vez de mensagens telefônicas verbais.

PROGRAMAS DE LEITURA LABIAL. Além dos aparelhos auditivos e dos dispositivos auxiliares de audição, um fonoaudiólogo pode ajudar você a entender melhor a fala através do foco visual na articulação da pessoa que está falando com você. A leitura labial envolve aumentar a percepção das pistas não verbais como as expressões faciais e os gestos de quem fala a fim de entender o sentido do que está sendo dito.

OUTRAS MANEIRAS DE EXTRAIR O MÁXIMO DE SUA AUDIÇÃO. Essas estratégias incluem:

- ► Ler antecipadamente sobre uma peça ou um filme que você vai assistir.

- ► Pedir aos outros para falar diretamente para você (de frente para você) para que você possa ouvi-los melhor.

► Aprender como extrair o máximo da acústica de cada sala. Em reuniões, por exemplo, pode ser mais fácil ouvir o que está sendo dito se você estiver sentado perto do alto-falante e não na primeira fila da plateia.

Visão

O mundo é um borrão se você tirar os óculos? Se for, você não está sozinho. Nove de 10 norte-americanos mais velhos precisam de lentes de correção.

A mudança nos olhos mais comum associada à idade é a presbiopia, uma menor capacidade da lente para focalizar em diferentes distâncias. Esta condição acontece para muitos de nós e não parece importar se nossa profissão exigia muito dos olhos ou não: um revisor não tem maior probabilidade de ter presbiopia do que um treinador esportivo. Se descobrir que precisa segurar um livro ou um jornal mais longe dos olhos para focalizar com clareza, você pode precisar de óculos de leitura, óculos bifocais ou lentes de contato a fim de compensar essa condição.

Cerca de 40% dos adultos mais velhos desenvolvem *arcus senilis* (um anel branco-amarelado ao redor da periferia da íris) causado por depósitos de gordura nas membranas. Essa condição não interfere na visão e pode não ter relação com outras mudanças associadas à idade nem com níveis de colesterol no sangue.

Cataratas

Outra mudança visual que pode ocorrer conforme envelhecemos é a *catarata*, um enevoamento da lente interna do olho que normalmente é clara. Se você tiver cataratas, além da visão enevoada ou pontilhada e da maior sensibilidade à luz que podem acompanhá-las, seu oftalmologista pode recomendar óculos ou uma mudança em sua receita de óculos. Se, apesar dos óculos, a visão ruim causada pelas cataratas começar a interferir com suas atividades cotidianas, a cirurgia pode ser recomendada. Esse tipo de operação, que envolve substituir a lente natural do olho por uma lente artificial, geralmente tem êxito em restaurar a visão. Em geral, essa operação pode ser feita em situação de ambulatório.

Apesar de algumas mudanças inevitáveis em seus olhos associadas à idade, existem várias coisas que você pode fazer para cuidar bem deles:

USAR ÓCULOS DE SOL E UM CHAPÉU OU VISEIRA. A radiação ultravioleta "B" tem sido associada ao aumento no risco de desenvolver cataratas. Proteger seus olhos da luz solar brilhante é sensato.

PROTEGER SEUS OLHOS DE DANOS. Lâmpadas não fluorescentes são melhores do que as fluorescentes. Tome cuidado ao usar pesticidas, soluções de limpeza e equipamentos que possam prejudicar seus olhos.

NÃO FUMAR. Os fumantes parecem ter um risco maior de desenvolver cataratas do que os não fumantes. Eles também podem ter risco maior de desenvolver degeneração macular.

CUIDAR DOS OUTROS PROBLEMAS DE SAÚDE QUE VOCÊ TENHA. Condições como diabetes têm sido associadas à formação de cataratas e retinopatia. Manter o nível de açúcar no sangue sob controle também pode ter um efeito de proteção.

CONSULTAR O OFTALMOLOGISTA COM REGULARIDADE. Muitos dos problemas oculares que descrevemos a seguir podem ser tratados de modo mais efetivo nos estágios iniciais. É muito importante consultar o oftalmologista pelo menos uma vez por ano.

Mesmo que faça o possível para cuidar bem de seus olhos, você pode ter um problema ocular com o envelhecimento. Neste capítulo, falamos sobre as opções de tratamento que estão disponíveis se isso acontecer. Além de presbiopia, *arcus senilis* e cataratas, outros possíveis problemas visuais de pessoas mais velhas incluem glaucoma, degeneração macular, doença na córnea, retinopatia diabética, neuropatia óptica isquêmica, lacrimejamento excessivo e olhos secos.

Glaucoma

O termo *glaucoma* refere-se a um grupo comum de doenças que são marcadas pelo aumento gradual da pressão dentro do olho. Nossa colega Cynthia Grosskreutz explica que esse aumento de pressão pode danificar o *nervo óptico* (que leva a informação visual para o cérebro) e pode levar à perda da visão. Você pode não ter sintomas de glaucoma até perder parte da visão, e por isso é muito importante fazer exames oculares com regularidade. Se o oftalmologista descobrir que você tem este problema, ele pode receitar medicamentos, como um colírio com betabloqueador, para abaixar a pressão dentro do olho. A cirurgia a laser às vezes também é usada para tratar o glaucoma.

Degeneração macular

A *mácula* é a parte do seu olho que é feita de cones que tornam possível a visão aguda porque convertem a energia da luz em sinais elétricos que o cérebro pode interpretar. Se você desenvolver degeneração macular, sua visão pode ficar distorcida; você pode ver pontos escuros, e a visão de cor clara pode ser perdida gradualmente.

A terapia a laser é mais útil nos primeiros estágios da degeneração macular. Este é outro motivo pelo qual os exames oftalmológicos regulares são tão importantes. Suplementos antioxidantes orais também podem ajudar a retardar a progressão desta doença.

Doença na córnea

O envelhecimento pode afetar a *córnea*, a parte transparente do olho que cobre a pupila e a íris, antes de afetar qualquer outra parte do olho. A superfície da córnea pode ficar mais grossa, achatada e menos suave do que costumava ser. Além disso, a degeneração das células que revestem a superfície interna da córnea pode fazer com que essa parte do olho inche e, assim, provocar uma visão enevoada. Algumas vezes, colírios que contenham solução salina podem ser usados para reduzir esse inchaço e a nebulosidade resultante. Em casos mais graves, os transplantes de córnea podem restaurar a visão.

Retinopatia diabética

A *retinopatia* é uma doença degenerativa da *retina*, a membrana sensorial que reveste o olho. Pelo menos metade de todas as pessoas com diabetes desenvolve retinopatia diabética depois de ter diabetes por 7 anos. Em pessoas que tiveram diabetes por 20 anos, há uma incidência de 90% deste problema ocular. Assim, se você foi diagnosticado com diabetes, os exames oculares regulares são obrigatórios! A retinopatia pode levar ao embaçamento no campo de visão por causa da formação de tecido cicatricial na retina.

O tratamento a laser pode diminuir a velocidade da progressão desta doença em até 50% a 60%.

Neuropatia óptica isquêmica

O diabetes também pode levar a uma condição chamada *neuropatia óptica isquêmica* na qual a visão pode se tornar levemente prejudicada ou pode se tornar tão ruim que a pessoa tem apenas uma leve percepção da luz. A capacidade de ver cor também pode ser reduzida. Consultas regulares com o oftalmologista são muito importantes.

Lacrimejamento excessivo

O aumento da sensibilidade à luz, vento ou temperatura pode provocar lacrimejamento excessivo. Algumas vezes, isso também ocorre devido a uma infecção ou bloqueio no duto lacrimal. Essas condições podem ser prontamente tratadas pelo oftalmologista. O uso de óculos escuros também pode ajudar a diminuir o lacrimejamento causado pela sensibilidade à luz.

Olhos secos

Se seus olhos ficarem secos e irritados em lugares onde há baixa umidade, convém usar lágrimas artificiais até quatro vezes ao dia. Ao comprar esse produto, procure marcas que não contenham conservantes porque eles podem irritar os seus olhos.

DISPOSITIVOS PARA BAIXA VISÃO

Se um problema ocular diminuiu sua capacidade de ler um mapa ou de ver claramente seu relógio, você pode se beneficiar com alguns dos novos dispositivos que estão disponíveis para ampliar letras, números e imagens para que você possa vê-los melhor.

Fundação Dorina Nowill

http://www.fundacaodorina.org.br/

LARAMARA (Associação Brasileira de Assistência à Pessoa com Deficiência Visual)

https://laramara.org.br

A lista a seguir é apenas uma amostra dos dispositivos úteis que estão disponíveis:

1. Lupas (além de óculos de aumento, as lupas, que você pode segurar enquanto lê ou que são integradas em um suporte para que você fique com as mãos livres para ler, podem mudar drasticamente sua experiência de leitura. Algumas lupas com suporte também têm iluminação embutida.).

2. TVs de circuito fechado, que podem ampliar as imagens em até 45 vezes (podem custar alguns milhares de dólares, mas são muito úteis para algumas pessoas.).

3. Livros, revistas e jornais impressos com letras grandes.

4. Relógios e computadores "que falam" e assim por diante.

5. Monitores eletrônicos de ampliação, que podem transformar um computador pessoal em um grande relógio, calculadora ou catálogo de endereços.

> **LIVROS SÃO PARA TODOS**
>
> Se você não conseguir ver bem por causa de um problema nos olhos, ou se um problema de saúde não permite que você segure um livro ou vire as páginas, você não tem de desistir do grande prazer de ler.
>
> Você também pode entrar para clubes de leitura em que as pessoas leiam em voz alta umas para as outras.

Paladar e Olfato

Geralmente mantemos o paladar ao envelhecer, mas algumas vezes temos mais dificuldade para avaliar sua intensidade. Em outras palavras, podemos saber qual é o sabor de alimentos salgados, mas podemos colocar mais sal no que cozinhamos para que a comida pareça suficientemente salgada.

Outro sentido que é crucial para desfrutarmos a comida é o olfato. Esse sentido tende a diminuir um pouco com a idade. Fumo e algumas doenças ou medicamentos podem exacerbar esse declínio natural na sensibilidade a odores. Parar de fumar não só recupera seu sentido de olfato, mas também aprimora seu paladar.

Se você perceber que está pondo mais sal ou açúcar na comida do que costumava, ou se um senso mais fraco de olfato estiver interferindo no seu prazer às refeições, fale com o médico sobre uma indicação para uma nutricionista, que pode lhe dar algumas sugestões úteis de como tornar o sabor das comidas mais atraente com ervas e temperos (em vez de sal, que pode ser especialmente prejudicial se você tiver pressão sanguínea elevada).

Dor e Administração da Dor

O cérebro é a "fortaleza da percepção dos sentidos."

Plínio, o Velho (23-79 d.C.)

Embora a dor não seja uma parte normal do processo de envelhecimento, a dor crônica (de longo prazo) afeta aproximadamente 30% a 40% das pessoas mais velhas. A incidência da dor aumenta com o avanço da idade. Pessoas mais velhas também podem ter desafios especiais no que diz respeito à administração da dor. Esses desafios surgem em parte porque elas podem não buscar tratamento para seu desconforto tão rapidamente quanto as pessoas mais jovens, porque tendem a minimizar o desconforto e acreditar que essa é uma parte esperada do envelhecimento. Além disso, o maior desafio acontece em parte porque os pacientes mais velhos têm maior incidência de outros problemas de saúde, algumas vezes envolvendo vários problemas médicos ao mesmo tempo.

Quando os médicos se referem a *dor aguda*, eles estão falando de uma dor que surge abruptamente, geralmente não dura muito e pode ser tratada rapidamente cuidando do problema de saúde subjacente que a causou. Um exemplo comum de dor aguda é o desconforto experienciado depois de um ferimento traumático. Conforme o ferimento se cura, a dor diminui. Em contraste, a *dor crônica* (que em geral dura 3 meses ou mais) pode resultar de condições que não são facilmente tratadas. Podem estar envolvidas múltiplas causas, que podem incluir problemas nas costas, artrite, problemas musculares ou dos nervos, doença vascular e diabetes.

Independentemente de sua dor ser aguda ou crônica, quando falar com o médico sobre ela, pode ser útil descrever a intensidade em uma escala de 1 a 10 e ser o mais específico possível a respeito da sensação da dor: É uma dor latejante? Onde e quando ela é mais aparente? As informações a seguir também podem ajudar o médico a identificar a fonte da dor:

- ► Existe algum fator (como estressores específicos) ou atividades que pareçam provocar seu desconforto?
- ► Quais métodos de alívio da dor você achou úteis?
- ► A dor é mais aguda em um momento específico do dia?
- ► Existe algum outro sintoma associado?
- ► Onde a dor está localizada? Ela se espalha para outras partes do seu corpo? Além dessa área específica, você sente dor em mais algum lugar do corpo?
- ► Você já teve um desconforto similar no passado?
- ► Quanto tempo o desconforto dura em geral?
- ► Qual é seu histórico médico? Você teve alguma doença ou hospitalização recentes?
- ► Como o desconforto afeta seu estado de espírito?
- ► Você consome bebida alcoólica?
- ► Você toma medicamentos analgésicos? Que outros medicamentos você está tomando?

OS SENTIDOS

► Você tem dificuldade para dormir, com ou sem dor?

► Você perdeu peso recentemente?

► Você teve alguma mudança no apetite?

► Existe algum sintoma gastrointestinal associado com a dor?

► Você tem alergias?

Dependendo da natureza e da causa do seu desconforto, e também dos outros problemas de saúde que você tenha, o médico pode prescrever um remédio para aliviar a dor (um analgésico). Ele vai ou não prescrever um analgésico específico (como aspirina ou paracetamol, codeína ou anti-inflamatórios não esteroides) dependendo de você ter algumas condições como doença cardíaca ou um histórico de problemas gastrointestinais que podem contraindicar o uso de alguns analgésicos. Como vimos no Capítulo 2, compartilhar remédios com outros – mesmo analgésicos comuns – pode ser arriscado porque nem todos esses medicamentos são adequados para todos.

Analgésicos mais fortes, como a codeína, em especial, precisam ser tomados com muito cuidado porque às vezes provocam efeitos colaterais mais intensos (como confusão e prisão de ventre) em pessoas mais velhas. Sempre fale com o médico sobre os efeitos colaterais da prescrição de analgésicos e se informe se é seguro ou não dirigir enquanto estiver tomando esses medicamentos.

A fisioterapia, terapia na água e às vezes simplesmente se concentrar na postura correta também podem ajudar muito a aliviar algumas dores. Pergunte ao médico se existe alguma forma não médica de alívio da dor que seja apropriada para você.

O médico pode recomendar que você consulte uma clínica de dor se estiver sentindo desconforto crônico. Nossa colega Carol Warfield nos diz que a maioria dos pacientes mais velhos que são encaminhados a clínicas de dor sofrem de dor na lombar (ver também o Capítulo 9, sobre o sistema musculoesquelético). Essas clínicas podem oferecer, além de medicamentos não esteroidais e fisioterapia, estimulação elétrica nervosa transcutânea (TENS), bloqueios nervosos e injeções epidurais de esteroides.

O bom sono é essencial para o funcionamento adequado e também tende a reduzir a gravidade da dor. Quando a pessoa já está sentindo uma dor crônica, o efeito de uma noite de sono ruim pode aumentar muito a dor. Algumas dicas úteis para melhorar o sono são apresentadas no Capítulo 6.

Se apesar dessas medidas o desconforto persistir, pode ser bom conversar sobre outras possibilidades com o médico. A cirurgia pode ser recomendada para o alívio da dor. Frequentemente ela é muito efetiva. De qualquer modo, não sofra em silêncio. É extremamente importante que você informe seu médico sobre sua necessidade de um alívio de dor mais eficiente. Isso porque ele pode hesitar em receitar doses altas de remédios fortes (por exemplo: narcóticos) que podem causar dependência ou ter outros efeitos colaterais. Porém, ele não vai deixar sua dor sem tratamento. Assim, você deve chamar a atenção do médico para o fato de que a dose de analgésico que você está tomando não é suficiente. Você também pode pedir um encaminhamento para um especialista em dor.

Algumas vezes, o aconselhamento pode ser útil. Conversas com um sacerdote, rabino ou capelão podem ajudá-lo a achar a força para lidar com a dor. Se estiver gravemente doente e sentindo dor, sua equipe de cuidados de saúde pode lhe dar cuidados paliativos e conforto, além de apoio para você e sua família.

CAPÍTULO 8

Sua Pele, Cabelo e Unhas

A melhor de todas as coisas para os homens terrestres não é... ver os raios brilhantes do sol.

Teógnis (c. 545 a.C.)

Nada afeta mais a aparência externa de uma pessoa que o tempo que ela passa tomando sol. O capitão de um barco de pesca ao peixe-espada, com toda a probabilidade, terá o rosto de um velho muito antes de um trabalhador de escritório. Da mesma forma, aqueles que passam seu tempo de lazer adorando o sol ou caminhando por um campo de golfe ao meio-dia podem sofrer as consequências do envelhecimento mais rapidamente do que as pessoas que preferem passar suas horas livres em uma pista de boliche ou em uma biblioteca.

Felizmente, porém, não importa como você ocupava seu tempo na juventude, nunca é tarde demais para começar a proteger sua pele dos raios nocivos do sol. Fazer isso pode deixá-lo com uma aparência mais jovem e pode evitar que você desenvolva alguns problemas de saúde potencialmente perigosos.

Neste capítulo, falamos sobre a exposição prolongada ao sol, bem como os outros efeitos do tempo em sua pele, cabelo e unhas.

Sua Pele

A maioria de nós nem se lembra da pele, exceto quando ela queima e descasca por causa da exposição ao sol, estoura em espinhas ou transpira de modo desagradável. Quando pensamos nela em outros momentos é com um vago senso de admiração a uma cobertura tão boa e eficiente para nossas entranhas: à prova de água, à prova de poeira e milagrosamente – até ficarmos muito velhos – quase sempre do tamanho certo.

Adaptado com permissão de *MassPRO MedicareAnnual Report*, 1998

Como a pele muda com a idade

Aproximadamente 90% das mudanças na pele associadas com a idade são devidas ao fotoenvelhecimento, segundo nossa colega Barbara Gilchrest. Com a passagem do tempo, a pele que foi exposta ao sol pode se tornar mais áspera e enrugada. Isso acontece em especial com pessoas de pele muito clara. Além desse processo de fotoenvelhecimento, a pele pode ficar naturalmente mais fina, seca, áspera e enrugada conforme envelhecemos, em parte porque suamos menos do que costumávamos e temos menos glândulas oleosas. Podem surgir pés-de-galinha ao redor dos olhos porque o tecido subcutâneo que sustenta a pele também tende a diminuir, em parte por causa da perda de colágeno.

Com o avançar da idade, nossa pele pode servir menos como uma barreira eficiente contra infecção. Cortes e machucados podem levar mais tempo para curar porque nossas células se regeneraram mais lentamente quando são danificadas ou destruídas.

Como cuidar da pele

FICAR LONGE DO SOL. Os raios ultravioletas (UV) do sol podem danificar as proteínas e fibras chamadas *elastina* na nossa pele. Com o tempo, este dano pode fazer com que a pele caia, estique e se machuque com mais facilidade. Aconselhamos nossos pacientes a ficar totalmente longe do sol entre 10h e 15h. Se precisar estar ao ar livre durante essas horas, use chapéu, óculos de sol e roupas de manga longa. Sempre que sair ao sol, use protetor com fator de proteção solar (SPF) 15 ou mais alto.

PARAR DE FUMAR. O fumo não só prejudica os pulmões, mas também pode afetar nossa aparência. Como o fumo inibe o fluxo de sangue para a pele, pessoas que fumam geralmente acabam tendo mais rugas do que pessoas que não fumam.

HIDRATAR. A secura pode levar a muitas condições de pele que podem acompanhar o envelhecimento. Tenha certeza de que os sabonetes, cosméticos, perfumes e desodorantes que você usa não estejam secando ainda mais sua pele. Use loção hidratante com frequência, especialmente depois de tomar banho.

Problemas que você pode encontrar

PELE SECA. Em jargão médico, a pele seca, que é muito comum entre os idosos, é chamada *xerose*. Esse problema pode ser exacerbado pela baixa umidade, por ar excessivamente aquecido e por tomar banho com muita frequência.

Use um umidificador se o ar de sua casa estiver especialmente seco. Tome banho com água morna em vez de quente. Prefira sabonetes suaves ou loções de limpeza sem detergentes. Óleos de banho podem parecer uma boa ideia, mas eles podem deixar a banheira muito escorregadia e colocar você em risco de queda. Aplicar um hidratante depois de tomar banho é melhor e mais seguro.

Fale com o médico se sua pele continuar extremamente seca apesar dessas medidas. Ele pode recomendar loções que contenham ácidos alfa-hidroxi para substituir a hidratação perdida. Algumas vezes, vitaminas (especialmente complexo B e E) também podem ser úteis.

COCEIRA. A pele seca pode levar a outro problema da idade avançada: coceira. Embora a coceira possa ser incômoda e possa até interferir no seu sono, na maioria dos casos, ela não é causada por uma doença séria subjacente. De novo, loções usadas com regularidade podem ajudar muito a aliviar a pele seca e a coceira que ela causa. Alguns sabões para lavagem de roupas podem provocar irritação de pele e coceira. Convém usar um detergente hipoalergênico com menos aditivos.

Se a coceira persistir apesar do uso de loções, consulte o médico. Algumas vezes, a coceira está relacionada a doenças como diabetes, doença renal ou medicamentos.

INTERTRIGO. Este tipo de inflamação de pele ocorre por causa do atrito provocado por pele esfregando contra pele. Esta condição pode fazer com que a pele embaixo dos braços, nas dobras do pescoço, na virilha, entre os dedos dos pés e embaixo dos seios sue e coce. O intertrigo pode piorar com tempo quente, incontinência e obesidade.

O ar é a melhor cura para este problema. Usar roupas leves, soltas, de tecido absorvente, e expor a pele irritada ao ar seco (usando um secador de cabelos ou ventilador) por 10 a 15 minutos várias vezes ao dia pode ajudar também.

Recomendamos que mantenha limpas as dobras da pele. Algumas vezes, usar talco ou creme de hidrocortisona pode ajudar a manter essa condição sob controle.

Ocasionalmente, o intertrigo pode ser piorado por um fungo chamado *Candida albicans*. Diabéticos que têm intertrigo estão especialmente em risco de apresentar esta infecção por fungos. Se você tiver uma infecção por Candida, o médico pode prescrever um creme antifúngico ou talco como cetoconazol, clotrimazol ou miconazol. Sempre use roupas íntimas soltas e de algodão porque o algodão é menos irritante para a pele e absorve a umidade melhor do que os outros tecidos.

HERPESZÓSTER OU HERPES. *Herpes* é uma infecção de pele cuja incidência aumenta com a idade avançada e é mais prevalente entre os que têm entre

50 e 70 anos. Essa infecção do vírus *varicella zoster* permanece latente no corpo por muitos anos e, depois, pode se tornar ativo de novo quando o sistema imunológico da pessoa não estiver funcionando bem. Aproximadamente 80% dos pacientes com herpes-zóster têm uma erupção no tronco, pescoço ou abdômen por 10 a 14 dias. As lesões começam como erupções avermelhadas que em um dia formam bolhas claras que por fim "vazam" e formam uma crosta. Pessoas mais velhas com infecção por herpes-zóster também podem sentir intensa dor de nervos, que pode começar alguns dias antes de as lesões aparecerem e às vezes podem durar um ano ou mais. Compressas geladas ao redor da área afetada muitas vezes ajudam a reduzir a dor. Se você tiver esse tipo de infecção, o médico ou dermatologista pode prescrever um medicamento antiviral chamado aciclovir. Se você desenvolver uma infecção bacteriana além da infecção viral por herpes, pode ser preciso tomar antibióticos.

ÚLCERAS DE PRESSÃO OU ESCARAS. Essas úlceras comuns podem ocorrer por causa da pressão constante ou do atrito da pele contra outra superfície, como a cama ou cadeira de rodas. Essas escaras podem começar como leves áreas avermelhadas na pele. Se não forem reconhecidas e tratadas, elas podem se tornar feridas profundas e graves que podem no fim penetrar até os tendões e ossos.

É assim que as úlceras de pressão se desenvolvem: Quando os ossos pressionam tecido e pele que estão pressionados contra outra superfície, os pequenos vasos sanguíneos que alimentam a pele com oxigênio e nutrientes são apertados. A pele não recebe alimento, o tecido morre e as úlceras de pressão podem se formar. Mais de 95% das úlceras de pressão se desenvolvem abaixo da cintura. Em pacientes presos à cama, essas úlceras podem se formar no quadril, nos calcanhares e em uma parte inferior das costas chamada sacro. Outros locais incluem joelhos, tornozelos, parte de trás da cabeça, escápulas e coluna. Nosso colega Gary Brandeis observou que o risco de uma pessoa ter úlceras de pressão aumenta se ela tiver incontinência, não comer uma dieta balanceada, estiver desnutrida ou for incapaz de se mover sem auxílio. Para evitar as úlceras de pressão, experimente o seguinte:

- ▶ Examine sua pele ou peça a um amigo, parente ou prestador de serviços de saúde para verificar sua pele todos os dias.

- ▶ Fique o mais limpo possível. Lembre-se de usar água morna, em vez de quente, sabonete suave quando tomar banho, e aplicar hidratante depois.

- ▶ Se necessário, use roupas íntimas absorventes para manter a umidade causada pela incontinência fecal ou urinária longe da sua pele.

SUA PELE, CABELO E UNHAS

- ▶ Mude frequentemente de posição. Se você estiver na cama, mude sua posição a cada duas horas. Se você estiver sentada numa cadeira, mude seu peso a cada 15 minutos. Se precisar, alguém deve ajudá-lo a mudar de posição a cada hora.

- ▶ Se alguém estiver ajudando você a mudar de posição enquanto estiver na cama, garanta que ele o levante, em vez de inadvertidamente arrastá--lo ou puxá-lo de uma posição para outra, porque o atrito contra os lençóis pode provocar queimadura e danificar sua pele.

- ▶ Pense em comprar um colchão feito de espuma, gel, água ou ar para ajudar a evitar as escaras. Algumas dessas superfícies de apoio podem alternar regularmente as correntes de ar a fim de redistribuir a pressão. Embora os estudos não tenham mostrado que nenhum desses produtos é claramente superior aos outros, o médico pode recomendar um tipo específico, dependendo da sua condição.

- ▶ Não levante a cabeceira da cama mais de 30 graus porque fazer isso pode fazer você escorregar sobre a superfície da cama e aumentar o risco de úlceras de pressão induzidas por atrito.

- ▶ Se você não puder se mover na cama, assegure-se de que alguém coloque travesseiros embaixo de suas pernas logo acima dos tornozelos (não embaixo dos joelhos) para manter os calcanhares acima da superfície da cama.

- ▶ Quando você estiver deitado de lado, tente não ficar diretamente sobre o quadril.

- ▶ Use um travesseiro ou um apoio para impedir que os tornozelos e joelhos batam uns nos outros.

- ▶ Não use almofadas em formato de *donuts* porque esses apoios podem provocar úlceras de pressão.

- ▶ Se você for diabético ou tiver doença vascular periférica, leve a sério qualquer lesão na pele e contate seu médico imediatamente.

- ▶ Assegure-se de comer uma dieta nutritiva (veja o Capítulo 2) que ajudará a manter sua pele saudável. Para que o novo tecido cresça, você precisa consumir calorias e proteínas suficientes, além de vitaminas C e E, e minerais como magnésio, zinco, cobre e cálcio.

- ▶ Use sapatos confortáveis, com a largura adequada, e alterne o uso de pelo menos dois pares de calçados.

Se, apesar de seus esforços para evitar que as úlceras de pressão se formem, você acabar tendo escaras, tente sentar-se ou deitar-se em posições que não pressionem ainda mais a úlcera. O médico pode tratar essas feridas, removendo o tecido afetado, limpando a ferida e aplicando curativos limpos. Algumas vezes pomadas com antibióticos podem ser úteis. Ele também pode lhe dar analgésicos, se necessário.

Calos e joanetes. Essas lesões ocorrem nos pontos de pressão e de atrito, muitas vezes nos dedos dos pés, quando se usam sapatos mal ajustados. Tome cuidado ao usar soluções vendidas sem receita para tratar calos porque as substâncias químicas podem queimar a pele. Leia as instruções atentamente. Consulte regularmente um podólogo.

Ceratose actínica. Esses crescimentos bem delineados e anormais na pele podem aparecer por volta dos 50 anos, especialmente em pessoas de pele clara que tenham passado algum tempo sob o sol. Se você trabalhou numa fazenda ou passou muito tempo ao ar livre, pode apresentar muitas dessas lesões vermelhas ou cor de carne, especialmente no rosto, mãos, ombros, parte superior das costas e couro cabeludo. Existe um pequeno risco (1% a 5%) de que esses crescimentos possam se tornar cancerosos mais tarde. Assim, se tiver ceratoses, consulte um dermatologista pelo menos uma vez por ano.

Ceratose actínica hipertrófica. Lesões de pele mais avançadas do que as ceratoses actínicas, esses crescimentos mais grossos estão associados com um risco ligeiramente maior de câncer de pele. Se você tiver esses tipos de lesões, recomendamos que fique longe do sol o máximo possível e que use protetor solar e roupas protetoras quando precisar sair ao ar livre. As lesões mais antigas podem desaparecer gradualmente, e o número de novas lesões pode diminuir depois de você tomar essas precauções.

Alguns médicos tratam as ceratoses congelando-as através da crioterapia com nitrogênio líquido, removendo-as com um procedimento chamado *curetagem* ou secando-as com uma corrente elétrica de alta frequência (*eletrodissecção*). Para ceratoses mais graves, o dermatologista pode receitar 5-fluouracil creme ou tretinoína creme.

Lentigo maligna. Esta forma de melanoma, ou tumor, é causada pela exposição ao sol. Como esse tipo de lesão leva décadas para se desenvolver, geralmente é reconhecida em pessoas com 70 anos ou mais. Essas lesões podem ter mais de 5 centímetros de diâmetro e bordas irregulares. O tratamento pode envolver remoção cirúrgica da lesão e da pele que a rodeia, congelamento (criocirurgia) ou cirurgia a laser.

SUA PELE, CABELO E UNHAS

PENFIGOIDE BOLHOSO. Esse distúrbio autoimune tem incidência aproximadamente 10 vezes maior após os 65 anos. Lesões de pele que coçam e formam bolhas podem aparecer, algumas vezes na boca. Se isso ocorrer, procure o médico imediatamente. O tratamento para essa condição pode ser terapia medicamentosa com corticoesteroides. O penfigoide bolhoso precisa ser avaliado com cuidado e tratado prontamente pelo médico.

PSORÍASE. A psoríase é uma condição crônica em que a pele se torna inflamada, grossa e avermelhada. Algumas vezes as manchas de pele avermelhada têm uma aparência prateada e escamosa. O tratamento pode incluir cremes esteroides, vitaminas A e D e, algumas vezes, luz ultravioleta.

DERMATITE OU ECZEMA. Essa inflamação da pele é provocada por alergias ou outros irritantes. Muitas vezes, em pessoas mais velhas, não há uma causa identificável para este distúrbio. A pele com coceira, avermelhada e inchada pode levar a bolhas que vazam e formam crosta.

Quando é possível identificar uma causa (como um tipo específico de sabão ou sabonete), evitar esse irritante é, em geral, o primeiro passo para resolver a dermatite. Loções usadas depois do banho podem ajudar a manter a pele hidratada e com menos tendência à irritação. Pomadas de corticoesteroides também são aplicadas algumas vezes. Para casos graves, podem ser recomendados anti-histamínicos.

Existem muitas formas de dermatite:

- A *dermatite de estase* provoca coceira, vermelhidão e, algumas vezes inchaço na parte inferior das pernas. Esse distúrbio está relacionado a insuficiência das veias. As pessoas com esse tipo de problema precisam tomar cuidado especial para não machucar a parte inferior das pernas porque cortes ou hematomas nesta área podem demorar muito para curar. Se você desenvolver dermatite de estase, pode ser útil elevar as pernas e usar meias de pressão. O uso de uma pomada que contenha hidrocortisona pode aliviar a coceira e a inflamação.

- A *dermatite seborreica* geralmente afeta o couro cabeludo, rosto, sobrancelhas, pálpebras e tronco. O tratamento para essa forma de dermatite pode incluir xampus especiais para o couro cabeludo afetado, além de creme de hidrocortisona para o rosto e o tronco.

- A *dermatite alérgica de contato* é causada por sensibilidade a vários irritantes, como lanolina (uma gordura da lã que é encontrada em muitos cremes e loções), níquel (que é encontrado em algumas bijuterias) e remédios, inclusive alguns antibióticos e anestésicos que são aplicados à pele.

Um dermatologista ou alergista pode ajudar você a determinar qual irritante está causando a dermatite ao realizar um "patch test" (teste alérgico de contato) que envolve exposição a muitos alérgenos típicos. Se o irritante for identificado, você deve evitá-lo. Você também deve contar a seu médico se tem alergia a algum remédio, inclusive anestésicos ou antibióticos, para que não receba mais esses agentes no futuro. Para aliviar a coceira e o desconforto de sua dermatite alérgica de contato, o médico pode recomendar loções especiais ou receitar corticosteroides de uso tópico.

CÂNCER DE PELE. Os tumores malignos mais comuns em pessoas mais velhas são os cânceres de pele. Essas lesões, que geralmente são causadas ou pioradas pela exposição ao sol, incluem carcinoma basocelular e carcinomas de células escamosas. Esses dois tipos de câncer têm maior incidência em pessoas com mais de 80 anos.

Quanto antes esses cânceres forem diagnosticados, maiores as chances de superá-los. Felizmente, esses dois tipos de câncer são altamente tratáveis por remoção cirúrgica local quando são identificados no início.

DETECTAR O CÂNCER DE PELE

- ▶ Preste atenção em sua pele. Se você perceber que uma verruga mudou de aparência ou se tiver uma nova lesão, consulte seu médico ou dermatologista. Não se esqueça de olhar entre os dedos dos pés, as solas dos pés e o couro cabeludo.

- ▶ Contate o médico se tiver uma verruga que tenha mudanças de cor, tamanho ou formato, ou se a verruga começar a vazar, sangrar e formar crosta.

- ▶ Especialmente se tiver pele clara, você deve consultar o médico todos os anos como parte de um exame físico normal.

Um *carcinoma basocelular* parece um inchaço claro que é rodeado por veias vermelhas que formam um padrão similar a uma aranha. Isso geralmente aparece em uma parte do corpo que foi exposta ao sol, como o rosto, ombros ou braços. Esses crescimentos geralmente não provocam sintomas e raramente se espalham para os órgãos vitais. Às vezes, eles podem sangrar, crescer e afetar as áreas imediatamente circundantes, então devem ser tratados. Cirurgia, congelamento (criocirurgia) e radiação são opções terapêuticas muito efetivas.

Os *carcinomas de células escamosas,* como os carcinomas basocelulares, podem ser causados pelo sol. Essas lesões, que parecem inchaços vermelhos descascados, podem também estar relacionadas ao tecido cicatricial e ao tratamento por radiação. O fumo pode aumentar o risco de desenvolver um carcinoma de células escamosas no lábio inferior. Os carcinomas de células escamosas são menos comuns do que os carcinomas basocelulares, mas podem ser mais perigosos porque crescem e se espalham mais rapidamente para outros órgãos. Cirurgia, crioterapia e radiação são as opções de tratamento disponíveis.

O *melanoma ou melanoma maligno* é o tipo mais grave de câncer de pele. Ele pode aparecer como uma nova verruga ou como uma mudança na cor ou forma de uma verruga antiga. Se você notar alguma dessas mudanças na pele, consulte seu médico. Se esse tipo de câncer tiver evoluído para *metástases* (se espalhado), o prognóstico não será bom como poderia ser com outras formas de câncer de pele. Portanto, é importante diagnosticar esses tumores no início, quando eles podem ser removidos cirurgicamente. Algumas vezes, quimioterapia ou imunoterapia podem ser recomendadas para melanoma avançado.

Soluções cosméticas para a pele envelhecida

Algumas pessoas sentem-se perfeitamente à vontade com a aparência que o tempo traz a seus rostos. Outras estão interessadas em encontrar maneiras de parecer mais jovem. Os dermatologistas e cirurgiões plásticos têm vários métodos novos para suavizar as linhas e aumentar o tônus da pele envelhecida. Se estiver interessado em seguir essas opções, assegure-se de ter um especialista de pele que seja qualificado (veja o Capítulo 3) e pergunte sobre os custos logo no início porque a maioria desses procedimentos não são cobertos pelo seguro.

BOTOX. A toxina botulínica é uma substância que remove os pés-de-galinha e linhas de expressão quando é injetada nos músculos da testa e ao redor dos olhos. Este tratamento dura aproximadamente seis meses.

PEELING. O *peeling* químico funciona removendo células velhas da pele para que novas células saudáveis possam tomar seu lugar. Os *micropeelings* suavizam a pele, removendo as células danificadas usando produtos à base de ácido glicólico.

Depois de o ácido glicólico ser aplicado, gelo seco é usado para encolher os poros da pele e igualar a cor facial. Esse processo, que geralmente é realizado em ambulatório, pode precisar ser repetido periodicamente.

Os *peelings químicos intensivos* envolvem um tratamento curto (cerca de 20 minutos) para eliminar as linhas finas ao redor dos olhos, lábios e pescoço. Esses tratamentos podem também suavizar o lentigo solar (manchas senis) e as cicatrizes da acne. Peça mais informações sobre esses tratamentos ao dermatologista.

TRATAMENTOS A LASER. Como os *micropeelings*, os tratamentos a laser funcionam removendo células antigas e danificadas para que novas células saudáveis da pele possam ser estimuladas. Este método emprega energia a laser para destruir as células antigas, que então podem ser retiradas com um tecido. Os tratamentos a laser também removem rugas, pontos vermelhos ou marrons, veias em formato de aranha (grupos de pequenos vasos sanguíneos embaixo da pele), tatuagens e pelos supérfluos (destruindo os folículos pilosos). Esse procedimento geralmente não deixa cicatrizes.

LIFT FACIAL. O nome médico para um *lift* facial é *ritidectomia*. Este procedimento, que em geral é realizado em ambulatório, envolve remover a pele enrugada da testa e das áreas próximas à boca e aos olhos do paciente. Depois de o paciente receber a anestesia, o cirurgião faz incisões das têmporas às orelhas. A pele em excesso é então separada das estruturas subjacentes do rosto e é puxada para a orelha. Esse procedimento está se tornando cada vez mais popular.

BLEFAROPLASTIA. *Blefaroplastia* é o nome médico para remover a pele extra e a gordura das pálpebras. Esse procedimento, que é realizado em uma sala de cirurgia com o paciente sob anestesia, envolve o uso de lasers para cortar pequenos vasos sanguíneos nas pálpebras.

Seu Cabelo

"Você é velho, Pai William", disse o jovem,
"e seu cabelo ficou muito branco;
E mesmo assim, você fica incessantemente sobre sua cabeça –
Você acha, em sua idade, que isso é correto?"

Lewis Carroll (1832-1898)

O que retirou dos homens em cabelos, ele lhes deu em sabedoria.
William Shakespeare, (1564-1616), *A Comédia dos Erros*, II, ii, 83

Como o cabelo muda com a idade

Um pai estava explicando a seu filho pequeno que a razão para ele começar a ter cabelos brancos era porque às vezes a criança fazia coisas que o deixavam triste ou infeliz. A criança perguntou: "Então, porque o cabelo da vovó está todo branco?"

Metade de nós tem cabelos brancos aos 50 anos. Isso ocorre porque podemos perder o pigmento marrom escuro ou preto chamado melanina de nossos folículos pilosos conforme envelhecemos. Nosso cabelo não cresce tão depressa quando somos mais velhos, e a perda de cabelo pode ocorrer tanto em homens quanto em mulheres (embora isso aconteça mais comumente em homens e em alguns indivíduos mais do que em outros). Em homens, o padrão de perda de cabelo começa com 20 e 30 anos e, aos 70 anos, 80% dos homens estão bem calvos. Isso ocorre em parte por causa dos genes e em parte por causa das mudanças nos níveis de hormônios sexuais masculinos. Condições como deficiência de ferro, hipotireoidismo e insuficiência renal crônica podem piorar essa condição.

O contrário, pelos em demasia, ou *hirsutismo*, pode acontecer depois dos 50 anos. Os homens podem descobrir que tem mais pelos do que antes nas sobrancelhas, orelhas e nariz. As mulheres podem descobrir que agora têm "barba" ou "bigode".

O que você pode fazer em relação a essas mudanças

PERDA DE CABELOS. Se o médico determinar que você está perdendo cabelo por causa de um problema de nutrição ou de saúde, ele pode ajudar a tratar essa condição e, em muitos casos, o cabelo vai crescer de novo.

Porém, se a perda de cabelo estiver relacionada com a sua idade, ele pode recomendar um medicamento chamado minoxidil ou finasterida para estimular o crescimento dos novos fios. Se essa solução for aplicada a áreas calvas todos os dias, aproximadamente um quarto dos pacientes terá crescimento capilar. É comum, no entanto, que os pacientes percam o cabelo novamente dentro de 12 meses depois do início do tratamento.

Os transplantes capilares são outra solução cosmética para a perda de cabelos.

PELOS EM EXCESSO. Se você tiver pelos demais em lugares indesejáveis, eles podem ser removidos cortando, raspando ou retirando com pinça. Algumas vezes cremes depilatórios podem ser úteis. Uma solução mais permanente é um método chamado eletrólise, que envolve o uso de uma corrente elétrica para destruir as raízes dos fios.

Suas Unhas

Como as unhas mudam com a idade

Como a pele, as unhas das mãos e dos pés podem se tornar secas e frágeis com a idade. Elas podem também se tornar levemente amareladas ou cinzentas. Algumas vezes, as unhas podem ficar bem grossas. Na terminologia médica, isso se chama *onicogrifose*.

O que você pode fazer em relação a essas mudanças

Não existe cura para essas mudanças, mas você pode fazer algumas coisas para evitar que suas unhas quebrem. Por exemplo, mantenha as unhas curtas e não use substâncias químicas como removedor de esmalte. Use luvas de borracha para lavar a louça ou fazer outros trabalhos domésticos que envolvam esfregar.

Para problemas como unhas encravadas, consulte um enfermeiro especializado em pés, ou um podiatra para avaliar seus pés. Nosso colega John Giurini observa que pessoas mais velhas têm maior suscetibilidade para infecções por fungos, então é importante cuidar bem dos pés e consultar o médico caso surja qualquer problema.

CAPÍTULO 9

Seu Sistema Musculoesquelético

Um corpo forte torna a mente forte... De pouco vale encher a mente com ciência se for permitido que o corpo fique enfraquecido. Se o corpo for frágil, a mente não será forte.

Thomas Jefferson (1743-1826)

Minha mãe de 83 anos caiu há alguns meses e fraturou o quadril. Isso foi um alerta! Antes de testemunhar a recuperação dela em primeira mão, eu não tinha ideia de como esse tipo de ferimento podia ser doloroso ou de como podia demorar para curar. Minha mãe não tem conseguido movimentar-se em casa com facilidade, muito menos sair de casa. Ela sempre foi uma pessoa muito independente, e posso ver como é difícil para ela pedir ajuda para outras pessoas.

Depois de passar pela menopausa, tomei estrogênio por algum tempo, mas aí parei de tomar porque não gosto de tomar remédios sem necessidade. Li que o estrogênio pode diminuir o risco de uma pessoa ter osteoporose, então, vou falar com meu médico a respeito de tomá-lo novamente.

Cintia, 56 anos

Mudanças com a Idade

Seus músculos

Os músculos são mais robustos quando se tem por volta de 20 anos. Depois disso, seu tamanho e força são determinados basicamente por seu nível de atividade. As pessoas que têm empregos que exigem muito delas fisicamente ou que fazem exercícios com frequência tendem a manter o volume e o vigor dos músculos por mais tempo do que aqueles que não são ativos. No entanto, depois dos 60 anos, até mesmo os indivíduos em boa forma física podem perder algum tecido muscular, que dará lugar ao tecido gorduroso. Esta perda de músculos relacionada com a idade chama-se *sarcopenia*.

Seus ossos

Como os músculos, os ossos não são substâncias estáticas. Podem encolher e expandir de acordo com a idade, a dieta e o nível de forma física. Em geral, as pessoas atingem a massa óssea ótima por volta dos 30 ou 35 anos, um pouco depois de quando a melhor condição muscular é atingida.

É especialmente importante construir ossos fortes quando se é jovem porque, no final, você vai começar a perder mais massa óssea do que seu corpo pode substituir. Por causa dessa diminuição da densidade óssea, o risco de desenvolver osteoporose, ou ossos fracos e finos, aumenta com a idade. Este risco é especialmente alto nas mulheres por causa da mudança dos níveis hormonais e de uma substancial perda de cálcio depois da menopausa. Na verdade, metade das mulheres acima dos 50 anos podem ter uma fratura relacionada a ossos frágeis. Em mulheres mais velhas, o risco de uma fratura de quadril é igual à soma dos riscos de câncer uterino, de ovário e de mama.

Embora a osteoporose não seja apenas uma doença feminina, os homens mais velhos têm uma probabilidade muito menor de ter ossos frágeis. Talvez seja porque os homens tendem a ter estruturas maiores do que as mulheres. A maioria tem mais massa óssea desde o começo. Além disso, os hormônios sexuais masculinos, chamados andrógenos, podem conservar a massa óssea. Como resultado, homens perdem menos o equilíbrio e caem, e apenas um de cada oito homens acima dos 50 anos tem uma fratura relacionada a osteoporose.

Como Manter o Sistema Musculoesquelético Saudável

Você se preocupa em cair e quebrar o quadril? Em algum momento você desistiu de algumas atividades ou hesitou em se aventurar porque teve medo de cair? Embora não recomendemos que você corra riscos desnecessários, não achamos que evitar atividades seja o melhor modo de evitar ferimentos. Na verdade, a inatividade coloca você em um risco cada vez maior de ossos quebrados porque um estilo de vida sedentário permite que os músculos e ossos se atrofiem e se enfraqueçam ainda mais.

Neste capítulo, discutimos os tratamentos disponíveis para diversos problemas musculoesqueléticos que você já tem ou poderá desenvolver ao envelhecer. Vamos apresentar os passos que você pode dar para permanecer forte, limitar riscos de queda e evitar fraturas ósseas potencialmente debilitantes.

O papel do estrogênio

O *estrogênio* é um hormônio natural importante para evitar osteoporose e fraturas do quadril e dos pequenos ossos da coluna (vértebras) nas costas que rodeiam e protegem sua medula. Alguns estudos mostraram que o estrogênio também pode proteger as pessoas de doenças cardíacas, AVC, Alzheimer e, talvez, depressão.

Os médicos algumas vezes receitam a terapia de reposição hormonal para substituir o estrogênio natural que é perdido durante e depois da menopausa. Antes de decidir sobre começar ou não a terapia de estrogênio, fale sobre os prós e contras com o médico. Algumas mulheres podem ter efeitos colaterais como ganho de peso, sensibilidade nos seios, desconforto pélvico e mudanças de humor enquanto se submetem a este tipo de terapia. Se você teve câncer de mama ou um histórico familiar de câncer de mama, não convém tomar estrogênio. Da mesma forma, é importante saber que tomar estrogênio pode aumentar seu risco de desenvolver câncer do endométrio, câncer de mama e ter sangramento vaginal (veja o Capítulo 5).

Pesquisas recentes têm mostrado que mulheres que tomam cálcio e vitamina D, podem tomar uma dose mais baixa de hormônios de reposição e ainda manter os mesmos benefícios à saúde. Além disso, atualmente estão sendo realizadas pesquisas para testar substâncias similares ao estrogênio chamadas moduladores seletivos dos receptores de estrogênio (MSREs) que vão evitar seletivamente a osteoporose, e diminuir o risco de câncer de mama ou de endométrio.

Como prevenir fraturas

Você não precisa cair para ter uma fratura óssea séria. De fato, fraturas de quadril podem acontecer quando uma pessoa está andando ou em pé! Um estudo mostrou que o risco de uma mulher ter osteoporose é mais alto se ela tiver uma tia, mãe ou avó que fraturou um osso com *trauma mínimo*. Assim, evitar quedas é só um aspecto importante para evitar fraturas. Esta seção sugere outras coisas que você pode fazer para se proteger.

FAÇA EXERCÍCIOS DE FORTALECIMENTO. Correr, caminhar, nadar e jogar tênis são exercícios excelentes para evitar perda óssea e aumentar a força dos ossos. Exercícios aeróbicos de *step*, correr numa esteira e hidroginástica são outras boas atividades. Não importa o que você escolher. Encontre algo de que goste e faça! Lembre-se que você vai continuar a perder massa óssea se não se mantiver ativa.

Alguns dos nossos pacientes têm sentido muito prazer ao aprender tai chi chuan, uma antiga forma de exercício chinês. Os movimentos lentos e graciosos desse exercício de *shadow-boxing* podem reduzir seu risco de queda ao melhorar sua flexibilidade e equilíbrio. Os estudos também têm mostrado que essa forma de exercício abaixa a pressão sanguínea.

Consuma cálcio suficiente. A maior parte do cálcio que consumimos está armazenada nos ossos. Se não consumirmos todo o cálcio necessário, o corpo literalmente vai extrair esse nutriente direto dos ossos. Entre os 25 e 65 anos, homens e mulheres precisam de 1.000 miligramas (mg) de cálcio todos os dias. Depois da menopausa, as mulheres precisam de ainda mais cálcio: um total de 1.500 mg todos os dias. Depois dos 65 anos, todos os idosos devem tomar 1.500 mg de cálcio por dia, em doses fracionadas.

Tente consumir o máximo possível comendo alimentos ricos em cálcio. Além de leite e derivados (como queijo e iogurte), o cálcio é encontrado em peixes em conserva, como salmão e sardinhas, vegetais de folhas verde-escuras, como brócolis e couve, suco de laranja com adição de cálcio e alguns pães.

Nós também aconselhamos nossos pacientes a tomar suplementos de cálcio todos os dias, especialmente se forem alérgicos ou intolerantes a laticínios ou se tomarem alguns remédios (como corticosteroides, alguns anticonvulsivantes e antiácidos que contenham alumínio) que podem interferir com a absorção do cálcio.

Os suplementos de cálcio vêm em diversas formas, entre elas carbonato de cálcio, que é tomado às refeições, e citrato de cálcio, que pode ser ingerido com ou sem alimento. Gluconato de cálcio, lactato de cálcio e fosfato de cálcio são outras formas de suplementos. Dolomita e farinha de ossos devem ser evitados porque nem sempre são bem absorvidos. Um bom teste de biodisponibilidade é colocar um comprimido de cálcio em 120 mL de vinagre de vinho branco. Se ele não estiver dissolvido depois de 30 minutos, provavelmente não será uma boa fonte de cálcio e não deve ser usado. Você pode conversar com o médico sobre qual é o mais adequado no seu caso.

Consuma vitamina D suficiente. Nosso corpo precisa de vitamina D para absorver o cálcio. Os estudos têm mostrado que essa vitamina pode reduzir em até 40% o risco de fraturas de quadril em mulheres frágeis e idosas. Geralmente você pode ingerir o suficiente desta importante vitamina bebendo leite fortificado e comendo alguns cereais. O médico também pode recomendar para você um suplemento de vitamina D (em geral 400 a 800 unidades internacionais por dia).

Consuma proteína suficiente. Os músculos esqueléticos funcionam como um lugar de armazenamento para proteína no corpo. Além de beber leite para ingerir cálcio e a vitamina D adicionada, você pode beber leite e consumir laticínios também por causa da proteína. Se for intolerante a leite ou laticínios, existem diversas alternativas igualmente nutritivas, como leite e produtos de soja.

SEU SISTEMA MUSCULOESQUELÉTICO 195

CONVERSE COM O MÉDICO SOBRE OS NOVOS MÉTODOS DE PROTEÇÃO. Os cientistas estão constantemente explorando novas formas de evitar fraturas osteoporóticas do quadril, coluna e ossos longos. Por exemplo, nosso colega Wilson Hayes e seus funcionários desenvolveram um sistema de acolchoamento do quadril, que pode ser usado como uma roupa íntima semelhante a uma cinta para proteger o quadril de fraturas quando a pessoa cai para o lado. Além disso, os pesquisadores agora estão trabalhando para desenvolver pisos que têm uma ação de mola em resposta a estímulos de alto impacto que podem amortecer a queda e evitar fraturas.

TOME MEDIDAS PARA EVITAR QUEDAS. Mesmo que você nunca tenha perdido o equilíbrio, tropeçado e caído, simplesmente ter medo de cair pode afetar a qualidade de sua vida, deixando-a menos confiante, mais deprimida e até mais isolada dos outros. Além das medidas proativas que acabamos de mencionar, conheça todos os fatores que podem levar a uma queda (veja o quadro abaixo) e faça o que puder para evitá-los.

COMO PREVENIR QUEDAS

► Consulte o médico regularmente para examinar sua visão e audição (e corrigi-las, se necessário).

► Converse com o médico ou farmacêutico sobre os efeitos colaterais dos medicamentos que você está tomando. Algum deles pode afetar sua coordenação ou equilíbrio? Há algo que você possa fazer para limitar esses efeitos colaterais? Pode ser possível tomar uma dose mais baixa ou tomar o remédio na hora de dormir em vez de tomá-lo de manhã, por exemplo.

► Reduza o consumo de álcool, que pode afetar o equilíbrio e os reflexos.

► Pare de fumar. O fumo praticamente dobra o risco de fratura de quadril porque rouba o cálcio do seu corpo.

► Depois de uma refeição, de se deitar ou descansar, lembre-se de levantar bem devagar. Algumas vezes, uma queda na pressão sanguínea associada com essas atividades pode resultar em tontura ou queda.

► Verifique a temperatura noturna na sua casa. Ela deve ser de pelo menos 18°C. Se seu corpo for exposto a temperaturas frias por várias horas, a temperatura de seu corpo pode cair e provocar tontura.

- Se você se sentir inseguro, use uma bengala ou andador para manter o equilíbrio.

- Tome cuidado quando andar ao ar livre, em calçadas molhadas ou cobertas de gelo.

- Use sapatos de salto baixo com sola de borracha.

- Mantenha sua casa segura e fácil de percorrer (veja uma lista de sugestões no Capítulo 18).

Como evitar dor nas costas

Além de ossos fraturados, dores nas costas são outro problema comum em pessoas mais velhas. O exercício pode ajudar a manter os músculos em boa condição e reduzir o risco de problemas nas costas. Acostume-se a se abaixar dobrando os joelhos, não as costas. Outra dica é sempre carregar objetos próximos do corpo. Não levante objetos enquanto estiver inclinado para a frente, se esticando ou com o corpo torcido. Durma em um colchão firme (mas não duro) para ter bom apoio nas costas, e tente não adormecer enquanto estiver sentado em uma cadeira parcialmente reclinada. Por fim, como sua avó sempre dizia, sente-se ereta e não use saltos altos.

Problemas que Podem Acontecer

Osteoporose

Como acabamos de mencionar, a *osteoporose* é um enfraquecimento progressivo dos ossos, que geralmente acontece no decorrer de muitos anos. Esta doença pode enfraquecer seus ossos – especialmente a coluna, quadril e pulso – tanto que você pode ouvir sobre pessoas que tiveram uma fratura por causa de movimentos simples, mesmo sem uma queda. Além de criar um risco de fraturas ósseas, a osteoporose também pode afetar a respiração. Isso ocorre porque, conforme os ossos perdem cálcio, a cartilagem e os ligamentos das costelas e da coluna podem ficar calcificados e menos elásticos, limitando a função dos pulmões e a eficiência dos músculos respiratórios.

Finalmente, se você parece cada vez mais baixa, isso pode acontecer porque o *espaço intervertebral* (a distância entre as vértebras da coluna) se torna significativamente mais estreito. O arco das suas costas pode começar a se curvar para frente conforme suas costas ficam menos retas e mais corcundas. Além dessas mudanças comuns associadas à idade, a osteoporose pode enfraquecer suas vértebras a tal ponto que pode causar fraturas de compressão que podem encurtar ainda mais a coluna. Essa doença pode fazer com que algumas mulheres percam até 10 cm de sua altura adulta! Conforme sua coluna se curvar cada vez mais para frente (isso é chamado de "corcunda de viúva", ou cifose), a osteoporose pode provocar mais degeneração dos discos fibrosos localizados entre as vértebras.

FATORES DE RISCO PARA OSTEOPOROSE. A osteoporose pode ocorrer em mulheres mais velhas por causa dos níveis mais baixos de estrogênio depois da menopausa. Exercício insuficiente, uma dieta que não contenha cálcio suficiente, menopausa precoce (antes dos 45 anos) e outras doenças (como anorexia, bulimia, diabetes, hipertireoidismo e remoção cirúrgica dos ovários) que diminuem os níveis hormonais são outros fatores de risco para osteoporose. Nosso colega Harold Rosen explica que mulheres com maior probabilidade de desenvolver osteoporose têm um histórico familiar dessa doença (alguns estudos mostraram que de 70% a 80% da osteoporose podem ser herdados), têm uma estrutura esbelta e são caucasianas. Fumar, tomar três ou mais xícaras de café por dia e consumir álcool diariamente também são fatores que aumentam o risco.

COMO A OSTEOPOROSE É DIAGNOSTICADA. Geralmente, não há desconforto associado com o enfraquecimento gradual dos ossos, e você pode não perceber que tem esse problema até cair e quebrar ou fraturar um osso. Porém, se fraturar a coluna, pode sentir dor intensa nas costas sem cair.

Nossa colega Susan Greenspan e outros relataram que uma densidade óssea muito baixa do quadril pode ser um importante indício das fraturas do quadril em indivíduos mais velhos. Os médicos podem fazer exames de densitometria óssea para medir a densidade dos ossos no seu quadril, coluna lombar e pulsos (Tabela 9.1). Esses exames radiológicos podem ser úteis se você for uma mulher com menos de 65 anos, e você e seu médico estiverem pensando se deve tomar medicamentos que possam reduzir sua taxa de perda óssea. Esses exames também podem ser úteis para avaliar a efetividade de um tratamento de osteoporose depois de algum tempo. Alguns médicos podem recomendar exames de densitometria óssea para todas as mulheres acima dos 65 anos porque a maioria das mulheres tem baixa densidade óssea com essa idade. A densitometria óssea pode ser especialmente útil em pacientes que estejam tomando esteroides, medicamentos anticonvulsivantes ou hormônio da tireoide, bem como aquelas com anormalidades na coluna ou outros problemas endócrinos como hiperparatireoidismo ou doença de Cushing.

COMO A OSTEOPOROSE É TRATADA. Os médicos algumas vezes tratam a perda óssea com os seguintes medicamentos:

Tabela 9.1 Exames radiológicos para medir a densidade óssea

Exame	Descrição
Tomografia computadorizada quantitativa (QCT)	Algumas vezes pode detectar sinais de perda óssea, especialmente da coluna e do quadril, mas usa uma dose mais alta de radiação do que a densitometria óssea – DEXA (descrita adiante).
Tomografia computadorizada por emissão de fóton único (SPA)	Usa um nível baixo de radiação e é útil para medir a densidade óssea da ulna, rádio ou calcanhar.
Dual energy photon absorptiometry (DPA)	Pode ser usado para medir a densidade óssea do fêmur e das vértebras, mas o exame é mais demorado do que com os outros métodos (20 a 45 minutos); não é usado com muita frequência em pessoas mais velhas porque pode ser menos preciso nessa faixa etária.
Densitometria óssea (DEXA)	Usa um feixe de raios X (com uma dose muito baixa de radiação) para criar uma imagem do osso e medir a massa óssea no corpo; é curto (em geral de 5 a 10 minutos) e mais preciso do que os outros exames.

- *Calcitonina* é um hormônio que impede a perda óssea na coluna e também ajuda a aliviar a dor associada com as fraturas. Esse hormônio pode ser injetado ou inalado.

- Medicamentos chamados *bifosfonatos* evitam a perda óssea bloqueando a reabsorção óssea e aumentam a densidade óssea na coluna e no quadril. Há relatos de que esses medicamentos diminuem as fraturas de coluna, quadril e pulso em até 50% em três anos. O remédio precisa ser tomado 30 minutos antes do café da manhã, com estômago vazio, com um copo cheio de água e a pessoa deve permanecer em pé.

- *Alendronato* é um fármaco bifosfonato que aumenta a massa óssea na coluna e no quadril e evita perda óssea nas mulheres após menopausa.

- *Etidronato* é um fármaco bifosfonato que logo pode ser aprovado pela FDA norte-americana para tratamento da osteoporose. Os exames têm mostrado que ele pode evitar a perda óssea e reduzir o risco de fraturas vertebrais.

- *Raloxifeno* é um fármaco chamado modulador seletivo do receptor de estrogênio (MSRE) que pode aumentar a massa óssea no quadril e na coluna. Em 1999, os cientistas relataram que ele é eficaz para a prevenção da osteoporose. Ele também diminui o colesterol e pode reduzir o risco de câncer do endométrio e de mama. Ainda é preciso determinar se ele pode ter outros efeitos benéficos como proteção para doença cardíaca coronariana.

▶ Outra terapia sob investigação inclui o uso do *hormônio da paratireoide* e do *fluoreto de sódio de liberação lenta* para tratar a perda óssea.

Fraturas de quadril

Se, apesar das precauções já mencionadas, você tiver uma fratura, pode ter apenas sintomas vagos como um pouco de dor no quadril, ou pode nem conseguir sustentar nenhum peso. O médico pode recomendar um dispositivo de auxílio (veja a Tabela 9.2). Portanto, se você tiver dor no quadril, consulte o médico.

Doença óssea de Paget

Depois da osteoporose, a segunda doença metabólica mais comum que afeta as pessoas mais velhas chama-se doença óssea de Paget. Essa doença afeta 3% das pessoas acima dos 50 anos e 10% das pessoas acima dos 80 anos.

A doença de Paget parece ser uma condição inerente; 30% dos pacientes com esta condição têm um parente que também foi afetado por ela. Os pesquisadores dizem que também é possível que, em certos casos, haja um componente viral para a doença de Paget. Mais estudos precisam ser realizados.

Tabela 9.2 **Dispositivos que podem ajudar sua mobilidade**

Os seguintes dispositivos de auxílio podem ser úteis para pessoas com vários problemas musculoesqueléticos. Fale com seu médico para saber se ele recomenda algum desses equipamentos para você. Se esse for o caso, assegure-se de usar um equipamento que se ajuste bem a você.	
Dispositivo de auxílio	**Usado para**
Bengala	Alívio de desconforto ao sustentar peso ou aumento de estabilidade.
Andador	Aumento de estabilidade e apoio.
Cadeira de rodas	Aqueles que não podem caminhar ou que se cansam rapidamente.
Scooter	Aqueles com incapacidade grave e imobilidade.

Esta condição pode levar a deformidade óssea que pode afetar as articulações, provocando dor e artrite. Raramente, a doença de Paget pode levar a uma sequência de lesões esqueléticas que podem se tornar cancerosas. Quando isso acontece, a remoção cirúrgica do osso afetado pode ser necessária. Outras complicações da doença de Paget podem incluir surdez e insuficiência cardíaca congestiva. Alguns estudiosos sugerem que Beethoven pode ter tido a doença de Paget.

Como a doença de paget é diagnosticada. Se tiver a doença de Paget, você pode sentir dor nas articulações e ossos ou pode não ter nenhum sintoma. Um exame de sangue para medir a quantidade de uma enzima chamada fosfatase alcalina pode ajudar a descobrir a presença desta doença. Raios-X do esqueleto, exames de imagem dos ossos e, possivelmente, biópsias podem ajudar a confirmar o diagnóstico.

Como a doença de paget é tratada. Se você for diagnosticado com a doença de Paget, o médico pode recomendar que você tome analgésicos e, talvez outros medicamentos para dor óssea e artrite. Às vezes, a doença de Paget provoca dano nas articulações que só pode ser tratado pela substituição completa da articulação. Três tipos de medicamentos são usados atualmente para tratar a doença de Paget:

- *Calcitonina*, um hormônio que é ministrado para aliviar a dor óssea.

- *Etidronato,* que diminui a taxa de reabsorção óssea.

- *Plicamicina*, que algumas vezes é receitado para doença avançada.

Por fim, o médico pode encaminhar você para um fisioterapeuta para exercícios de fortalecimento ou para um cirurgião ortopédico para uma cirurgia de substituição total de articulação se você tiver artrite grave no quadril ou joelho.

Dores nas costas

A maioria das pessoas sente dores nas costas em algum momento da vida. Essa dor pode acontecer repentinamente ou pode aumentar gradualmente. Embora a dor nas costas possa ser bastante desconfortável, em geral esse problema não é perigoso.

Sua coluna vertebral é composta de vértebras separadas umas das outras por "almofadas" chamadas discos. Os nervos se ramificam a partir da medula, saindo do canal espinhal pelos espaços que separam as vértebras. Os músculos

SEU SISTEMA MUSCULOESQUELÉTICO

e ligamentos rodeiam as vértebras e as mantém no lugar. A maior parte de seu peso está concentrado na parte inferior das costas, e os ossos, músculos e ligamentos ali podem ser tensionados e provocar dor quando você mudar de posição. O desconforto nas costas também pode ser afetado por estresse emocional e inatividade. Os problemas que podem ocorrer nas costas incluem problemas articulares, espasmos musculares e distensão.

Se você fizer trabalho físico pesado (por exemplo, levantar pesos) ou exercícios vigorosos que ponham estresse nas costas, você pode desenvolver problemas nos discos intervertebrais por causa da pressão sobre eles. Algumas vezes, um disco pode pinçar um nervo no local da saída do canal espinhal. A dor resultante, chamada ciática, se for na parte inferior das costas, pode ser aguda e pode irradiar das costas e nádegas pela perna até abaixo do joelho. Um disco herniado também pode provocar formigamento, fraqueza e até entorpecimento das pernas.

Autoajuda

O que você deve fazer se tiver um problema nas costas? Se sua dor na lombar não for intensa, pode passar sozinha em poucos dias. No entanto, você deve consultar o médico se a dor for intensa o bastante para interferir em suas atividades diárias ou se ela não passar sozinha dentro de alguns dias. Além disso, se suas pernas ficarem fracas, se sentir entorpecimento na virilha ou na área do reto, ou se perder o controle da bexiga ou do intestino, você deve procurar auxílio médico imediatamente.

Até que a dor nas costas desapareça, assegure-se de não pegar pesos, não se sente por longos períodos nem faça movimentos de torção.

Ajuda médica

O que o médico pode fazer? Se você consultar o médico por causa de uma dor nas costas, ele perguntará sobre seu histórico médico (incluindo todos os remédios com e sem receita que você esteja tomando) e vai fazer um exame clínico. Existem diversas opções de tratamento disponíveis para gerenciar a dor nas costas, mas nenhuma abordagem é adequada para todas as pessoas e mais de uma opção pode ser considerada.

MEDICAMENTOS. O médico pode recomendar medicamentos para a dor nas costas. Aspirina, paracetamol ou ibuprofeno podem ser úteis para uma dor nas costas pouco intensa. Para uma dor mais intensa, o médico pode receitar algo mais forte para alívio da dor, um relaxante muscular ou ambos.

Repouso. Se a dor for intensa, o médico pode aconselhar repouso na cama por um ou dois dias. Porém, permanecer em repouso na cama por um período mais longo pode ser contraprodutivo porque seus músculos podem ficar ainda mais fracos por você não estar ativo. Na maioria dos casos, é melhor continuar a se movimentar a fim de acelerar sua recuperação.

Frio e calor. Outra opção terapêutica para dor nas costas é aplicar uma compressa fria à área afetada intermitentemente por 5 a 10 minutos a cada 4 a 6 horas durante 48 horas. Se a dor persistir por mais de dois dias, você pode continuar com o tratamento frio ou experimentar uma compressa quente ou um chuveiro quente.

Manipulação da coluna. Alguns pacientes também consultam um quiroprático que pode manipular a coluna e trazer algum alívio. A manipulação da coluna pode ser efetiva para aliviar a dor, mas ocasionalmente ferimentos graves acontecem, entre eles dano à medula espinhal e fraturas. Você deve primeiro consultar o médico antes de passar pela manipulação da coluna. Se a dor persistir por um mês ou mais depois de você ter tentado isso, consulte seu médico.

Fisioterapia. A fisioterapia para dor nas costas pode envolver exercícios de alongamento, massagem ou o uso de um dispositivo chamado unidade de estimulação nervosa elétrica transcutânea (TENS). Este dispositivo elétrico pequeno de baixa frequência é aplicado em várias sessões curtas por dia na área afetada. Ao estimular os músculos, o dispositivo TENS pode ser útil para aliviar a dor crônica nas costas.

Outras opções de tratamento. Se medicamentos, compressas frias ou quentes ou manipulação da coluna não aliviarem a dor, outras opções de tratamento, entre elas acupuntura, *biofeedback*, massagem e injeções de esteroides podem ser consideradas. Um centro de gerenciamento da dor associado ao hospital local ou clínica de cuidados de saúde pode oferecer esses tratamentos e também fornecer mais informações. Embora essas medidas possam aliviar temporariamente o desconforto, elas não vão necessariamente acelerar sua recuperação.

Também aconselhamos nossos pacientes com dor nas costas a dar os seguintes passos:

- Sente-se em uma cadeira que dê um bom suporte para a lombar. Enquanto estiver sentado, tente manter os pés no chão ou ligeiramente elevados e apoiados em um banco baixo.
- Não durma de bruços nem de costas.

SEU SISTEMA MUSCULOESQUELÉTICO

- ► Durma de lado, com uma perna flexionada e com um travesseiro de apoio embaixo do joelho flexionado. Isso vai ajudar a diminuir a pressão sobre a coluna.

- ► Quando tiver de ficar em pé por longos períodos, descanse um dos pés em um apoio baixo. Alguns pacientes também acham que palmilhas com calcanhar mais alto ajudam a aliviar a dor na lombar, especialmente se for necessário ficar em pé por longos períodos (fale com o médico para saber se isso funcionaria para você).

- ► Mantenha uma almofada ou uma toalha dobrada atrás de sua lombar enquanto estiver dirigindo.

- ► Use sapatos de salto baixo.

- ► Dê caminhadas curtas, nade ou use uma bicicleta ergométrica para fortalecer suas costas.

- ► Se sentir fraqueza ou perda de sensação nas pernas, ou perder a função da bexiga ou intestino, consulte o médico imediatamente.

CIRURGIA NAS COSTAS. Se o tratamento médico e as outras opções não tiverem sucesso e houver grave compressão das raízes nervosas ou grave estenose espinhal, a cirurgia pode ser recomendada. O médico vai encaminhar você a um neurocirurgião. Em alguns casos, a cirurgia espinhal pode ser bem sucedida. Uma mulher de 76 anos que passou recentemente por cirurgia disse: "Sou uma nova mulher depois da cirurgia nas costas. Pela primeira vez em 3 anos, estou livre da dor e posso andar com meu corpo ereto. Eu me sinto 30 anos mais jovem!"

Felizmente, a cirurgia em geral não é necessária para tratar a dor na lombar, e a maior parte do desconforto desaparece em pouco tempo. No entanto, algumas pessoas que se recuperam de um episódio de dor aguda na lombar podem experimentar um episódio similar dentro de alguns anos.

Artrite

Artrite é uma condição que pode aumentar seu risco de cair ao alterar a função de suas articulações e influenciar a percepção do seu corpo no espaço. Essa condição ocorre com mais frequência em pessoas mais velhas, embora quase sempre afete pessoas com menos de 65 anos (e também pode afetar crianças). As três formas mais comuns de artrite são: artrite reumatoide, osteoartrite e gota.

Tipos de artrite

Artrite reumatoide. A *artrite reumatoide* é uma doença autoimune que causa inflamação dolorosa das articulações, que pode levar a danos na cartilagem e nos ossos. Nossa colega Lea Sewell observa que aproximadamente 10% dos casos de artrite reumatoide ocorrem em pessoas acima dos 60 anos. A artrite reumatoide pode afetar homens e mulheres.

Osteoartrite. A cartilagem, como os músculos e os ossos, muda conforme envelhecemos. A inflamação da cartilagem pode levar a uma doença chamada *osteoartrite*, na qual a cartilagem se quebra nas pontas dos ossos nas articulações que sustentam peso (como o quadril e os joelhos). A osteoartrite também pode afetar as mãos e os pés. Os sintomas primários desta forma de artrite são dor depois de atividade e rigidez matinal. O desconforto nas articulações geralmente melhora depois de repouso.

Mais mulheres do que homens têm osteoartrite. Pode haver um componente genético nessa doença, mas ela geralmente pula gerações. Trauma anterior nas articulações também pode aumentar o risco de desenvolver essa doença.

Gota. O inchaço das articulações desta forma de artrite é provocado por altos níveis de ácido úrico no corpo. Esse inchaço acontece com maior frequência no dedão do pé, joelhos, pulsos, mãos e cotovelos. Geralmente é tratado com agentes anti-inflamatórios não esteroides, corticosteroides e, algumas vezes, um medicamento chamado colchicina.

Pseudogota. A *pseudogota* é uma forma de artrite mais comum em pessoas mais velhas. O risco de uma pessoa ter esse problema é mais alto se ela tiver problemas de tireoide. Na maior parte das vezes, a pseudogota provoca inflamação no joelho, ombro, pulso, quadril e cotovelo.

Sintomas e tratamento

Sintomas da artrite. Os sintomas incluem dor devido às articulações rígidas na manhã, que gradualmente melhora conforme o dia passa; inchaço ou desconforto nas articulações; articulação quente ou vermelha; e, algumas vezes, desconforto nas articulações acompanhado por febre de 38°C ou mais.

Controle da artrite. Não existe cura definitiva para a artrite, mas com calor ou gelo locais, perda de peso, exercícios aeróbicos e de fortalecimento, dispositivos auxiliares para andar e, algumas vezes, medicamentos, o desconforto pode ser aliviado. Alguns relatórios sugerem que comer alimentos ricos em ácidos graxos omega-3 (como salmão, bacalhau e atum) pode reduzir a inflamação.

O *paracetamol* geralmente é o primeiro medicamento receitado para pacientes com artrite. Se a dor e a inflamação continuarem, o médico pode recomendar *medicamentos anti-inflamatórios não esteroidais* (NSAIDs) como aspirina, ibuprofeno, naproxeno sódico ou cetoprofeno. Em 1998, a FDA aprovou um novo fármaco chamado celecoxibe para aliviar o desconforto da artrite sem irritar o estômago nem provocar hemorragia gastrointestinal, como pode acontecer com a aspirina. Ele pode ser mais bem tolerado pela maioria das pessoas e pode ter menos efeitos colaterais do que a aspirina. Os *esteroides* são administrados em especial para pacientes com artrite reumatoide. *Outros medicamentos* como metotrexato também podem ser usados em casos mais graves de artrite reumatoide.

Alguns pacientes acham que analgésicos em *spray, cremes* e *pomadas* também podem ser úteis. Essas formulações tópicas podem conter capsaicina (derivada das pimentas chili), mentol ou cânfora. Os novos tratamentos para a artrite reumatoide incluem um fármaco chamado etanercepte. Um outro agente, chamado infliximabe poderá ser usado como uma alternativa ao metotrexato no futuro.

Para artrite mais avançada, o médico pode recomendar medicamentos que são injetados para suplementar ou substituir o lubrificante que seu corpo fornece naturalmente para as articulações. A cirurgia nas articulações algumas vezes é aconselhada para pessoas com artrite muito grave. A cartilagem solta e os fragmentos de ossos podem ser removidos por *artoscopia*, e a articulação pode ser realinhada ou substituída por um procedimento chamado *osteotomia*.

Se você tiver gota, um fármaco anti-inflamatório chamado colchicina e medicamentos como probenecida e alopurinol, que ajudam a diminuir os níveis de ácido úrico no corpo, podem ser úteis. Além disso, indometacina e ibuprofeno também podem ajudar. Por fim, se você tiver gota, convém eliminar alimentos como vinho, fígado e anchovas de sua dieta porque esses alimentos contêm altos níveis de uma substância chamada *purina*, que seu corpo pode ter alguma dificuldade em excretar.

Polimialgia reumática

A *polimialgia reumática (PMR)*, uma síndrome que provoca dor nas articulações e músculos, é um problema comum em pessoas acima dos 50 anos. A incidência desse problema autoimune aumenta dramaticamente nas pessoas acima dos 70 anos. Ele é caracterizado por rigidez que tende a durar meia hora ou mais, especialmente de manhã.

Se você perceber que tem dificuldade em rolar na cama de noite e sentir dor no pescoço, parte superior do braço ou na virilha ao acordar de manhã, pode ter PMR. Se o médico descobrir que você tem esse problema, poderá receitar prednisona. Pode ser necessário tomar esse medicamento por um ou dois anos, mas ele tende a ser muito efetivo para aliviar os sintomas da PMR.

Lupus Erythematosus

O *lupus erythematosus* é um distúrbio autoimune que tende a ocorrer mais em mulheres jovens. Porém, pode ser também uma doença de pessoas mais velhas. Um contador aposentado de 80 anos foi recentemente diagnosticado com essa doença e respondeu muito bem ao tratamento com esteroides.

Bursite

Uma *bursa* é um saco ou bolsa localizado entre um tendão e um osso. A *bursite*, que é a inflamação dessa área, pode às vezes causar desconforto no ombro e braço, por exemplo. Pode haver muita sensibilidade nos locais em que as bursas se localizam e dor quando estiver em movimento e em repouso. Às vezes o movimento regional ativo pode ser limitado e pode haver inchaço significativo quando a bursite ocorre perto da superfície do corpo (por exemplo, em um joanete ou joelho).

A bursite trocantérica pode provocar dor ou formigamento no quadril. Esse desconforto pode ser aumentado por atividades ou por se sentar com as pernas cruzadas. A bursite anserina pode provocar desconforto no joelho, especialmente à noite.

Se você tiver qualquer dessas formas de bursite, o médico pode receitar antibióticos para tratar infecções em potencial, corticosteroides para reduzir o inchaço e/ou aspirina ou agentes anti-inflamatórios não esteroidais para aliviar o desconforto. Pode recomendar que você faça exercícios leves para manter a flexibilidade da área afetada. Além disso, se você tiver bursite anserina, pode ser útil colocar um travesseiro entre os joelhos enquanto estiver dormindo.

Tendinite

Uma inflamação em um tendão é chamada *tendinite*. Esse problema comum pode provocar sensibilidade nos ombros, dedos e pulsos, cotovelos ("cotovelo de tenista"), costas, joelhos e pés.

Como no caso da bursite, o tratamento da tendinite pode envolver exercícios suaves, agentes anti-inflamatórios não esteroidais e, em alguns casos, injeções de corticosteroides na área afetada. O tratamento regular com gelo (10 a 15 minutos, 4 a 6 vezes por dia) pode ser muito efetivo para aliviar a dor. A perda de peso também pode ajudar a diminuir o estresse sobre os tecidos moles prejudicados.

CAPÍTULO 10

Os Seios

A esperança jorra eterna no seio humano.

Alexander Pope (1688-1744)

Como os Seios Mudam com a Idade

Além das inúmeras transformações progressivas e às vezes intrigantes pelas quais nosso corpo passa conforme envelhecemos, os seios também vão evoluir para uma versão diferente do que eram na juventude. Depois da menopausa, os seios da maioria das mulheres ficam maiores. Além disso, como os seios não precisam mais fabricar leite em apenas nove meses, o tecido mamário geralmente encolhe, e sua composição se torna menos densa e glandular. O tecido gorduroso pode aumentar, e os seios podem ficar mais flácidos e, em alguns casos, ligeiramente caídos.

Se você estiver fazendo reposição hormonal, no entanto, seu corpo pode ter a impressão de que a menopausa ainda não aconteceu, e seu tecido mamário pode permanecer denso e firme como era antes.

Como Manter os Seios Saudáveis

A primeira coisa que vem à mente quando você pensa nos problemas dos seios em um corpo envelhecido é o câncer de mama. De fato, 48% dos casos e 56% das mortes por câncer de mama ocorrem em mulheres com 65 anos ou mais. O risco de câncer de mama continua a aumentar até os 85 anos. O câncer de mama pode afetar também os homens, mas isso é extremamente raro: menos de 1% das ocorrências de câncer em homens deve-se ao câncer de mama.

A boa notícia é que tanto em mulheres quanto em homens, 9 de 10 casos de câncer de mama podem ser tratados com sucesso se o câncer for detectado no início, antes de ter se espalhado para outras partes do corpo. Neste capítulo, vamos nos concentrar no que você pode fazer para reduzir o risco de câncer de mama e, se ele acontecer, como você pode descobri-lo nos estágios mais tratáveis.

Dieta

A boa nutrição atua da mesma forma para manter seus seios saudáveis e para cuidar do resto de seu corpo. Sua dieta deve ser pobre em gorduras e rica em frutas e vegetais, especialmente os que, como cenoura e brócolis, contêm antioxidantes (vitamina A, C e E), substâncias químicas que podem desarmar moléculas de oxigênio instáveis chamadas *radicais livres*. Sem controle suficiente de antioxidantes, os radicais livres podem interagir com outras moléculas na célula, tornando-as inefetivas e provocando danos nesse processo.

Os pesquisadores também descobriram que as mulheres tendem a ter um risco mais baixo de desenvolver câncer de mama se morarem em locais onde se consome muita proteína de soja. Assim, é bom tentar incluir alguns produtos de soja, como tofu, na sua dieta sempre que possível.

Alguns estudos mostraram que consumir bebidas alcoólicas, ingerir carne vermelha ou ambos pode aumentar significativamente a probabilidade de desenvolver câncer de mama. Por esse motivo, aconselhamos moderação no consumo de álcool e de carne vermelha.

Exercício

Os cientistas também determinaram que a atividade física pode proteger contra câncer de mama. Embora os pesquisadores não tenham certeza de como exatamente isso acontece, meninas pré-adolescentes e adolescentes que se exercitam regularmente podem passar por algumas mudanças hormonais que podem protegê-las deste tipo de câncer mais tarde na vida. É uma boa ideia incentivar suas filhas e netas a se exercitarem e, claro, nunca é tarde demais para você desfrutar os benefícios do exercício.

Terapias com medicamentos preventivos

Três fármacos – tamoxifeno, raloxifeno e 4-hidroxifenilretinamida – têm se mostrado promissores na prevenção de câncer de mama em mulheres que estão no grupo de risco para esta doença (veja o Capítulo 5). O tamoxifeno, em particular, tem se mostrado efetivo na prevenção desta forma de câncer em animais e pode reduzir muito o risco de desenvolver câncer na outra mama se o câncer foi detectado em uma delas. Este medicamento tem alguns efeitos colaterais, incluindo um maior espessamento do revestimento endometrial e possivelmente um leve aumento no risco de câncer endometrial. Há um risco baixo de fogachos em mulheres que tomam tamoxifeno depois da menopausa.

A 4-hidroxifenilretinamida é uma substância similar à vitamina A que atualmente está sendo estudada quanto à possível prevenção de câncer de mama em seres humanos. Converse com seu médico para saber se você seria uma boa candidata a tomar este ou outros medicamentos.

Exame para câncer de mama

Existem três maneiras básicas para detectar o câncer de mama nos estágios iniciais: autoexame, exame no consultório do clínico geral ou ginecologista e mamografia. Todas as três formas de exame são importantes e, para ter mais chances de descobrir o câncer de mama mais cedo, você deve criar o hábito de fazer os três tipos de exame com regularidade. A American Geriatric Society recomenda exames para câncer de mama até os 85 anos.

AUTOEXAME DAS MAMAS. Todos os meses, você deve examinar seus seios em busca de caroços incomuns, nós, tecido mamário espessado, covinhas na pele, secreção nos mamilos ou qualquer mudança no tamanho, forma ou cor de seus seios. O médico, enfermeira ou outro prestador de serviços de saúde pode lhe mostrar como fazer esse exame visual e manual (Figura 10.1). Além dos seios, você pode também examinar as axilas em busca de caroços ou nós. Se estiver fazendo reposição hormonal com progestinas, você deve fazer o autoexame de mamas uma semana depois de tomar a última dose desse hormônio.

EXAME EM CONSULTÓRIO MÉDICO. Além do autoexame de mamas, você deve consultar o médico uma vez por ano e fazer o exame no consultório.

MAMOGRAFIA. Embora o exame das mamas, por você e por um médico, seja extremamente importante, a melhor forma de detectar um caroço no seio é fazendo a mamografia, um tipo de exame de raio X que envolve baixa dose de radiação. Alguns estudos têm relatado que esse exame pode, às vezes, encontrar uma massa até dois anos antes de alguém poder senti-la! A perda de densidade do tecido mamário que acontece com a menopau-

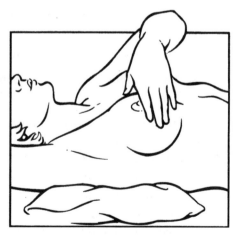

Figura 10.1 *Autoexame das mamas*
Fonte: American Cancer Society

sa torna a mamografia um exame especialmente bom para detectar tumores de mama em mulheres mais velhas.

Isso não significa, porém, que você deva simplesmente fazer uma mamografia e deixar de lado os exames manuais porque nem todos os tumores que podem ser sentidos podem ser detectados na mamografia. Recomendamos que você faça mamografia a cada ano ou a cada dois anos, pelo menos até os 70 anos, e também que faça o autoexame de mamas regularmente.

Como é o exame? O médico ou enfermeira pode pedir que você não use desodorante, talco e cremes no dia em que for fazer esse breve procedimento (15 a 30 minutos). O motivo é que essas substâncias podem parecer pontos no raio-X, e os cremes podem deixar seus seios escorregadios. Eles vão pedir que você tire as roupas da cintura para cima e lhe darão um avental para vestir. Depois, você ficará em pé, e sua mama será colocada sobre uma chapa de raio-X e pressionada contra outra chapa enquanto o raio-X é tirado. Pode haver algum desconforto enquanto seu seio estiver sendo espremido entre essas chapas, e o médico pode recomendar que você tome um remédio anti-inflamatório não esteroidal antes do procedimento para minimizar esse desconforto.

Câncer de Mama

O câncer de mama tem a taxa de mortalidade mais alta do que qualquer outro câncer que afeta as mulheres entre os 55 e os 74 anos. A cada ano, 180.000 novos casos de câncer de mama são diagnosticados e mais de 80% deles ocorrem em mulheres acima dos 50 anos. O risco que uma pessoa corre de ter este tipo de câncer é aumentado pelos seguintes fatores:

- ▶ Ter filhos com mais de 30 anos ou não ter nenhum filho.

- ▶ Uso de pílulas anticoncepcionais ou terapia de reposição hormonal com estrogênio.

- ▶ Ter histórico familiar de câncer de mama (aumenta o risco em cerca de 50%). Dois genes, BRCA1 e BRCA2, têm sido associados a um maior risco de câncer de mama. Mulheres com um parente em primeiro grau (como mãe ou irmã) com câncer de mama pré-menopausa podem ser testadas para BRCA1 e BRCA2. Como até 80% das mulheres positivas para BRCA1 mais tarde podem desenvolver câncer de mama, elas devem consultar o médico regularmente e discutir suas opções.

- ▶ Histórico de câncer anterior (especialmente no outro seio, tireoide, cólon ou ovário).

OS SEIOS 211

- ► Menstruação precoce (antes dos 12 anos).

- ► Menopausa tardia (depois dos 55 anos).

- ► Consumo de duas ou mais doses de bebida alcoólica todos os dias.

- ► Exposição a poluição do ar, pesticidas ou aditivos químicos alimentares.

- ► Idade avançada.

Embora estar consciente desses fatores de risco certamente seja importante, tenha em mente que 7 entre cada 10 mulheres que têm câncer de mama não têm fatores de risco aparentes, além da idade. O câncer de mama é muito incomum em homens. Embora o diagnóstico e as opções de tratamento para câncer de mama sejam iguais para homens e mulheres, o câncer de mama geralmente é diagnosticado mais tarde nos homens. Além disso, pode afetar os homens de outras maneiras profundas por causa do impacto psicológico de ter o que geralmente é considerado uma doença feminina.

MITOS SOBRE O CÂNCER DE MAMA

Mito: Eu provavelmente não tenho câncer de mama porque não tenho sintomas.

Fato: Na maioria dos casos, o câncer de mama não provoca dor nem outros sintomas reconhecíveis.

Mito: Sou velha demais para ter câncer de mama.

Fato: Seu risco de ter câncer de mama aumenta a cada ano que passa. Na verdade, a maioria das mulheres que tem câncer de mama tem mais de 50 anos.

Mito: Não tem câncer de mama na minha família, então eu não corro risco.

Fato: Oitenta por cento das mulheres que têm câncer de mama não têm um histórico familiar da doença.

Sintomas

Você provavelmente não terá sintomas se tiver câncer de mama. O médico pode só descobrir um tumor na mamografia, ou você e o médico podem descobri-lo em um exame de seus seios. Algumas vezes, pode haver uma secreção nos mamilos. Se houver feridas, espinhas ou um ferimento aberto em seu seio, consulte o médico imediatamente.

Diagnóstico

> **POR QUE VOCÊ ESTÁ EVITANDO O EXAME DAS MAMAS?**
> **Tenho medo do que meu médico pode encontrar.**
> Se você ou seu médico encontrarem um tumor, sua chance de sobreviver é de 92% se ele for detectado cedo.
> **Não quero que o médico me toque desse jeito.**
> Peça ao médico que uma enfermeira permaneça na sala.
> **É caro demais.**
> Os convênios costumam cobrir esse custo. No Brasil, o SUS também oferece esses exames sem custo, e há algumas clínicas que cobram preços mais acessíveis.
> **Não consigo ir até o local em que a mamografia é feita.**
> Informe-se sobre unidade móvel de mamografia (em uma van) em sua cidade. Algumas vezes, essas unidades fazem exames em shopping centers, edifícios comerciais e centros comunitários.

E se encontrar um caroço? Se uma massa for encontrada no seu seio, por autoexame ou em uma mamografia, consulte o médico imediatamente. Ele examinará o seio e, depois, pode pedir uma biópsia. A biópsia é um procedimento médico que envolve a remoção de um pedaço minúsculo de tecido para exame sob um microscópio.

O clínico geral ou o ginecologista provavelmente encaminharão você para um cirurgião neste ponto. O procedimento de biópsia permitirá que o médico faça um diagnóstico definitivo. Existem vários tipos de biópsias:

- ▶ *Biópsia de agulha fina.* Durante este exame simples e seguro, o cirurgião de mamas vai anestesiar o seio antes de inserir uma agulha (que está ligada a uma seringa) no caroço no seio. Ele vai extrair uma amostra das células que serão examinadas com um microscópio.

- ▶ *Core biopsy ou biópsia por agulha grossa.* Este tipo não cirúrgico de biópsia envolve o uso de uma agulha mais grossa para extrair um pequeno núcleo de tecido (em vez de só uma amostra das células) de um caroço no seio.

OS SEIOS 213

- *Biópsia incisional.* A biópsia incisional envolve a remoção de uma massa maior de tecido do caroço no seio.

- *Biópsia excisional (lumpectomia).* Este tipo de biópsia envolve a remoção de todo o caroço e também do tecido saudável que o rodeia. O patologista pode traçar uma linha preta ao redor do contorno do espécime da biópsia. Isso é chamado de "margem". Depois o tecido é testado para determinar se há células cancerosas na área da margem. Se houver, será necessária nova cirurgia no seio.

A biópsia pode mostrar que o crescimento é benigno ou pode haver algumas células cancerosas. Se for um câncer de seio, o médico vai conversar com você sobre as próximas etapas possíveis e pode encaminhar você para um oncologista (um especialista em câncer).

Quanto seu câncer de mama está espalhado? Que tipo de câncer de mama você tem?

Existem diversos tipos de câncer de mama. A maioria deles é *adenocarcinomas*, um tipo de câncer que se forma em uma glândula. Além de lhe dizer o tipo do câncer, o médico poderá responder às seguintes perguntas:

- Qual é o tamanho do tumor?

- O patologista atribuiu um grau a esse tumor depois de examinar o espécime da biópsia sob o microscópio? Os médicos em geral usam o sistema "TNM" para estagiar o câncer. "T" representa o tamanho do tumor. "N" significa o envolvimento dos nodos linfáticos e "M" significa metástase ou o aparecimento em outras partes do corpo.

- O tumor invadiu os vasos sanguíneos ou nodos linfáticos?

O progresso da doença e suas opções de tratamento dependerão das respostas a essas perguntas. O tratamento também dependerá da resposta do tumor a hormônios (isto é, se o teste der positivo para receptores de estrogênio).

Tratamento

As metas do tratamento de câncer de mama são remover as áreas cancerosas, aliviar os sintomas, evitar recaída, preservar a qualidade de vida e aumentar a probabilidade de sobrevivência. Seu médico pode recomendar um determinado tratamento para o câncer de mama, mas a decisão final sobre qual método usar depende de você. Sinta-se à vontade para pedir a seu médico que a encaminhe para um oncologista para discutir suas opções de tratamento.

LUMPECTOMIA. A lumpectomia, ou mastectomia parcial, envolve a remoção apenas de parte do seio. Esta forma de tratamento geralmente não é recomendada para pacientes que tenham tumores grandes. Além de ser um procedimento de biópsia diagnóstica, a lumpectomia algumas vezes tem um papel terapêutico, especialmente se nenhuma célula de câncer estiver presente na área da margem. A mastectomia parcial muitas vezes é seguida por terapia de radiação e terapia hormonal para destruir qualquer célula remanescente de câncer e evitar sua reincidência.

MASTECTOMIA. A mastectomia total envolve a remoção de todo o seio e também de alguns nodos linfáticos debaixo do braço. Esta operação é realizada enquanto a paciente está sob alguma forma de anestesia. Você provavelmente vai encontrar o anestesista antes de sua operação para discutir o tipo de anestesia que você terá e os seus efeitos colaterais.

Fale com seu médico e com amigas que tenham passado por isso antes para saber o máximo possível sobre essa operação e o que você pode esperar da recuperação depois. Esse procedimento não só pode deixá-la fisicamente exausta, mas pode provocar algumas questões emocionais também. Sua família, amigos, assistente social do hospital ou outro conselheiro podem ajudá-la nesse momento.

RADIAÇÃO. A radioterapia pode ser usada depois da mastectomia para acabar com as células cancerosas remanescentes. Ela funciona mirando partículas radioativas que destroem as células em uma pequena área. A radiação também é muito efetiva para gerenciar a dor relacionada à disseminação (metástase) do câncer para os ossos. Se você não tiver certeza se deve fazer radioterapia, peça a seu clínico geral uma indicação de um oncologista de radiação, um especialista em câncer que tem conhecimento nesta forma de tratamento.

Se decidir continuar com esta terapia, você receberá uma pequena dose de radiação todos os dias durante várias semanas. Os efeitos colaterais da radioterapia podem incluir inchaço, vermelhidão, pigmentação escura e veias vermelhas em forma de aranha na área tratada. Muitas vezes, as pacientes também sentem fadiga depois do tratamento.

TERAPIA HORMONAL. A maioria dos tumores de mama em mulheres mais velhas responde à terapia hormonal. De fato, a terapia hormonal com um fármaco chamado tamoxifeno, um medicamento de quimioterapia oral que tem sido usado para tratar o câncer de mama desde a década de 1970, é mais efetiva em pacientes acima dos 50 anos. Como mencionamos no início deste capítulo, o tratamento com tamoxifeno tem sido efetivo para diminuir o risco de desenvolver câncer de mama no outro seio. Como o estrogênio, o tamoxifeno também protege contra a osteoporose. Se o oncologista lhe recomendar tamoxifeno, você pode tomá-lo por muitos anos. Se você for pós-menopáusica, ele pode diminuir o risco de recidiva do câncer em aproximadamente 30%.

Este fármaco é bem tolerado pela maioria das mulheres mais velhas, embora algumas sintam alguns fogachos leves, e pode haver um pequeno risco associado de desenvolver câncer do endométrio. Além disso, enquanto estiver tomando este medicamento, você deve ver seu oftalmologista regularmente porque algumas pacientes tiveram problemas de retina depois de tomar tamoxifeno por longos períodos.

HER-2/neu é um anticorpo monoclonal que foi aprovado em 1998 para tratar o câncer de mama metastático. Ele pode ser efetivo em 20% a 30% dos casos de câncer de mama que têm níveis aumentados dessa proteína.

Megestrol é outra forma de terapia hormonal. Embora possa ser efetivo, pode provocar alguma retenção de líquidos e inchaço no tornozelo.

QUIMIOTERAPIA. Esta forma de terapia envolve o uso de fármacos únicos ou combinados para tratar tumores grandes ou câncer de mama avançado. A quimioterapia também pode ser administrada quando a terapia hormonal não for efetiva e para reduzir o risco de recidiva de câncer de mama. Os fármacos mais comuns de quimioterapia incluem ciclofosfamida, metotrexato, 5-fluorouracial, doxorrubina e mitoxantrona. Cada uma dessas substâncias tem benefícios e efeitos colaterais associados. Fale com seu médico sobre as recomendações. Consiga uma segunda opinião de um oncologista, se quiser. Pese cuidadosamente os prós e contras de cada medicamento antes de tomar sua decisão.

Cuidados de acompanhamento

Os cuidados no longo prazo de mulheres mais velhas com câncer de mama envolvem consultas de rotina com o clínico geral a cada 3 meses nos primeiros 18 meses e, depois, a cada 4 ou 6 meses. Nessas consultas de acompanhamento, o médico fará um exame clínico e verá os exames de sangue de rotina. Conte a seu médico se tiver algum sintoma novo, inclusive incontinência urinária, dor nas costas ou pouca energia.

Se você fez uma lumpectomia, vai precisar fazer mamografia nos dois seios anualmente. (Alguns médicos aconselham seus pacientes que tiveram câncer de mama a fazer esses exames inicialmente a cada seis meses.) Se você fez uma mastectomia, o médico provavelmente vai aconselhá-la a fazer uma mamografia anualmente na outra mama.

Outros Problemas que Podem Acontecer

Dor na mama

Existem muitas causas de desconforto na mama e, felizmente, muitas delas são benignas.

DOR NO SEIO DEVIDO A HORMÔNIOS. As variações hormonais que ocorrem durante o ciclo menstrual podem causar uma leve dor nos seios em mulheres mais jovens. Depois da menopausa, esse efeito da menstruação geralmente desaparece, a menos que esteja tomando estrogênio. Nesse caso, seu corpo pode acreditar que ainda está no período pré-menopausa e continuar mantendo o efeito da menstruação. Se o seu médico determinar que a dor nos seios está relacionada aos hormônios, pode recomendar a você uma dieta com pouca gordura e talvez medicação.

DOR NO SEIO CAUSADA POR TRAUMA. Às vezes, as mulheres têm desconforto no seio depois de bater em alguma coisa, fazer mamografia ou biópsia. Esse tipo de dor no seio geralmente dura pouco. Se ela persistir, consulte o médico para avaliação e orientação.

ECTASIA DUCTAL. Essa doença ocorre em mulheres mais velhas e afeta os ductos localizados abaixo da auréola. Além da sensação de queimadura, inchaço e coceira, pode haver uma secreção no mamilo. Se você tiver esse conjunto de sintomas, o médico provavelmente pedirá uma biópsia da área. A ectasia ductal pode ser tratada removendo-se os ductos afetados.

Cistos

Os cistos são menos comuns em pessoas acima dos 60 anos. A doença fibrocística nos seios, na qual os seios são marcados por tecido fibroso, além de cistos, ocorre raramente em mulheres depois da menopausa.

Doença de Paget

A doença de Paget é uma forma de câncer de mama que pode começar como uma irritação de pele que afeta o mamilo e, depois, se espalhar para a pele da mama. O câncer subjacente parece uma espinha ou doença de pele, mas na verdade é uma lesão cancerosa. Assim, qualquer irritação de pele, espinha ou ferida no seio ou no mamilo não deve ser ignorada, mas sim avaliada imediatamente pelo médico.

CAPÍTULO 11

SEU SISTEMA URINÁRIO

O que é o homem, quando se pensa nele,
senão uma máquina engenhosa, configurada em detalhes, para transformar
com talento, o vinho tinto de Shiraz em urina?

Isak Dinesen [Karen Blixen] (1885-1962)

O Sr. Smith é um homem independente de 83 anos que mora com a esposa. Há cerca de 10 anos, ele fez uma cirurgia para remoção da próstata por causa de câncer. Nos 10 anos seguintes, viveu com incontinência urinária cada vez pior.

A incontinência provou ser uma força poderosa na vida do Sr. Smith: provocou isolamento social porque se sentia constrangido com a possibilidade de deixar escapar urina em público, e sua esposa tinha medo que os amigos notassem suas calças molhadas ou o cheiro de urina. Ele desistiu de jogar golfe todas as semanas com seu grupo favorito de mais de sete anos. Esse isolamento social fez com que a esposa, que sempre foi engajada socialmente, ficasse gravemente deprimida.

Numa tentativa de conseguir algum controle sobre sua condição, o Sr. Smith começou a beber menos líquido para não precisar urinar com tanta frequência. Embora seus médicos lhe dissessem para não reduzir a ingestão de líquidos porque isso poderia provocar desidratação, o Sr. Smith continuou. Em uma ocasião, ele ficou tão fraco que caiu e não conseguiu levantar. Sua esposa, uma mulher pequena, não conseguiu levantá-lo do chão e ligou para a emergência. Quando a ambulância chegou, eles disseram à Sra. Smith que o marido precisava ir para o hospital. Lá, ele recebeu soro porque estava muito desidratado.

Depois disso, o Sr. Smith foi a um urologista especializado no tratamento da incontinência. Recebeu um esfíncter urinário, um dispositivo que foi inserido no escroto para lhe permitir mais controle sobre a micção. Agora, quando sente vontade de urinar, ele simplesmente pressiona o dispositivo para evitar vazamento.

Essa solução melhorou muito a vida social do casal e ambos recuperaram a liberdade que desfrutavam anteriormente.

Os maiores obstáculos para superar os problemas urinários – quer sejam seus ou de seus entes queridos – são as informações equivocadas sobre o efeito do envelhecimento no trato urinário. O marketing agressivo de produtos que mantêm suas roupas secas (e sua dignidade intacta) quando você tem incontinência urinária pode fazer com que você acredite que estamos todos destinados a terminar a vida como começamos: com fraldas.

É verdade que cerca de 10 milhões de norte-americanos têm algum grau de incontinência urinária, mas muitas dessas pessoas, especificamente os idosos, estão sofrendo em silêncio. Eles ficam envergonhados demais para falar com um médico sobre o problema e não sabem que muitas causas de incontinência são tratáveis com técnicas comportamentais, medicamento e cirurgia. De fato, menos da metade das pessoas que têm incontinência consultam o médico sobre o problema.

Neste capítulo, esperamos mudar suas percepções sobre a incontinência urinária, incentivar você a procurar tratamento médico e não a aguentar isso como parte do envelhecimento. Nós também abordaremos outros problemas que surgem por causa das mudanças no trato urinário que acontecem mais tarde na vida, entre elas desidratação, interrupção de sono pela necessidade de urinar (noctúria) e infecções do trato urinário.

Como o Sistema Urinário Muda conforme Envelhecemos

Como ocorre com muitos órgãos, a eficácia funcional e a força dos órgãos que formam o trato urinário podem declinar com o envelhecimento normal. Os órgãos urinários (veja a Figura 11.1) incluem a *uretra*, que liga a bexiga ao exterior do corpo; a *bexiga*, que acumula a urina antes de ela ser excretada; os *ureteres*, que conectam os rins à bexiga; e os *rins*, que filtram as impurezas do sangue.

Mudanças no órgão

Os rins tendem a diminuir de tamanho e peso durante os anos da velhice e o mesmo acontece com a superfície efetiva que filtra a urina. O fluxo de sangue pelos rins também passa a ser mais lento. Os rins se tornam mais suscetíveis a qualquer tipo de dano com o avanço da idade. Isto se deve à redução na função renal e na capacidade de reserva que acontece nas pessoas mais idosas. Como resultado desse declínio, a dose de alguns medicamentos que são excretados pelos rins precisa ser cuidadosamente modificada e ajustada para uma dose mais baixa e talvez um intervalo mais longo entre as doses. Esses ajustes podem ajudar a evitar mais danos aos rins e os efeitos colaterais desnecessários causados pelo acúmulo de níveis excessivos de medicamento na corrente sanguínea.

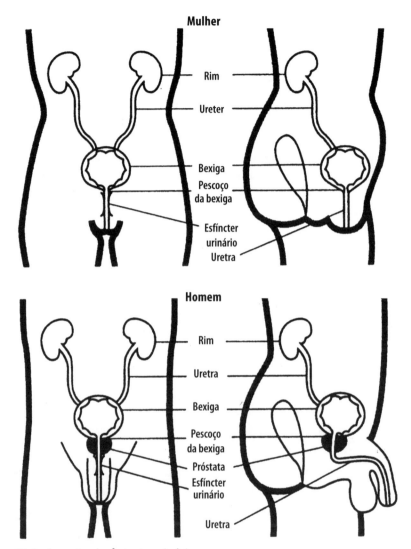

Figura 11.1 *A anatomia do trato urinário*

A bexiga também pode ter mudanças em sua parede e capacidade de se esvaziar como parte do declínio natural em função da idade. Nosso colega Neil Resnick explica que depois de a pessoa esvaziar a bexiga, o tamanho dela vazia aumenta ligeiramente, enquanto a velocidade do esvaziamento pode diminuir com a idade nos dois sexos. Pode haver também uma diminuição na contração máxima do músculo de esvaziamento nas mulheres. Além disso, sabemos por experiência clínica e também por estudos científicos que a capacidade de contenção da bexiga e nossa capacidade de adiar a micção tende a declinar em algum grau com a idade, em homens e mulheres.

Sede e equilíbrio de água

Aqueles de nós que cuidam de pacientes mais velhos já notaram – e os estudos científicos já comprovaram – que o senso de sede em nossos pacientes declina com o envelhecimento. As pessoas mais jovens podem confiar em seu sentido de sede para ajudá-las a ingerir a quantidade de líquido de que precisam para regular adequadamente o equilíbrio corporal de sódio e água. Porém, quando você é mais velho, pode não sentir tanta sede quanto deveria. Além disso, quando o corpo idoso é privado de água, sua capacidade de responder à situação conservando fluido e concentrando a urina é prejudicada. Essa situação pode ficar mais complicada se você estiver com qualquer tipo de doença. Isso pode até causar desidratação.

Possíveis Problemas

Desidratação

A *desidratação* é o problema de fluidos mais comum em idosos e de difícil detecção precoce mesmo para profissionais de cuidados de saúde experientes. Quando não é tratada, pode provocar doença grave e ter resultados sérios em até metade dos pacientes desidratados.

Existem muitas causas de maior perda de líquidos em idosos:

- ▸ Febre e doença (como diabetes, vômitos, diarreia ou problemas para engolir)
- ▸ Medicamentos (diuréticos, laxantes e estimulantes como metilfenidato)
- ▸ Ambiente quente
- ▸ Compensação hormonal diminuída em resposta a perda de fluidos do corpo
- ▸ Dificuldade de ter acesso aos fluidos por causa da imobilidade

Como você pode saber se você ou outra pessoa está ficando desidratada? Sensações passageiras de tontura, "leveza na cabeça" ou fraqueza que estejam associadas a levantar de uma posição deitada ou sentada podem ser um sinal de pressão baixa, que pode ocorrer com a desidratação. Secura nas membranas mucosas é outro sinal. Isto pode acontecer com as pessoas que tomam diurético para controlar a pressão sanguínea se a ingestão de fluidos orais não acompanhar a perda de líquidos.

Incentivar a ingestão de líquidos (não só de água), em especial de líquidos com um pouco de sal (como suco de tomate), pode ajudar a evitar a desidratação, principalmente durante o tempo quente.

Se você ou alguém de quem gosta ficar gravemente desidratado, o líquido pode ser dado oralmente (bebendo água ou soluções com eletrólitos) ou por via intravenosa no hospital.

ALGUNS SINTOMAS DE PROBLEMAS URINÁRIOS

Noctúria

Noctúria é a interrupção do sono causada pela necessidade de urinar. Esse problema é especialmente comum entre pessoas mais velhas que tendem a urinar mais à noite do que durante o dia. Em geral, a noctúria é causada por excesso de urina (por causa das mudanças normais relacionadas com a idade, por ingestão de muito líquido logo antes da hora de dormir ou de problemas de saúde como doença renal congestiva que podem levar a um excesso de líquido), insônia ou outros distúrbios de sono (veja o Capítulo 6) ou disfunção da bexiga.

Quando você consultar o médico por causa de um problema com noctúria, ele provavelmente vai perguntar com que frequência você tem problemas de sono e também sobre outros problemas relacionados que você pode ter, como dificuldade para urinar ou dor na área do períneo. Ele vai perguntar sobre todos os medicamentos que você está tomando (com prescrição ou vendidos sem receita) e fazer um exame clínico completo para identificar qualquer outro problema médico que você possa ter. Depois, o médico pode pedir exames de sangue e de urina.

Ele provavelmente vai recomendar que você reduza o consumo de café, chá e álcool, e não beba líquidos logo antes de ir para a cama. Também pode rever os medicamentos que você está tomando e receitar uma dose menor desses medicamentos ou recomendar que tome outros (como diuréticos) mais cedo durante o dia.

Disúria

Disúria é a micção dolorosa. Do mesmo modo que acontece na noctúria, se você tiver esse sintoma, o médico vai fazer várias perguntas a respeito do padrão do seu desconforto e, depois, realizar um exame clínico. Pedirá alguns exames de laboratório, inclusive uma análise de urina para procurar sangue ou sinais de infecção na bexiga.

Hematúria

A *hematúria* (sangue na urina) tem três causas principais: infecção na bexiga, pedras nos rins, trauma ou, muito raramente, tumores.

Frequência urinária

Se você descobrir que está urinando mais do que seis ou sete vezes por dia, pode estar sofrendo de frequência urinária. Existem muitas causas deste problema, inclusive incontinência do excesso (descrita mais adiante neste capítulo), produção excessiva de urina por causa de diabetes, consumo exagerado de líquido ou problemas de saúde como tumor na bexiga (benigno ou maligno), infecção ou depressão.

Urgência urinária

A urgência urinária é uma incapacidade de impedir a micção quando a vontade de urinar é sentida. Além de um exame clínico e de análise da urina, o médico vai fazer várias perguntas sobre o padrão e a frequência de sua urgência urinária. Você sente esse problema mais à noite ou durante o dia? É um problema constante ou ele vai e vem?

Infecções do trato urinário

Uma noite, quando o Sr. e a Sra. Linden estavam se vestindo para sair para jantar, a Sra. Linden ficou muito letárgica e não conseguia ficar em pé sem apoio. Disse ao marido que se sentia muito fraca e não tinha energia para sair com os amigos para ir ao restaurante. O Sr. Linden ligou para o médico, que disse para a Sra. Linden descansar e voltar a ligar para ele de manhã se continuasse a se sentir tão letárgica. Durante a noite, ela ficou cada vez mais fraca.

De manhã, o Sr. Linden ligou novamente para o médico, que pediu para ele levar a esposa ao consultório naquele mesmo dia. Depois da consulta, foram mandados para casa porque o médico disse que não tinha achado nada de errado com a Sra. Linden "além de estar ficando mais velha".

Mais tarde naquela noite, a Sra. Linden não conseguia andar sozinha. O Sr. Linden ligou para o médico que disse que ela devia voltar ao consultório no dia seguinte para mais exames. O Sr. Linden ficou com muito medo durante a noite quando sua esposa começou a parecer um pouco confusa e ligou para o serviço de emergência médica, que transportou a Sra. Linden até o hospital. Depois de vários exames, o residente disse que ela tinha uma infecção no trato urinário. A Sra. Linden recebeu antibióticos por via intravenosa por vários dias antes de ter alta do hospital.

Continuou letárgica nas semanas seguintes. Ela voltou ao médico e lhe disseram que um exame com sonda para infecção urinária tinha resultado negativo.

A Sra. Linden foi se tornando progressivamente mais letárgica, saindo da cama cada vez menos. Muitas vezes, passava o dia inteiro de pijama descansando na cama. Voltou ao médico que fez um exame completo de diálise. Os resultados mostraram que a Sra. Linden ainda tinha uma infecção do trato urinário.

Quando foi constatado que a Sra. Linden tinha outra infecção urinária, ela recebeu uma dose baixa de antibiótico para ser tomada a longo prazo a fim de evitar futuras infecções recorrentes do trato urinário. Ela se sentiu muito melhor depois disso.

As mudanças no corpo relacionadas com a idade podem predispor homens e mulheres a infecções do trato urinário. Na verdade, infecções do trato urinário são as infecções bacterianas mais comuns entre pessoas idosas. Elas resultam do crescimento de bactérias em todo o trato urinário ou parte dele, desde a uretra (*uretrite*) até os rins (*pielonefrite*). A infecção na bexiga é chamada de *cistite*.

O sintoma mais comum de uma infecção do trato urinário é desconforto ao urinar. Outros sintomas podem incluir febre, dor abdominal e dor nas costas. Confusão, perda de apetite, apatia ou letargia são outros sintomas.

Mulheres de todas as idades são mais suscetíveis a infecções urinárias do que os homens, em parte por causa do menor comprimento da uretra que permite que as bactérias se espalhem facilmente do ânus para o trato urinário. Além disso, alguns comportamentos, como usar calças justas, andar de bicicleta, usar uma ducha vaginal e ter relações sexuais, podem facilitar a disseminação das bactérias e causar a infecção urinária. Para algumas mulheres mais velhas, a incidência do que é comumente chamado de "cistite de lua de mel" pode diminuir com a queda da atividade sexual. Urinar logo depois do ato sexual pode ajudar a reduzir a incidência das infecções urinárias.

A deficiência de estrogênio em algumas mulheres pós-menopausa pode provocar condições que as predispõem a infecções urinárias. Essas condições incluem a perda do tônus dos músculos da vagina e do útero que, em alguns casos, pode resultar em extrusão parcial, ou prolapso. A deficiência do estrógeno também resulta em menor resistência das membranas mucosas do trato urinário às bactérias que causam infecções.

Conforme os homens envelhecem, o risco de terem uma infecção urinária também aumenta. Uma infecção urinária em homens pode ser provocada pelo aumento benigno da próstata e por câncer de próstata.

Em homens e mulheres, problemas neurológicos como bexiga distônica, neuropatia autônoma e diabetes também podem predispor a infecções urinárias. Idosos hospitalizados ou que morem em casas de repouso têm maior probabilidade de apresentarem infecções urinárias se tiverem uma sonda na bexiga.

Frequentemente é feita análise de urina para diagnosticar uma infecção. Os médicos também fazem exames de sangue para diagnosticar *bacteremia* ou bactérias no sangue. A meta ao tratar infecções urinárias é acabar com as bactérias que provocam a infecção e impedir infecção crônica e cicatrizes. Usualmente, um curso breve de antibiótico oral durante 4 dias é eficiente. Se a infecção persistir, será necessário um segundo curso de antibióticos por um período mais longo (10 dias).

Se a infecção ainda persistir, mais exames serão necessários. Algumas vezes, quando duas ou mais infecções urinárias surgem dentro de um curto período (alguns meses), a prevenção de infecções urinárias crônicas com uma dose baixa de antibiótico oral duas ou três vezes por semana (com foi receitado para a Sra. Linden) pode ser efetiva para impedir novas recaídas.

Incontinência urinária

A *incontinência urinária*, o vazamento ou perda de urina involuntários, afeta 10 milhões de norte-americanos, a maioria deles idosos. Segundo nossos colegas Neil Resnick e Catherine Dubeau, muitas dessas pessoas poderiam ser tratadas com sucesso por um médico se simplesmente buscasse tratamento e seguissem suas instruções. Muitas pessoas supõem que a incontinência é uma parte *normal* do envelhecimento e não uma anormalidade que pode ser corrigida e usam um dos muitos produtos absorventes no mercado como uma forma de conviver com o problema. Além disso, ficam envergonhadas demais para conversar sobre o assunto.

Se alguém que você ama estiver em uma casa de repouso, seja assertivo e descubra como a equipe médica avalia e trata a incontinência nos pacientes. Pelo menos metade dos residentes em casas de repouso é incontinente, alguns desnecessariamente. A incontinência não deve ser parte da vida em uma casa de repouso.

Incontinência temporária versus incontinência permanente

INCONTINÊNCIA TEMPORÁRIA. Diversas circunstâncias podem levar à incontinência urinária em idosos.

- ▶ Doença ou outras condições médicas fora do trato urinário – por exemplo, infecção na bexiga, delírio, distúrbios endócrinos ou metabólicos que causam aumento na produção da urina, impactação fecal ou depressão grave.

- ▸ Mobilidade restrita, como a causada por baixa visão ou doença de Parkinson.

- ▸ Uretrite atrófica ou vaginite em mulheres mais velhas que pode ser tratada com terapia de estrogênio.

- ▸ Medicamentos para outras doenças, como sedativos, anti-histamínicos, antidepressivos e antiespasmódicos; remédios como narcóticos e bloqueadores dos canais de cálcio, que podem interferir com a capacidade da bexiga para se contrair; álcool, diuréticos e medicamentos psicotrópicos (como haloperidol), que podem afetar a mobilidade e provocar confusão, contribuindo assim para a incontinência.

Chamamos a incontinência causada por qualquer uma dessas circunstâncias de *incontinência temporária*, o que significa que há uma probabilidade muito boa de que seja rapidamente resolvida depois que o problema gerador for tratado pelo médico. Assim, o primeiro passo ao avaliar um paciente que venha com queixa de incontinência é determinar se ela é temporária ou permanente.

INCONTINÊNCIA PERMANENTE. A incontinência que não pode ser resolvida com o tratamento da causa subjacente é considerada "permanente". Há vários tipos. Uma pessoa pode ter mais de um tipo ao mesmo tempo, o que é denominado incontinência mista.

Incontinência de urgência

Incontinência de urgência, tipo mais comum em pessoas idosas, é provocada por um aumento na contração do músculo da bexiga. Com frequência, é caracterizada por uma vontade súbita de urinar e pouco tempo para chegar ao banheiro. As causas da incontinência de urgência podem incluir dano ao sistema nervoso central causado por AVC, doença de Alzheimer, doença de Parkinson, problema no trato urinário, como um tumor, que diminui a capacidade do cérebro para controlar a bexiga.

Incontinência de tensão (estresse)

A *incontinência de tensão (estresse)* é o segundo tipo mais comum de incontinência em mulheres mais velhas. Em homens só acontece quando tiveram remoção cirúrgica da próstata ou passaram por alguns tipos de radioterapia. Sua característica mais marcante é o vazamento durante atividades físicas como levantar pesos, assoar o nariz, tossir, rir ou fazer exercícios. A causa mais comum da incontinência de tensão (estresse) é o parto (durante o qual o anel muscular ao redor da uretra é esticado) e as mudanças hormonais que se seguem à menopausa.

Incontinência de excesso

Homens com próstatas aumentadas muitas vezes têm *incontinência de excesso*. Por causa do tamanho aumentado da próstata, a uretra pode ficar bloqueada, provocando o esvaziamento incompleto da bexiga e gotejamento da urina. Se não for tratada, essa retenção da urina no longo prazo pode dilatar e danificar o trato urinário superior. Mulheres também podem ter esse problema se tiverem tumores ou obstrução da saída na bexiga.

PROBLEMAS DE PRÓSTATA

A *próstata* é uma glândula localizada na base da uretra masculina (o canal que leva a urina para fora da bexiga). Ela produz uma substância alcalina que é o componente principal do fluido ejaculatório. Em homens jovens, esta glândula tem o tamanho de uma bola de golfe. Conforme os homens envelhecem, a próstata geralmente fica maior. Como resultado, a parede da bexiga fica mais grossa e o pescoço da bexiga pode ficar obstruído, levando a uma doença da próstata chamada prostatismo.

Prostatite aguda é uma inflamação aguda da próstata, algumas vezes acompanhada por uma infecção bacteriana que pode tornar a micção difícil ou dolorosa. A prostatite crônica é uma infecção recorrente da próstata.

Hipertrofia prostática benigna é outro termo para uma próstata aumentada. Isso ocorre em mais da metade dos homens com 60 anos. A hipertrofia prostática benigna pode tornar difícil urinar e levar a gotejamento depois da micção. Alguns homens também sentem vontade de urinar com frequência, especialmente à noite.

Possibilidades de tratamento:

1. *Esperar com atenção* é de longe a opção mais comum. Se escolher este caminho, recomendamos que você relaxe durante a micção, evite cafeína e qualquer bebida na hora de dormir, fale com seu médico a respeito de reduzir a dosagem ou descontinuar o uso de alguns medicamentos tais como diuréticos.

2. O *tratamento médico* pode incluir: (a) bloqueadores alfa-adrenérgicos (como prazosina, terazosina e doxazosina, que funcionam rela-

xando o *esfíncter urinário* (o músculo que controla o fluxo da urina); (b) inibidores da 5alfa-reductase (por exemplo, finasterida, que pode encolher a próstata e oferecer uma melhora modesta dos sintomas no curso de vários meses).

3. A *cirurgia* pode envolver a *ressecção transuretral (remoção) da próstata*. Nesse procedimento, a próstata é removida por meio de um dispositivo chamado *cistoscópio*, que é passado pela uretra. Esse procedimento geralmente é realizado em um hospital com o paciente sob anestesia espinhal. Quase todos os pacientes que passam por ressecção transuretral têm sintomas de hipertrofia prostática benigna. Outras opções cirúrgicas incluem: (a) incisão na próstata (para homens que têm sintomas de hipertrofia prostática benigna, mas têm uma próstata pequena), que pode ser tão efetiva quanto a ressecção e pode ser realizada com o paciente sob anestesia local; (b) stents uretrais, que podem ser efetivos para homens frágeis que não devem passar por anestesia geral ou que sofrem de retenção urinária; (c) crioterapia, que pode ser administrada em base ambulatorial – uma área de estudo ativo, sobre a qual mais informações ficarão disponíveis no futuro próximo.

O câncer de próstata foi discutido no Capítulo 5.

Tratamento da incontinência

Existem três modos principais de lidar com o problema da incontinência: técnicas comportamentais, medicação e cirurgia. Algumas vezes, recomenda-se uma combinação dessas terapias. A seguir, examinamos cada uma dessas formas de tratamento.

Técnicas comportamentais. As técnicas comportamentais para tratar a incontinência são menos arriscadas e podem ser muito efetivas, em especial se você estiver motivado e receber treinamento adequado e apoio de seu médico. Existem vários tipos de técnicas comportamentais:

1. *Treinamento da bexiga:* Em um programa de treinamento de bexiga, que pode levar vários meses, você vai aprender a resistir à vontade de urinar e, em vez disso, urinar segundo um cronograma.

2. *Treinamento de hábito*: Um treinamento de hábito (ou esvaziamento marcado) difere do programa de treinamento de bexiga, em que o paciente não é incentivado a resistir a urinar. Você será instruído, porém, a urinar segundo um cronograma planejado.

3. *Esvaziamento estimulado*: Um programa de esvaziamento estimulado é usado mais frequentemente para pacientes de casas de repouso que são incontinentes. O programa envolve monitorar a pessoa, lembrando-a de urinar regularmente, e elogiando-a por se manter seca e usar o banheiro.

4. *Exercícios de músculo pélvico (Kegel)*: Os exercícios Kegel fortalecem os músculos periuretrais e pélvicos para lhe dar melhor controle urinário. Você aprenderá como contrair os músculos e vai fazer os exercícios 30 a 80 vezes por dia por pelo menos 6 semanas. Os exercícios Kegel podem ser combinados com outras terapias. A terapia comportamental tem se mostrado tão efetiva quanto a medicação para a redução da incontinência urinária.

> *Dave, um médico aposentado de 71 anos, estava sofrendo de próstata aumentada, o que estava fazendo com que ele tivesse noctúria. Querendo evitar a cirurgia ou o uso de medicamento, ele começou a garantir em casa que o máximo de urina possível fosse expelida antes de ir para a cama à noite. Além de cortar a ingestão de líquidos, começou a aplicar pressão externa ao abdômen, comprimindo a bexiga com as duas mãos, enquanto urinava sentado à noite.*
>
> *Os resultados iniciais foram decepcionantes. Dale conseguiu reduzir o número de vezes que acordava, mas ainda tinha de levantar algumas vezes para ir ao banheiro todas as noites. No entanto, ele perseverou e aprendeu a relaxar os músculos abdominais até o ponto em que podia pressionar os dedos no abdômen o suficiente para empurrar a bexiga até esvaziá-la quase completamente.*
>
> *Desde então, os resultados de Dave foram impressionantes. Ele tem sido capaz de passar semanas sem ter um único episódio de acordar à noite, e o número de vezes que ele acordou nas raras ocasiões em que isso aconteceu diminuiu para no máximo uma.*
>
> *Antes de tentar um experimento como esse por si mesmo, fale com seu prestador de cuidados de saúde. Ele pode avaliar seu problema, explicar qualquer risco potencial e lhe mostrar como usar as mãos para pressionar o abdômen para possibilitar que você esvazie completamente sua bexiga.*

Medicamentos. Os medicamentos podem ser usados para tratar uma infecção que pode ser a causa indireta da incontinência urinária. Os medicamentos também podem ajudar a interromper contrações anormais ou fortalecer o esfíncter da bexiga. Agentes anticolinérgicos como propantelina podem ajudar no caso de super-contração da bexiga. Fármacos alfa-adrenérgicos, como a fenilpropanolamina, são usados para tratar a incontinência de tensão (estresse) por causa de seus efeitos sobre o esfíncter uretral. A terapia com estrogênio também pode ser usada para melhorar o tônus do tecido uretral. A combinação de agentes relaxantes musculares ou anticolinérgicos (como oxibutinina, diciclomina, tolterodina e hioscinamina) também pode ser útil.

Cirurgia. Se as técnicas comportamentais e os medicamentos não melhorarem sua incontinência urinária, o médico pode recomendar outras opções, entre elas a cirurgia. Os procedimentos cirúrgicos podem ser usados para recolocar o pescoço da bexiga em sua posição correta em algumas mulheres com incontinência de tensão (estresse), para remover um bloqueio uretral ou para substituir os músculos do assoalho pélvico e dar suporte a eles caso sejam muito fracos.

Problemas renais

Algumas vezes a função renal pode ser prejudicada de modo súbito (*insuficiência renal aguda*) ou de modo progressivo (*doença renal crônica*). As causas da insuficiência renal aguda incluem uma grande queda na pressão sanguínea com fluxo de sangue insuficiente para os rins, pedras nos rins, coágulos sanguíneos na circulação renal, toxicidade de fármacos e condições de infecção ou inflamação nos rins. Em muitos casos, a insuficiência renal pode ser revertida com tratamento se o dano não for grave. Contudo, se o dano for grave, pode se tornar permanente e resultar em doença renal crônica, que pode ser leve ou severa. Outra causa comum da doença renal crônica é o diabetes mellitus (veja o Capítulo 14). Quando a doença renal crônica progride para uma deficiência severa, é chamada de falência renal.

As opções para tratar a falência renal podem incluir diálise ou transplante de rim. No ano de 2000, estimava-se que cerca de 60% dos pacientes de diálise nos Estados Unidos tinham mais de 65 anos. O método preferido de diálise em pessoas mais velhas é a hemodiálise no hospital. A hemodiálise é um método pelo qual o sangue é artificialmente limpo dos produtos de dejetos metabólicos e toxinas. O processo leva cerca de 4 a 5 horas e geralmente é feito 3 a 4 vezes por semana. Na diálise peritoneal, o corpo se livra dos produtos de dejetos pela troca de fluidos na cavidade abdominal (também chamada de cavidade peritoneal).

Como com qualquer doença crônica, o gerenciamento da falência renal e da hemodiálise é complexo. Porém, muitas pessoas com essa doença ainda conseguem ter vidas ativas. Se você tiver falência renal, é importante conversar sobre essas questões com seu médico e aprender o máximo possível sobre o gerenciamento da doença.

CAPÍTULO 12

Seu Sistema Respiratório

Este meu Ser, seja lá o que realmente for, consiste de um pouco de carne, um pouco de ar e a parte que o governa.

Marco Aurélio (121-180 d. C.)

Esses músculos têm um movimento voluntário e involuntário... o pulmão se abre como um par de foles, puxa o ar para dentro a fim de preencher o espaço.

Leonardo da Vinci (1452-1519)

Como os Pulmões Mudam conforme Você Envelhece

As infecções respiratórias virais parecem "tirar o vento de suas velas" mais depressa e de forma drástica do que quando você era mais jovem? Você já ficou hospitalizado para se recuperar de um problema, mas acabou tendo uma outra doença, como pneumonia? Parte da razão pela qual podemos ter esses problemas comuns é que o próprio envelhecimento pode influenciar um pouco a função dos pulmões e, em alguns casos, diminuir um pouco a capacidade de eles se defenderem de infecções.

Depois dos 55 anos, os músculos que nos ajudam a inspirar e expirar, entre eles o diafragma, podem começar a ter um leve declínio na força. Ao mesmo tempo, a parede do peito – formada pelas costelas, pelos músculos intercostais e pelo tecido conectivo – fica mais rígida. Essas mudanças podem reduzir a capacidade total dos pulmões, o que significa que podemos movimentar menos ar em cada respiração. Mesmo que sejamos razoavelmente saudáveis, essas pequenas mudanças podem significar uma resposta pior a algumas doenças respiratórias que tenhamos de enfrentar.

Mudanças mais sutis também podem acontecer no sistema respiratório. Por exemplo, os *cílios*, pelos minúsculos que revestem os pulmões, podem não ser tão eficientes em manter as vias aéreas livres de secreção como eram anteriormente. Podemos não tossir tão vigorosamente nem expelir catarro com tanta facilidade como quando éramos jovens. Algumas vezes, o uso de medicamentos como sedativos ou o consumo de álcool podem enfraquecer ainda mais o reflexo da tosse.

Outra razão pela qual a capacidade de lutar contra infecções respiratórias pode diminuir um pouco para alguns de nós é que os pulmões passam a produzir menos secreções. A redução das secreções pode significar uma barreira de proteção menos efetiva contra a invasão por micróbios. Em alguns indivíduos, uma vida inteira de ataques repetidos aos pulmões pelo fumo, exposição a fumaça, poeira e poluição no ambiente, ou doenças que inflamam os pulmões, pode começar a cobrar cumulativamente seu preço. Por fim, se tivermos doença cardíaca, a função respiratória também pode ser comprometida. As mudanças crônicas nas vias aéreas podem aumentar o risco de morte por doença cardíaca (e também o risco de desenvolver câncer de pulmão).

Neste capítulo, discutimos o que você pode fazer para diminuir o ritmo da perda da capacidade pulmonar, fortalecer suas "reservas funcionais" e reagir às doenças respiratórias.

Como Manter os Pulmões Saudáveis

Exercício. O exercício regular pode não reverter completamente todos os efeitos do envelhecimento nos pulmões ou nos músculos pulmonares, mas pode restaurar e fortalecê-los, e também diminuir o ritmo do declínio progressivo. Pode ajudar seu corpo a lidar melhor com algumas doenças. Se você tiver falta de ar por causa de asma ou enfisema, por exemplo, fazer exercícios para fortalecer o diafragma pode diminuir a fadiga que é causada por fluxo de ar insuficiente. Converse com seu médico sobre os tipos de atividades mais adequados para seu caso específico.

Tome vacinas contra gripe regularmente. Em todos os outonos, você deve tomar vacina para evitar a infecção pelo vírus influenza (a "gripe"). É muito importante estar imunizado se você tiver mais de 65 anos ou se tiver uma doença crônica como insuficiência cardíaca congestiva, doença renal, anemia ou doença pulmonar crônica. A vacina tem eficácia de cerca de 70%.

Se você for alérgico a ovos, conte ao médico, porque a vacina contra gripe pode ser contraindicada para você por ser cultivada em um meio originário do ovo. Além dessa precaução, há poucos riscos associados a essa vacina, e ela geralmente é bem efetiva. Algumas pessoas se preocupam com a possibilidade de a imunização poder provocar a doença, mas na verdade, tomar a vacina não vai fazer você ter gripe nem outro tipo de infecção por vírus.

Finalmente, se você estiver lendo este livro no inverno e perceber que se esqueceu de tomar a vacina no outono passado, ainda não é tarde demais para levantar a manga. Você pode ser vacinado com segurança e eficácia em qualquer momento durante o inverno, que é a estação da gripe.

ASSEGURE-SE DE RECEBER A VACINA CONTRA PNEUMONIA. Um tipo de bactéria chamada *Streptococcus pneumoniae* é responsável por mais de 80% de todos os casos de pneumonia que são causados por bactérias. Uma vacina muito efetiva está disponível para evitar a infecção por esse tipo de bactéria e, se tiver mais de 65 anos, você deve tomá-la, especialmente se tiver qualquer outro problema respiratório. Você precisa tomar essa vacina a cada 6 a 10 anos.

Em alguns estados (por exemplo, Nova Jersey, Delaware e Dakota do Sul), a lei estadual exige que todos os residentes de instalações de saúde de longa permanência e de centros de cuidados diários de adultos que tenham mais de 65 anos recebam essa vacina.

TOME OUTRAS MEDIDAS PARA EVITAR INFECÇÕES. Embora a vacina contra a gripe muitas vezes seja efetiva, algumas pessoas ainda podem ficar doentes. Assim, é importante lavar bem as mãos com frequência, especialmente depois de ter tido contato com pessoas doentes. Além disso, durante os meses de inverno, tente evitar lugares cheios de gente e mal ventilados.

PARE DE FUMAR. O fumo pode levar a todos os tipos de problemas respiratórios porque destrói literalmente a capacidade de reserva de nossos pulmões. No entanto, pesquisas mostraram que quando a pessoa para de fumar, sua função pulmonar começa a melhorar e a taxa de declínio da capacidade pulmonar diminui e retorna ao normal.

Deixar de fumar é difícil mas é a coisa mais importante que um fumante pode fazer para melhorar sua saúde e a saúde dos outros. Sugerimos que você escolha uma data no futuro próximo para deixar de fumar e faça disso um compromisso sincero com o apoio do médico, de outro profissional de cuidados de saúde, de sua família, de seus amigos e, talvez, de um programa organizado para esse fim. Muitos consultórios e clínicas oferecem programas de apoio para parar de fumar (veja também o Capítulo 2). Convém conversar com o médico sobre a terapia de reposição de nicotina para ajudar você a lidar com os sintomas de abstinência do cigarro. Algumas vezes, os médicos podem receitar outros remédios com o mesmo objetivo.

Lembre-se de que a decisão de parar de fumar é melhor não só para sua saúde, mas também para a saúde daqueles que o rodeiam, inclusive seus filhos e netos. Até mesmo a exposição passiva à fumaça do cigarro pode afetar os pulmões das crianças e ter consequências muito negativas a longo prazo.

Comer bem. Alimentar-se bem é um modo importante de manter os músculos respiratórios e o sistema imunológico em forma para que você possa lutar contra as infecções pulmonares. Hidratar-se bem também é essencial porque isso permite que você mantenha uma produção adequada de secreções.

Se seu sistema respiratório não estiver funcionando bem e você perceber que está fatigado por causa da dificuldade para respirar, pode ser bom para você ter alguma ajuda com o preparo da comida e descansar antes das refeições para não estar cansado demais para comer. Tente fazer várias refeições pequenas e nutritivas todos os dias.

Possíveis Problemas

Se o paciente tiver uma infecção ou doença respiratória, seu clínico geral pode supervisionar seu tratamento ou encaminhá-lo a um *pneumologista*, que é um especialista que estudou as doenças do pulmão e do peito. Um pneumologista o ajudará a lidar com os problemas respiratórios que descrevemos a seguir.

Bronquite

Como já mencionamos, os pulmões podem ficar mais suscetíveis a certas infecções respiratórias e a desenvolver complicações. A bronquite é uma dessas doenças. Essa condição ocorre quando os brônquios (os dois ramos da traqueia que levam aos pulmões) ficam infectados e inflamados.

Bronquite aguda

A bronquite aguda envolve uma tosse *produtiva,* isto é, que tem muito catarro. Esse problema, que pode acontecer como uma complicação da gripe geralmente dura pouco.

Bronquite crônica

Se você tiver uma tosse produtiva que dure pelo menos três meses do ano e desenvolver esse tosse de longa duração todos os anos, você pode ter bronquite crônica. Outros sintomas incluem chiado no peito e falta de ar. Os médicos podem tratar a bronquite com fármacos chamados esteroides e também com dispositivos chamados broncodilatadores, que são usados para abrir as vias aéreas.

Pneumonia

A pneumonia é a quarta causa de morte em pessoas mais velhas. Quando são feitas autópsias, esta infecção bacteriana ou viral do pulmão muito comum é encontrada em um quarto da metade dos pacientes idosos. O risco de contrair essa infecção é especialmente alto durante uma hospitalização ou durante longas estadias em casas de repouso.

O que exatamente é pneumonia? É uma doença pulmonar causada por uma reação inflamatória a uma infestação por vários micro-organismos. Alguns dos micróbios responsáveis pela pneumonia incluem o influenza, ou o vírus da gripe, e bactérias estreptococos e estafilococos. Muitos tipos de bactérias que causam pneumonia (como *Legionella*, a bactéria que causa a "doença dos legionários") multiplicam-se na água e, às vezes, esses patógenos podem se espalhar por meio de ar condicionado e de chuveiros.

Sintomas. Se tiver pneumonia, você pode ter febre, tosse, sentir-se fraco ou ter dificuldade para respirar.

Diagnóstico. Se houver suspeita de pneumonia, o médico pedirá um raio X do tórax para procurar sinais de alterações coerentes com a patologia. Ele também vai tentar determinar qual organismo provocou a infecção porque suas opções de tratamento podem depender da causa da doença.

Tratamento. Felizmente, existem muitos medicamentos (antibióticos) efetivos para tratar a pneumonia. Alguns dos mais comuns atualmente receitados para pessoas mais velhas são levofloxacina e amoxicilina. Outros medicamentos igualmente efetivos também podem ser receitados.

Bill e Susan Johnson foram à convenção anual de contadores como faziam há muitos anos. Bill, com 83 anos, tinha tido um pouco de tosse antes de ir, mas fez a viagem com pouca dificuldade. Ao chegar à convenção, Bill ficou fraco e começou a ter uma febre baixa. Quando estavam se arrumando para ir a um dos jantares noturnos, Bill caiu no chão e Susan, de 79 anos, não conseguiu levantá-lo. Depois de ter recebido ajuda para levantar o marido do chão, ela chamou um médico que recomendou que Bill consultasse um clínico ao voltar para casa.

O médico de Bill o internou imediatamente com um diagnóstico de pneumonia viral. Depois de vários dias no hospital, o médico disse à família que o estado dele estava piorando progressivamente, os pulmões não estavam conseguindo se limpar e o prognóstico não parecia bom.

Elaine, a filha de Bill, consultou um amigo geriatra especialista em doenças infecciosas. Depois de ouvir todos os sintomas e da falta de melhora de Bill, o especialista em doenças infecciosas recomendou um exame para a doença dos legionários, uma pneumonia bacteriana que precisaria de um tratamento diferente do que Bill estava recebendo. Com base no conselho do especialista, o médico de Bill receitou eritromicina e um exame de escarro. Depois de vários dias com eritromicina, os pulmões de Bill começaram lentamente a se limpar até que ele se recuperou completamente. Seis meses depois, a amostra de escarro retornou um resultado positivo para a doença dos legionários.

Influenza

A *influenza* é um problema perene em todo o mundo. Os surtos continuam a ocorrer ano após ano porque o vírus frequentemente muda de forma para uma variante para a qual as pessoas têm menos resistência. Esse vírus tende a afetar quatro vezes mais as pessoas acima dos 70 anos. Além do mais, 9 em cada 10 mortes por gripe ocorrem em pessoas acima dos 65 anos.

Existem dois tipos de influenza: influenza A e influenza B. O primeiro tipo é o mais comum e o mais grave; o segundo também pode ser grave em pessoas mais velhas, embora não o seja em jovens. A vacina contra gripe geralmente é efetiva contra os dois tipos de vírus.

Como alguém contrai gripe? Esse vírus pode estar no ar a nossa volta. Ele pode estar em nossas passagens nasais ou ser lançado pelo ar em minúsculas gotas de água que podem se espalhar quando alguém espirra ou tosse. Os micro-organismos contagiosos podem ser inalados por outra pessoa.

Uma das razões pelas quais a gripe pode ser uma doença mais grave em adultos mais velhos é que depois dos 50 anos, o sistema imunológico é menos efetivo e permite que várias complicações da gripe, tais como bronquite e pneumonia, ocorram com mais facilidade.

Sintomas. Você provavelmente já sabe como é uma gripe: uma febre que em geral surge de repente, dores musculares, dor de cabeça, fadiga e perda de apetite. Os olhos podem doer e lacrimejar. Você pode ter tosse, dor de garganta e coriza clara que podem durar duas semanas ou mais.

Diagnóstico. O médico pode fazer o diagnóstico apenas com base nos sintomas, ou pode colher material do nariz ou garganta para cultura a fim de determinar se você tem gripe.

Tratamento. Além de repouso, muitos líquidos, aspirina ou paracetamol para o alívio da dor e da febre, dois fármacos antivirais – amantadina e rimanta – para tratar a influenza A. Essas drogas geralmente não são tão efetivas para tratar o vírus da influenza B. Amantadina e rimantadina também são receitadas para os parentes de pessoas que têm gripe ou para pessoas que parecem estar com gripe mesmo tendo tomado a vacina.

Se o médico receitar amantadina, você deve saber que existem alguns efeitos colaterais associados a este fármaco, entre eles tonturas e insônia. Parece haver menos efeitos colaterais associados com a rimantadina. Por isso, ela está sendo receitada com mais frequência, embora seja mais cara que a amantadina.

Um novo fármaco que passou a ser disponibilizado em 1999 é o zanamivir. Há relatos de que ele é efetivo para tratar tanto a influenza A quanto a B, e tem sido bem tolerado. Pergunte ao seu médico sobre ele.

Tuberculose

Como no caso da gripe, a tuberculose é uma doença infecciosa, mas neste caso, ela é causada por um tipo de bactéria. Desde o início do século XX, as mortes por infecções de tuberculose caíram drasticamente. Porém, surtos ainda acontecem e, nos Estados Unidos, a incidência de tuberculose está aumentando de novo, parcialmente por causa de cepas de bactérias resistentes aos medicamentos, da síndrome de imunodeficiência adquirida (AIDS) e mudanças demográficas na população norte-americana. Infelizmente, não há uma vacina efetiva ainda para impedir a infecção por esse patógeno.

Muitos casos novos de tuberculose acontecem em pessoas que têm mais de 65 anos. Isso ocorre por causa do declínio na imunidade, da reativação de uma infecção de tuberculose adquirida décadas antes (isso pode acontecer quando o sistema imunológico é enfraquecido), e da exposição a outras pessoas que têm a infecção em comunidades como casas de repouso de longa permanência.

Sintomas. A tuberculose muitas vezes aparece em pessoas mais velhas com os mesmos sintomas de outros problemas respiratórios: tosse, fraqueza, febre baixa e, algumas vezes, perda de peso.

Diagnóstico. Para determinar se você tem tuberculose ou outro tipo de infecção, o médico vai pedir um raio X do tórax, um teste de pele para detectar a presença do anticorpo para a bactéria da tuberculose e uma cultura de escarro.

Tratamento. Quatro fármacos diferentes estão geralmente disponíveis para tratar a tuberculose: isoniazida, rifampicina, pirazinamida e etambutol. O tratamento dura aproximadamente seis meses. Se você estiver infectado com uma cepa de bactérias que possa ser resistente a alguns fármacos, você pode receber um ou mais medicamentos por um ano e meio ou mais. Se você for diagnosticado com tuberculose, sua família ou as pessoas que moram na mesma casa também poderão receber uma receita de isoniazida para protegê-los da infecção.

Doença pulmonar obstrutiva crônica

A condição conhecida como *doença pulmonar obstrutiva crônica (DPOC)* não é uma doença, mas representa uma combinação de condições respiratórias que podem tornar a respiração difícil. Enfisema, bronquite crônica, asma e doença das pequenas vias aéreas podem ser fatores que contribuem para o desenvolvimento ou piora da DPOC.

Nos Estados Unidos, a DPOC é um importante problema de saúde e uma dentre as dez principais causas de morte. A incidência da DPOC aparentemente está aumentando, especialmente entre pessoas mais velhas. Em 8 de cada 10 casos, a DPOC é atribuível, pelo menos em parte, ao fumo, que pode prejudicar as vias aéreas e os pulmões. Outros fatores de risco para a DPOC são:

- ► Exposição passiva à fumaça de cigarro na infância
- ► Gênero masculino
- ► Exposição a poluição do ar e a fumaças e poeira industriais (especialmente poeira de carvão)
- ► Deficiência de alfa antitripsina, um distúrbio herdado que afeta principalmente indivíduos brancos de descendência norte-europeia

---

CONDIÇÕES QUE PODEM CAUSAR DPOC

Enfisema. A palavra *enfisema* vem do grego *emphysan*, que significa "inflar". Essa doença envolve um alargamento anormal e permanente dos espaços aéreos do pulmão.

Bronquite crônica. A tosse produtiva dura três meses ou mais, ano após ano. Ela está associada à produção de catarro e, na maioria dos casos, responde bem a tratamento antibiótico.

Asma. Esta doença pode estar associada com inflamação e estreitamento das vias aéreas sob certas circunstâncias. Ela pode causar falta de ar, chiado, peso no peito e uma tosse que pode ser especialmente forte no início da manhã e à noite. A tosse, mais do que o chiado, muitas vezes é o sintoma predominante da asma em adultos mais velhos. O número de casos de asma nos Estados Unidos está aumentando a uma velocidade surpreendente, talvez devido a fatores ambientais. Embora muitas pessoas pensem na asma como sendo uma doença que afeta crianças, ela também pode ocorrer pela primeira vez em adultos mais velhos.

> A educação é a chave para o tratamento e a prevenção de episódios de asma. Você deve pedir a seu médico que o ensine a usar o medidor de pico de fluxo expiratório, que pode ajudá-lo a monitorar sua capacidade respiratória e alertá-lo para a necessidade de medicamentos extras ou uma consulta na clínica ou pronto-socorro.
>
> *Doença das pequenas vias aéreas.* Esta doença leva a uma condição chamada broncoespasmo, ou constrição das passagens do ar nos pulmões por causa da contração espasmódica dos músculos dos brônquios.

Sintomas. Falta de ar, tosse, chiado (especialmente quando a pessoa está deitada) e aumento da produção de catarro são, em geral, os sintomas comuns da DPOC. Os homens, mais do que as mulheres, podem sentir falta de ar severa. A tosse pode ser fraca ou forte o bastante para fraturar uma costela, especialmente em mulheres mais velhas com osteoporose. A DPOC também pode provocar peso no peito e uma dor que pode se assemelhar à angina. Durante ataques agudos, a respiração deficiente pode fazer com que a pessoa tenha dificuldade em se concentrar e pode até mesmo causar confusão aguda. Alguns dos sintomas também podem indicar doença cardíaca como angina ou insuficiência cardíaca congestiva. Uma consulta com o médico será útil para um diagnóstico adequado.

Diagnóstico. O médico certamente fará um exame clínico e pode realizar um exame chamado espirometria respiratória para saber se sua via aérea foi afetada. Pode verificar o nível de gás no sangue para medir a quantidade de oxigênio, e pedir um raio X para excluir outras causas da dificuldade para respirar.

Como a obstrução ao fluxo aéreo pode variar de um dia para o outro, depois de fazer um diagnóstico de DPOC, o médico pode lhe mostrar como usar um dispositivo chamado "medidor de pico de fluxo expiratório" para avaliar a gravidade. Algumas vezes, você pode precisar usar esse dispositivo de manhã e à noite.

Tratamento. As opções de tratamento incluem prevenção, exercício, medicação, terapia de oxigênio e cirurgia.

PREVENÇÃO. O mofo no interior das casas é uma causa comum da asma em todo o mundo e, se você tiver esse componente da DPOC, o médico pode aconselhá-lo sobre formas de reduzir sua exposição a esse alérgeno. Parar de fumar é outra medida preventiva importante.

EXERCÍCIO. Enquanto suas vias aéreas estiverem comprometidas, como durante um ataque, o médico pode incentivá-lo a não se exercitar nem se envolver em outras atividades extenuantes por esse curto período. Porém, na maioria dos casos, quando você estiver de volta ao normal, um exercício leve (caminhar, subir escadas) será incentivado.

MEDICAMENTOS. A terapia com medicamentos para DPOC pode incluir:

▸ Beta-agonistas como salbutamol, metaproterenol, salmeterol e bitolterol. Esses fármacos geralmente são inalados. Eles funcionam abrindo as vias aéreas contraídas, facilitando assim sua capacidade de respirar.

▸ Corticosteroides para reduzir a inflamação nos pulmões são úteis para pacientes que têm bronquite. Podem ser tomados oralmente ou inalados por meio de um dispositivo chamado inalador dosimetrado (MDI, na sigla em inglês). Existem vários tipos diferentes de MDIs. Você pode precisar usar mais de um. Se for assim, assegure-se de saber como cada um deles funciona e para que serve. O efeito desse medicamento é cumulativo, e por isso você pode não notar nenhum resultado durante várias semanas. Além disso, os efeitos colaterais comuns da terapia com esteroides são adelgaçamento da pele e contusão, tensão na voz, pressão sanguínea alta, densidade mineral óssea reduzida (o que pode aumentar o risco de fratura óssea) e, algumas vezes, glaucoma. Converse com seu médico sobre a que efeitos colaterais você deve atentar e o que pode fazer para evitá-los ou lidar com eles.

▸ Outros medicamentos como o ipratrópio, um fármaco inalado que pode diminuir o avanço da doença, e teofilina, um fármaco que melhora a respiração, são geralmente receitados junto com outros remédios para DPOC.

TERAPIA DE OXIGÊNIO. Esse tipo de terapia algumas vezes é recomendado para suplementar o oxigênio do ar ambiente. Em casa, um dispositivo concentrador de oxigênio pode ser usado para essa finalidade. Esse equipamento elétrico funciona retirando oxigênio do ar e enviando-o por um tubo (chamado de cânula) que é inserido no nariz. Esses dispositivos, que pesam cerca de 15 kg, são ligados a uma tomada.

A versão portátil desse equipamento é um tanque que contém oxigênio comprimido ou líquido, e pode ser carregado em uma bolsa a tiracolo. Algumas dessas unidades podem fornecer oxigênio por até 8 horas.

O médico pode ajudá-lo a determinar qual tipo de dispositivo de fornecimento de oxigênio suplementar é mais adequado a suas necessidades. Os tanques de oxigênio variam em termos de custo, peso, portabilidade e necessidade de manutenção e reabastecimento. Lembre-se de que os dispositivos de fornecimento de oxigênio têm alto risco de incêndio. Portanto, ninguém deve fumar perto do equipamento. Pela mesma razão, assegure-se de armazenar os tanques de oxigênio longe de fontes de calor.

A terapia de oxigênio também pode ser necessária se você tiver DPOC e precisar viajar de avião. Quase todas as companhias aéreas estão equipadas para fornecer oxigênio, mas sempre contate a companhia pelo menos um dia antes do voo para que ela tome as devidas providências.

Cirurgia. Para casos graves de DPOC, especialmente quando há enfisema envolvido, a cirurgia pode ser aconselhável. A cirurgia de redução de volume de pulmão, uma técnica que foi usada com algum sucesso, envolve a remoção das partes doentes dos pulmões para melhorar a capacidade respiratória das partes saudáveis. Transplantes de pulmão são recomendados para casos muito avançados de DPOC. Contudo, essa operação raramente é realizada em pacientes acima de 60 anos, devido às baixas taxas de sucesso.

Embolia pulmonar

Um êmbolo é qualquer tipo de material que pode bloquear um vaso sanguíneo. No pulmão, um coágulo de sangue – e, muito mais raramente, células de tumor, gordura ou até medula óssea – podem obstruir ocasionalmente um vaso sanguíneo e levar a uma respiração comprometida. Os coágulos sanguíneos que chegam até os pulmões geralmente começam seu percurso em uma veia nas pernas ou na pélvis, embora também possam começar no coração ou em outra das grandes veias no corpo. O risco que uma pessoa tem de sofrer uma embolia pulmonar é aumentado por um histórico de coágulos nas veias, pelo uso de estrogênio (em algumas pessoas), imobilidade e vários problemas de saúde, entre eles obesidade, fratura no quadril, alguns tipos de câncer e insuficiência cardíaca.

Sintomas. Se tiver uma embolia pulmonar, você pode não apresentar sintomas ou pode sentir falta de ar, desconforto no peito, dor ou inchaço nas pernas, desmaio ou ansiedade. Você pode ter febre, batimentos cardíacos acelerados, respiração rápida, tosse e falta de ar.

Diagnóstico. O médico vai realizar um exame clínico e pedir um raio X do tórax, um eletrocardiograma (ECG) e, talvez, um exame computadorizado (RM ou TC) do pulmão. Algumas vezes, um teste chamado angiografia pulmonar também pode ser usado para ver os vasos sanguíneos do pulmão.

Tratamento. Se for encontrada uma embolia pulmonar, você pode receber um suplemento de oxigênio e analgésicos para desconforto. O médico vai receitar tratamento com drogas anticoagulantes como heparina e varfarina. Se os medicamentos para afinar o sangue não tiverem sucesso, a colocação de um pequeno filtro na veia principal para prevenir outra embolia pulmonar pode ser recomendada.

Câncer de pulmão

A principal causa de morte por câncer nos Estados Unidos é o câncer de pulmão, e mais de metade das pessoas que morrem por causa de câncer de pulmão têm mais de 65 anos. A maioria dessas mortes é causada pelo fumo. Embora fumar por muitos anos aumente o risco de uma pessoa ter esse tipo de câncer, o risco pode ser reduzido drasticamente ao deixar de lado essa dependência *em qualquer idade.*

Existem quatro tipos principais de câncer de pulmão:

- ▶ *Carcinoma de células escamosas* é o tipo mais comum de tumor de pulmão em idosos. Felizmente, esses tumores crescem mais lentamente do que os outros.

- ▶ *Adenocarcinoma,* o segundo tipo mais comum de câncer de pulmão em pessoas mais velhas, pode ter um prognóstico menos positivo do que o carcinoma de células escamosas.

- ▶ *Carcinoma de células pequenas* cresce mais depressa do que as outras formas de câncer de pulmão, mas responde melhor à quimioterapia do que os outros tipos de câncer.

- ▶ *Carcinoma de células grandes* é o tipo menos comum de câncer de pulmão em idosos.

- ▶ *Mesotelioma,* tumores malignos do tecido que reveste os pulmões, geralmente está associado com a exposição ao amianto. O tratamento inclui cirurgia, radioterapia local e quimioterapia.

Sintomas. É fácil confundir os sintomas do câncer de pulmão com os sintomas de outros problemas respiratórios. Tosse, falta de ar, desconforto no peito, perda de peso, chiado, febre e, às vezes, rouquidão são algumas das indicações comuns dessa doença.

Diagnóstico. O médico pode usar vários tipos de exames computadorizados (TC, RM) para determinar o diagnóstico e a disseminação do câncer de pulmão. A broncoscopia é frequentemente usada.

Tratamento. O tratamento do câncer de pulmão depende do tipo do câncer, da extensão da doença e de outros problemas de saúde que a pessoa tenha. Na maioria dos casos de câncer de pulmão (exceto para o câncer de células pequenas), a remoção cirúrgica da parte do pulmão afetada pode ser efetiva. Quase todas as pessoas com esses tipos de câncer de pulmão também podem se beneficiar com quimioterapia e, algumas vezes, com radioterapia.

Para o câncer de células pequenas de pulmão, as opções de tratamento dependem do quanto o câncer tenha se espalhado.

CAPÍTULO 13

SEU SISTEMA GASTROINTESTINAL

Um grande passo para a independência é um estômago bem humorado.

Sêneca (4 a.C.-65 d.C.)

Eu como para viver, para servir e, também, às vezes acontece de gostar, mas eu não como por prazer.

Mahatma Gandhi (1869-1948)

O sistema gastrointestinal não sofre uma mudança drástica com o envelhecimento, mas doenças que são mais comuns em pessoas idosas (como o diabetes e a insuficiência cardíaca), o acúmulo de depósitos de gordura nos vasos sanguíneos e o maior uso de remédios podem ter um efeito negativo sobre ele.

Neste capítulo, falamos de várias ações para manter seu sistema gastrointestinal funcionando bem. Examinamos alguns dos problemas gastrointestinais que você pode encontrar conforme envelhece. Começamos com os distúrbios de deglutição e continuamos pelo esôfago, estômago, duodeno, intestino delgado, intestino grosso, cólon e reto, seguidos pelo pâncreas, fígado e vesícula biliar.

Como Manter seu Sistema Gastrointestinal em Boa Forma

Um pouco de manhã, nada ao meio-dia e um jantar leve trarão uma vida longa.

Provérbio antigo

Dieta

Você já sabe o que constitui uma dieta saudável: mais fibras (pães integrais e nozes), frutas e vegetais, e menos carnes vermelhas e comidas processadas (como bacon e frios), frituras e alimentos gordurosos. A ingestão de álcool deve ser limitada porque pode causar problemas de estômago, fígado e pâncreas.

O que talvez você não lembre quando pensa no que é uma boa nutrição é se está fazendo refeições regulares e balanceadas. Se você morar sozinho, pode não ter vontade de cozinhar só para si. Pense em se reunir com amigos várias vezes por semana de modo que vocês se revezem em cozinhar uns para os outros. Mesmo que você esteja cozinhando só para si mesmo, não hesite em preparar uma refeição com muitas porções: você pode comer parte no dia em que cozinhou e guardar o resto na geladeira e no freezer para comer em outro dia.

Se as idas ao supermercado estiverem ficando difíceis, veja se o mercado entrega as compras em domicílio.

Exercícios

Os *exercícios Kegel*, que envolvem apertar os músculos pélvicos como se estivesse segurando a urina, podem fazer maravilhas não só para a incontinência urinária (veja o Capítulo 11), mas também para o fortalecimento do abdômen porque levantam e fortalecem toda a musculatura do assoalho pélvico. Outros exercícios, como elevação das pernas e abdominais, são importantes para aumentar o tônus muscular na parte inferior e média do abdômen.

Seja qual for a forma de exercício que você escolher, o mais importante é simplesmente se mexer. A falta de atividade física pode afetar sua saúde gastrointestinal. A inatividade tem sido considerada um importante fator de risco para o desenvolvimento de câncer de cólon. Os estudos também sugerem que a inatividade é um fator de risco para diabetes. A mensagem é clara: Faça exercícios físicos.

Aspirina

Medicamentos que afinam o sangue (anticoagulantes) como aspirina e varfarina (Coumadin) podem ajudar a impedir AVCs e ataques cardíacos, mas às vezes podem causar sangramentos gastrointestinais. Se seu médico recomendou que você tomasse um afinador do sangue por causa da saúde do seu coração, verifique com ele se poderia recomendar um novo fármaco chamado inibidor da COX-2 que tem uma incidência muito mais baixa de sangramentos gastrointestinais. Durante o tratamento com anticoagulantes, evite o consumo de bebida alcoólica que pode irritar seu estômago e sempre consulte o médico se reparar que tem sangue nas suas fezes.

Redução do estresse

Nossos sentimentos durante momentos de transição (como a aposentadoria) ou morte de um ente querido podem ter um efeito direto sobre o sistema gastrointestinal, como a síndrome do intestino irritável. A falta de interesse em comida que algumas vezes acompanha essas perturbações emocionais não ajuda em nada. Se você estiver se sentindo triste, deprimido porque está passando por um período de transição estressante ou por causa de outros problemas de saúde, tente conversar primeiro com um amigo, depois com um médico, um sacerdote ou outro conselheiro que possa ajudá-lo a lidar com essa situação emocional e fisicamente.

Exames médicos

Uma das coisas mais importantes que podemos fazer para manter o sistema gastrointestinal saudável é consultar o médico regularmente para fazer exames e verificar a presença de problemas em potencial. Devemos conversar com o médico sobre nossa dieta e fazer exame do reto e exame de fezes regularmente. A partir dos 50 anos, devemos fazer um exame diagnóstico chamado colonoscopia para verificar a presença de câncer do intestino a cada três ou cinco anos.

Se você tiver um problema gastrointestinal, o clínico geral pode encaminhá-lo para um *gastroenterologista*, um especialista em problemas do estômago e do intestino, ou um *hepatologista*, um especialista em distúrbios do fígado.

Deglutição e Esôfago

Como a deglutição muda com o envelhecimento

Você pode nunca ter pensado no ato de engolir, mas esse processo envolve um conjunto extremamente complexo de reflexos, músculos e nervos. Conforme envelhece, você perde massa muscular magra, o que pode dificultar a mastigação e a deglutição. Também é possível que a contração em ondas do esôfago passe a não funcionar tão bem. Pode haver alguma descoordenação na contração, que pode resultar em dor ou desconforto.

Possíveis Problemas

Distúrbios da motilidade do esôfago. O movimento descoordenado do alimento no esôfago é um problema muito comum entre as pessoas mais velhas. Esse distúrbio pode ser causado por outro problema de saúde, como diabetes ou úlceras benignas do esôfago. Esofagite, ou inflamação do esôfago, pode provocar dificuldade ao engolir e desconforto no peito. Se detectar um problema de motilidade do esôfago, o médico pode recomendar que você perca peso, durma com a cabeceira da cama elevada e evite comer à noite um pouco antes de ir para a cama. Medicamentos como antiácidos também podem ser úteis.

Azia (doença de refluxo gastroesofágico ou DRGE). Como o nome sugere, a azia é uma sensação de calor causada por um refluxo dos conteúdos gástricos para o esôfago. Esse problema também pode provocar desconforto no peito. *Dispepsia* (que vem das palavras gregas *dis* e *pepsis* que significam "má digestão") é outra palavra para essa condição que afeta pelo menos um terço das pessoas idosas, especialmente depois dos 50 anos. A azia ocorre mais frequentemente depois de comer e se deitar em seguida quando o estômago ainda está cheio.

Leite e antiácidos como cimetidina, ranitidina, famotodina e nizatidina geralmente ajudam, embora os antiácidos possam causar efeitos colaterais como diarreia, intestino preso e interferir na absorção de outros medicamentos. Os inibidores da bomba de prótons (que incluem omeprazol e lansoprazol) podem ser muito efetivos e bem tolerados. Eles funcionam inibindo a secreção de ácido gástrico. Alguns pacientes podem diminuir a dose gradativamente e parar depois de oito semanas de terapia, mas uma terapia mais longa geralmente é necessária para pacientes com gastrite erosiva, inflamação aguda do revestimento do estômago, que é causada por uma substância corrosiva como aspirina, um organismo infeccioso ou envenenamento alimentar.

MANEIRAS DE ALIVIAR A AZIA

- ► Levante a cabeceira de sua cama.
- ► Faça refeições menores à noite.
- ► Se estiver acima do peso, tente perder peso (isso é extremamente importante).
- ► Não ingira bebidas cafeinadas, alcoólicas ou sucos e não coma produtos ácidos, tomate ou comidas gordurosas (como chocolate e pizza) à noite.
- ► Não fume.
- ► Fale com seu médico sobre mudar os tipos ou doses de medicamentos que podem provocar azia, como anticolinérgicos (diciclomina), bloqueadores dos canais de cálcio, betabloqueadores para doenças cardíacas e sedativos (benzodiazepinas).
- ► O médico pode recomendar medicamentos antiácidos.

O médico pode pedir um exame chamado "endoscopia digestiva alta", se você apresentar dispepsia e outros sintomas como vômito, anemia, perda de peso ou sangramento.

Dificuldade para engolir (*disfagia*) e dor ao engolir (*odinofagia*). Muitas doenças podem levar a distúrbios da deglutição, incluindo AVCs, doença de Parkinson e problemas de tireoide (tanto hipotireoidismo quanto hipertireoidismo). O tratamento deste problema em geral depende da causa. Por exemplo, se o problema foi causado por um alimento que está alojado no esôfago, simplesmente beber bastante líquidos pode ajudar a comida a descer. Se a disfagia piorar, a dilatação cirúrgica do esôfago pode ser necessária.

"Esofagite por medicamentos". Algumas vezes, quando estamos deitados e tomamos cápsulas ou comprimidos, , eles podem se alojar no esôfago e causar irritação e até mesmo úlceras. Quando engolir se torna um ato doloroso é que percebemos que esses remédios não "desceram" pelo esôfago. Os remédios mais comuns são antibióticos, sulfato ferroso, anti-inflamatórios, medicamentos não--esteroidais (NSAIDS) e cloreto de potássio.

Para evitar que isso aconteça, assegure-se de tomar os remédios com muita água e, se possível, não tomá-los imediatamente antes de ir para a cama à noite. Seu corpo diminui a produção de saliva enquanto está descansando. A atividade motora do esôfago também diminui enquanto está dormindo.

Tumores esofágicos. Menos de 4% dos casos de câncer do sistema gastrointestinal se originam no esôfago. Um leiomioma é o tumor benigno esofágico mais comum. Esses tumores geralmente não produzem sintomas. Se uma pessoa tiver sintomas como dificuldade para engolir ou sangramento, a cirurgia pode ser recomendada.

Tumores malignos do esôfago são mais comuns em homens fumantes entre 50 e 70 anos. Esses tipos de câncer geralmente incluem o adenocarcinoma e o carcinoma de células escamosas. Depois do diagnóstico através de endoscopia e biópsia, o tratamento pode incluir radioterapia, quimioterapia e cirurgia.

O estômago e o Duodeno

A quantidade de ácido que seu estômago produz para "quebrar" a comida que você ingere pode diminuir conforme você fica mais velho. Esse declínio na acidez do estômago pode levar a uma produção maior de um hormônio chamado *gastrina*, que aumenta a quantidade dos sucos gástricos (fluidos digestivos) no seu estômago. Pode haver também um adelgaçamento das membranas mucosas que revestem o estômago.

Possíveis Problemas

Acloridria. *Acloridria* é a diminuição da secreção do ácido clorídrico. Essa diminuição provoca maior produção de *gastrina*, que pode levar a um aumento dos fluidos digestivos no seu estômago. Esse desequilíbrio permite que bactérias coliformes se desenvolvam no seu estômago e na parte superior do intestino delgado. Essa colonização, por sua vez, pode deixar você um pouco mais suscetível à infecção com pneumonia (bactéria gram-negativa).

Doença da úlcera péptica. A doença da úlcera péptica em pessoas mais velhas inclui úlceras gástricas (isto é, úlceras no estômago) e, mais raramente, úlceras duodenais (úlceras no duodeno, a parte superior do intestino delgado). Se tiver uma úlcera, você pode não ter sintomas ou pode perder peso, sentir desconforto depois de comer ou dor abdominal de leve a intensa. As úlceras pépticas são as causas mais comuns de sangramento gastrointestinal superior, e uma úlcera pode provocar hemorragia interna, mesmo que você não tenha nenhum sintoma. Se sua úlcera não foi diagnosticada, você pode ter vômitos que parecem grãos de café e, talvez, fezes escuras e enegrecidas que indicam sangramento interno ativo.

Pelo menos metade da população mundial está infectada com a bactéria *Helicobacter pylori*, que pode causar úlceras gastroduodenais. O uso de esteroides ou de NSAIDs como o ibuprofeno também pode contribuir para o desenvolvimento de úlceras. Estresse e fumo também são causas possíveis.

ÚLCERAS GÁSTRICAS. As úlceras gástricas são provavelmente causadas por um rompimento na barreira da mucosa do estômago. Esse tipo de úlcera geralmente resulta de inflamação e danos contínuos. Os sintomas podem incluir dor ao comer e perda de peso ou fraqueza.

ÚLCERAS DUODENAIS. As úlceras duodenais, que são mais comuns em homens idosos do que em mulheres, podem provocar dor e sangramento. Úlceras duodenais gigantes (as que têm mais de 2 cm de diâmetro) podem causar dor no alto do abdômen que se irradia para as costas. A cirurgia pode ser necessária para lidar com esse problema, se o tratamento não for bem-sucedido.

Um exame radiológico chamado tomografia computadorizada (TC) pode ser usado para diagnosticar úlceras. Um médico também deve avaliá-las por meio de um exame com um dispositivo chamado endoscópio. Se a *Helicobacter pylori* for a causa de sua úlcera, você pode ser tratado com antibióticos e medicamentos de supressão de ácidos. Se os NSAIDs forem a causa, o médico provavelmente vai recomendar que você faça uso de paracetamol. Pode também receitar antibióticos, antiácidos, um bloqueador H2 ou um inibidor de bomba de prótons para evitar a produção de ácidos. Essa medicação precisa ser tomada durante 2 ou 3 semanas para permitir uma cura adequada e fortalecer o revestimento de seu estômago.

Tumores do estômago. A incidência de tumores de estômago benignos e malignos aumenta com a idade e, embora a incidência dessa doença esteja gradualmente declinando nos Estados Unidos, continua a ser um problema comum, especialmente entre os homens brancos. Os tumores *benignos* do estômago (que não se espalham) ocorrem de diferentes formas: leiomioma, fibromas, lipomas e carcinoides. Esses tumores em geral não causam sintomas e muitas vezes são descobertos durante exames para outras doenças. Essas lesões podem ser removidas em um procedimento endoscópico ou em uma cirurgia mais extensa.

Os tumores *malignos* do estômago (que se espalham) são predominantemente encontrados em homens e mais comuns em negros do que em brancos. O câncer gástrico é a segunda causa mais comum de morte por câncer no mundo. A maioria desses tumores são *adenocarcinomas* (isto é, são glandulares); menos de 5% são *linfomas*, ou tumores que afetam o tecido linfático. Em 1994, a International Agency for Research on Cancer (Agência internacional para pesquisa de câncer) declarou que um tipo de bactéria chamada *H. pylori* era um fator de risco para adenocarcinoma gástrico. A *H. pylori* também pode ser um fator de risco para linfoma gástrico. Nos primeiros estágios desses tipos de câncer, os sintomas podem ser ausentes ou leves (desconforto abdominal). Nos estágios mais avançados, pode haver perda de apetite, náusea, depressão e perda de peso. Na doença mais avançada, esses sintomas podem se tornar mais intensos e haver disfunção do fígado.

A cirurgia seguida por radioterapia pode ser recomendada para adenocarcinoma e linfoma. A quimioterapia também pode ser útil para o linfoma gástrico.

O Intestino Delgado

A capacidade de contração dos músculos lisos no intestino pode se manter ou aumentar conforme você envelhece, mas o número de terminações nervosas no intestino delgado tende a diminuir. Além disso, enquanto as vitaminas solúveis em gordura (como vitaminas A, E e K) podem ser absorvidas mais prontamente nesta parte do corpo, a absorção da vitamina D, do cálcio e do ferro tende a diminuir com o avanço da idade.

Como o intestino delgado muda com o envelhecimento

O intestino delgado é revestido com pequenas *vilosidades*, em formato de dedo, que ajudam o corpo a absorver os nutrientes. Conforme envelhecemos, essas vilosidades se tornam mais curtas tornando mais difícil a absorção dos carboidratos. Alguns desequilíbrios também podem levar ao crescimento excessivo de bactérias no intestino, o que pode predispor a infecções.

Possíveis Problemas

Crescimento excessivo de bactérias. O crescimento excessivo de bactérias no intestino delgado pode acontecer quando a secreção de ácido gástrico – que destrói esses micro-organismos – for deficiente. Essa deficiência do ácido gástrico pode ser causada por inflamação ou infecção (gastrite), ingestão de antiácidos, ou após cirurgia de úlcera gástrica. Quando ocorre o crescimento excessivo de bactérias, o risco de má absorção de nutrientes e de intolerância à lactose aumenta. Um exame do intestino delgado pode ajudar o médico a diagnosticar este problema. Se isso for confirmado, ele pode receitar antibióticos.

Absorção diminuída. Os problemas de absorção e digestão de nutrientes em pessoas mais velhas geralmente estão relacionados a intolerância à lactose, doença celíaca, insuficiência pancreática e alguns tipos de tumores.

DOENÇA CELÍACA. Essa doença herdada pode levar a perda de peso, diarreia, secreção excessiva de gordura e desnutrição leve. O tratamento é uma *dieta sem glúten* (isto é, uma dieta que não contenha nenhuma cevada, trigo ou centeio), com vitaminas e minerais extras. O médico também pode receitar vitamina D extra para fortalecer seus ossos.

INSUFICIÊNCIA PANCREÁTICA. Movimentos intestinais frequentes e súbitos, que geram fezes oleosas podem ser causados por falta de enzimas pancreáticas. Se o médico diagnosticar esse problema (através de exames de sangue, raio X, ultrassom ou TC), poderá receitar um suplemento de enzimas e provavelmente recomendará a suspensão do consumo de bebidas alcoólicas.

Tumores do intestino delgado. Menos de 5% de todos os tumores gastrointestinais são tumores benignos do intestino delgado. Em geral, esses tumores não causam sintomas. Se provocarem desconforto abdominal, sangramento ou bloqueio, poderão ser removidos cirurgicamente.

Os tumores malignos do intestino delgado são mais comuns. Incluem tumores carcinoides, adenocarcinoma, linfoma e leiomiosarcoma. Em geral, esses tumores não causam sintomas, embora pacientes em estágio avançado possam ter desconforto abdominal, sangramento, má absorção, diarreia e perda de peso. A remoção cirúrgica dessas lesões geralmente é recomendada. A radioterapia e a quimioterapia também podem ser úteis para pessoas com linfoma.

Os Intestinos

Como os intestinos mudam com o envelhecimento

Os intestinos podem não ser tão bem lubrificados na velhice como eram na juventude. A atrofia e o enfraquecimento dos músculos abdominais pode tornar a eliminação mais problemática. A inatividade pode piorar ainda mais essa dificuldade. É bom lembrar que "movimento gera movimento".

Possíveis Problemas

Doença intestinal inflamatória. A doença intestinal inflamatória pode descrever tanto a doença de Crohn como a colite ulcerativa. Essas duas doenças podem aparecer no início da vida adulta (por volta dos 20 anos) ou muito depois, entre os 50 e os 80 anos.

DOENÇA DE CROHN. Essa doença causa inflamação e ulceração mais frequentemente da parte inferior do intestino delgado e cólon, mas geralmente não envolve o reto. Pacientes idosos com a doença de Crohn geralmente são mulheres. Os sintomas da doença de Crohn incluem desconforto abdominal, diarreia, perda de peso e febre.

O clínico geral ou o gastroenterologista podem diagnosticar a doença de Crohn através de exames como colonoscopia, estudo de raio X com duplo contraste de bário, ultrassom e TC do abdômen (veja a Tabela 13.1). Algumas vezes, biópsias do cólon também são realizadas.

Se o médico diagnosticar a doença de Crohn, receitará medicamentos de acordo com a gravidade da sua doença. Geralmente, os pacientes com a doença de Crohn são medicados com anti-inflamatórios como prednisona, agentes imunossupressivos como imuran e remédios antidiarreia como cloridrato de difenoxilato (Lomotil) para permitir que o cólon descanse. Infliximabe é o fármaco mais recente no tratamento da doença de Crohn. Antibióticos também podem ser receitados para evitar infecção.

A cirurgia não cura a doença de Crohn, mas pode ser necessária se os medicamentos não ajudarem.

COLITE ULCERATIVA. Esta doença é similar e mais comum que a doença de Crohn. Em geral também envolve o cólon e o reto. A maioria das pessoas com colite ulcerativa tem diarreia crônica, e o sangramento pode ocorrer facilmente. Para diagnosticar essa condição, o clínico geral ou o especialista pode pedir um raio X do abdômen ou um exame de fezes. Pode recomendar também uma sigmoidoscopia (veja a Tabela 13.1).

A terapia medicamentosa para pacientes com colite ulcerativa é similar à dos pacientes com doença de Crohn. No caso das duas doenças, também é importante fazer várias refeições pequenas por dia. A cirurgia pode ser recomendada se a terapia medicamentosa não ajudar. Como o risco de ter câncer colorretal é maior se você tiver colite ulcerativa, o médico provavelmente vai recomendar que você faça uma colonoscopia com biópsia anualmente.

Tabela 13.1 Exames comumente realizados para avaliar doenças gastrointestinais

Exame	Descrição
Esofagogastroduodenoscopia (endoscopia gastrointestinal alta)	Para ver todo o trato gastrointestinal superior.
Colonoscopia (endoscopia gastrointestinal baixa)	Para ver todo o cólon.
Sigmoidoscopia	Para ver o interior do intestino grosso.
Estudos de raio X com bário	Para ver o esôfago, estômago, duodeno e jejuno e detectar bloqueios e constrições.
Proctosigmoidoscopia	Para ver o cólon, reto e canal anal.
Proctografia	Para medir o diâmetro do reto e avaliar a defecação.
Manometria anorretal	Para ver a área do reto.
Colangiopancreatografia retrógrada endoscópica (ERCP, na sigla em inglês)	Para determinar a causa da icterícia e procurar bloqueios no duto biliar comum.

Colite pseudomembranosa. Algumas vezes, a diarreia e a inflamação do cólon podem ser causadas por quimioterapia ou uso de antibióticos que pode levar ao crescimento excessivo de uma bactéria chamada *Clostridium difficile*. Essa infecção pode passar de uma pessoa para a outra e, por isso, a higiene e lavagem das mãos são cruciais para a prevenção. Os sintomas deste tipo de infecção incluem desconforto abdominal, febre e, algumas vezes, diarreia com traços de sangue. Os exames para este tipo de colite incluem cultura de fezes, endoscopia e, às vezes, sigmoidoscopia (veja a Tabela 13.1). O tratamento pode incluir a interrupção do antibiótico que levou ao crescimento excessivo das bactérias. Outros antibióticos podem ser usados para destruir as bactérias *Clostridium.* Enquanto se recupera deste tipo de infecção, você precisará repor os líquidos e eletrólitos que seu corpo perdeu. Pesquisas estão sendo feitas para entender por que pessoas mais velhas são mais suscetíveis a infecções por *C. difficile.*

Doença isquêmica do intestino. A *isquemia,* ou suprimento insuficiente de sangue para o intestino delgado e cólon, pode provocar inflamação e inchaço. Esta causa comum de sangramento da parte baixa do sistema gastrointestinal pode também causar cólicas abdominais e diarreia com sangue.

O médico pode recomendar uma colonoscopia ou exame de enema (lavagem) com bário para diagnosticar a doença isquêmica do intestino. Para tratar este problema, pode recomendar fluidos e antibióticos intravenosos. Em casos graves, a cirurgia pode ser necessária.

Ectasias vasculares (malformações arteriovenosas ou angiodisplasia). Esses emaranhados degenerativos de vasos dilatados que surgem dos vasos sanguíneos normais que suprem o intestino delgado e o cólon, acontecem com maior frequência em pessoas com mais de 70 anos. O médico pode diagnosticar ectasias vasculares por meio de colonoscopia ou, se o sangramento for intenso, por meio de angiografia (teste radiológico para avaliar o local do sangramento dos vasos sanguíneos).

Em geral, as ectasias vasculares não causam sintomas, exceto perda de sangue, que pode se resolver sozinha. Se isso não acontecer, o clínico geral ou o especialista têm muitas opções terapêuticas, entre elas a reposição do ferro e do sangue que você perdeu, coagulação a laser e infusão da área com hemorragia com um fármaco chamado vasopressina.

O Cólon

Como o cólon muda com o envelhecimento

Normalmente, o cólon não muda muito com o tempo, apenas apresenta um certo adelgaçamento das camadas musculares e uma diminuição na secreção do muco que mantém o cólon lubrificado. Essas mudanças podem afetar o tempo de trânsito dos dejetos por esta parte do intestino grosso. O enfraquecimento dos músculos do cólon também pode levar a uma maior incidência das bolsas anormais chamadas *diverticula* que formam os intestinos.

Mais importante do que todas as mudanças relacionadas com a idade nesta parte do corpo são nossos hábitos nutricionais e excretórios. Muitos norte-americanos comem uma quantidade excessiva de alimentos refinados e usam laxantes que podem irritar o cólon.

Possíveis Problemas

Diverticulose. A *diverticulose* é uma condição em que minúsculas herniações formam protuberâncias pela camada muscular do cólon. Ocorre em cerca de um a dois terços de homens e mulheres acima dos 60 anos. Essa condição às vezes está associada com o uso de NSAIDs, como o ibuprofeno. A maioria dos casos de diverticulose é assintomático. Entretanto, infecção (diverticulite), perfuração ou sangramento dessas herniações podem provocar intestino preso, diarreia, distensão com dor abdominal, perda de peso, esteatorreia e, às vezes, sangue nas fezes.

Um exame de sigmoidoscopia (veja a Tabela 13.1) pode ser realizado para olhar seu cólon por dentro. Se o médico diagnosticar doença diverticular, poderá sugerir que você mude a quantidade de fibra em sua dieta. Também poderá receitar antibióticos para evitar infecção. A cirurgia às vezes é necessária para ligar ou remover a parte afetada do intestino.

Intestino preso. Cerca de um terço das mulheres e um quarto dos homens com mais de 65 anos reclamam de intestino preso. Este problema é ainda mais comum entre aqueles que moram em casas de repouso, talvez por causa de outros problemas de saúde, inatividade e uso de medicamentos. Se tiver intestino preso, você pode sentir tensão para defecar, ter fezes duras e menos movimentos intestinais do que o usual. É considerado normal até três defecações por dia ou três defecações por semana, embora a maioria das pessoas tenha um movimento intestinal regular quase todos os dias.

Este problema pode ser causado por comer uma quantidade muito pequena de fibras; depressão; imobilidade; outros problemas de saúde como hipotireoidismo, doença de Parkinson ou AVC; e uso de fármacos como analgésicos, sedativos ou tranquilizantes, remédios para pressão alta e suplementos de ferro ou cálcio.

O quadro a seguir lista algumas sugestões para reduzir ou melhorar a prisão de ventre. Para uma prisão de ventre ocasional, o médico pode recomendar laxantes. Porém, não recomendamos o uso de óleo mineral como tratamento para o intestino preso porque isso pode prejudicar o intestino. Em alguns casos, isso também pode provocar uma pneumonite de aspiração. Algumas vezes, lavagens podem ser necessárias.

Diarreia. A *diarreia*, ou defecação frequente (mais de três vezes por dia), está no outro extremo do espectro em relação à prisão de ventre. Existem muitos tipos de diarreia e muitas causas, inclusive bactérias, vírus e outros problemas que afetam o sistema gastrointestinal como a colite ulcerativa e a doença de Crohn. Em casos raros, a dilatação da aorta ou um aneurisma aórtico abdominal provocam diarreia em pessoas mais velhas. Além disso, o micro-organismo

Clostridium difficile pode causar não só diarreia, mas também inflamação do cólon e complicações associadas como um cólon anormalmente aumentado ou dilatado (megacólon). Você deve descansar se tiver diarreia. Se você estiver na cama, mude sua posição frequentemente para evitar o surgimento de úlceras de pressão (veja o Capítulo 8).

ALGUNS ANTÍDOTOS PARA O INTESTINO PRESO

- ▶ Dê a si mesmo privacidade e conforto suficientes no banheiro e não se apresse.

- ▶ Tente defecar 15 a 30 minutos depois de tomar café da manhã; um supositório ou lavagem pode ser útil (consulte seu médico).

- ▶ Pergunte ao médico se você pode mudar a dose ou o tipo de medicamento que pode estar causando sua prisão de ventre.

- ▶ Faça exercícios com regularidade.

- ▶ Beba muito líquido, especialmente no verão.

- ▶ Coma muita fibra (pão integral, maçã, figo, brócolis, cenouras e cereais de trigo e aveia). Evite queijos.

- ▶ Trate suas hemorroidas, se as tiver.

- ▶ Levante suas pernas (pisando em um banquinho) enquanto estiver sentado no vaso.

A perda de líquidos causada pela diarreia pode criar mais problemas. Durante o primeiro dia de sua doença, tome muitos líquidos claros (chás, refrigerantes de cola descafeinados, isotônicos, gelatinas e caldos). No segundo dia, acrescente alimentos leves como arroz, pão, bolachas de água e sal e suco de maçã a sua dieta (mas evite alimentos picantes ou fritos e itens com alto teor de frutas, vegetais e alimentos que contenham aveia). Você provavelmente poderá voltar a sua dieta usual depois de alguns dias. Se você sentir dor, tiver febre, diarreia com sangue ou se a diarreia não parar, consulte o médico imediatamente. Ele poderá pedir exame de fezes. Se você tiver diarreia causada por infecção por *C. difficile*, provavelmente receberá antibióticos como metronidazol e/ou vancomicina. A prevenção inclui lavar as mãos frequentemente e fazer higiene pessoal.

Síndrome do intestino irritável. Se tiver este distúrbio, você poderá sofrer de prisão de ventre (com ou sem diarreia), gases excessivos, desconforto e distensão abdominal. Este problema muito comum, que você pode ter pela primeira vez aos 60 ou 70 anos, ocorre com maior frequência em mulheres. Geralmente não provoca problemas de saúde mais graves.

Quando for consultar o médico por causa dos sintomas relacionados a este problema, ele provavelmente pedirá alguns exames de sangue comuns e uma sigmoidoscopia (veja a Tabela 13.1) para ver o interior do seu trato gastrointestinal baixo.

O médico orientará você a aumentar a quantidade de fibra em sua dieta, fazer mais exercícios e defecar logo depois de fazer a primeira refeição do dia.

Tumores colorretais. Tumores benignos e malignos do cólon e do reto são comuns nos Estados Unidos. Os tumores benignos do cólon são geralmente *pólipos*, crescimentos protuberantes de tecido. Mais da metade das pessoas acima dos 60 anos têm o mais comum desses tumores, que são chamados de pólipos adenomatosos. Felizmente, a probabilidade de esses tumores se tornarem malignos é extremamente baixa (cerca de 1%). Em geral, esses pólipos benignos não causam sintomas, embora ocasionalmente possam provocar sangramento pelo reto. Algumas vezes eles são removidos cirurgicamente.

Os tumores malignos ou câncer do cólon são muito comuns em pessoas acima dos 40 anos. A maioria desses tumores são adenocarcinomas; outros incluem linfomas, leiomiosarcomas e tumores carcinoides. Dois a seis por cento dos adenocarcinomas são hereditários e causados por mutações genéticas. Se você tiver um parente próximo que teve esse câncer e a doença foi diagnosticada em mais de uma geração da sua família, então você deve ser diligente e fazer exames médicos anuais e colonoscopias regulares. Nos primeiros estágios, o câncer de colo geralmente não causa sintomas. Por isso o exame preventivo para esse câncer por meio de uma sigmoidoscopia e exame da presença de sangue nas fezes é muito importante. A remoção cirúrgica desses tumores geralmente é recomendada. A quimioterapia e a radioterapia algumas vezes são úteis.

O Reto

Como o reto muda com o envelhecimento

A parede do músculo do reto e do ânus pode ficar menos elástica conforme envelhecemos. Essa mudança, em casos raros, pode causar incontinência fecal ocasional. Em algumas pessoas, as terminações nervosas no reto também podem diminuir. Finalmente, a capacidade do reto para armazenar fezes tende a aumentar e a impactação fecal pode ser mais provável.

Possíveis Problemas

Prolapso retal. O *prolapso retal* envolve uma parte do reto que cria uma protuberância através do assoalho pélvico na vagina ou para fora do corpo. Esse problema pode causar incontinência fecal. A cirurgia às vezes é realizada para reparar esse problema.

Hemorroidas. Hemorroidas são grupos de veias varicosas dilatadas que podem sair pela abertura do ânus ou se localizarem no interior da abertura anal. Essas veias podem provocar sangue vermelho brilhante nas fezes. Essa condição comum pode ser piorada por outros problemas como prisão de ventre, insuficiência cardíaca ou cirrose.

Se a prisão de ventre for a causa, o tratamento desse problema vai aliviar a pressão na área anal. Às vezes, os médicos também recomendam anestésicos tópicos, compressas frias ou banhos mornos para aliviar o desconforto.

Outros métodos recomendados envolvem procedimentos cirúrgicos como a escleroterapia ou *ligação de faixa de borracha* (na qual as hemorroidas são "amarradas"), *criocirurgia* (na qual a área é congelada), ou *hemorroidectomia* (na qual as hemorroidas são removidas).

Incontinência fecal. Embora a incontinência fecal seja menos comum do que a incontinência urinária, pode ser igualmente constrangedora. Essa condição pode ser uma consequência de prisão de ventre grave, e é uma preocupação comum, em especial entre pacientes que vivem durante muito tempo em casas de repouso de longa permanência. Diversas outras causas podem levar a esse problema desagradável, entre elas diabetes, prolapso retal, cirurgia anal e AVC.

Depois de examinar seu reto e fazer alguns outros exames, o médico pode recomendar um laxante leve (como o leite de magnésia) ou medicamentos para amolecer as fezes. O treinamento do intestino, que envolve tentar defecar todos os dias depois do café da manhã, também pode ser útil. Se a defecação não ocorrer naturalmente, um supositório e/ou uma lavagem podem ser usados para estimular esse processo. Depois de vários dias, o reflexo gastrocólico pode operar automaticamente. A estimulação elétrica por meio de um dispositivo que emite impulsos elétricos quando o esfíncter anal se contrai também pode ser útil.

O Fígado

Como o fígado muda com o envelhecimento

O fígado geralmente passa por mudanças leves com o envelhecimento. Este órgão pode perder peso e sofrer uma diminuição no número total de células (*hepatócitos*). Pode haver menos fluxo sanguíneo através desse importante órgão. Também é possível que após um dano (por infecção, por um processo de doença que leve a cicatrização ou cirrose) o fígado não se regenere tão bem como quando você era mais jovem. O fígado também pode ficar mais sensível a dano provocado por medicamentos como antibióticos, paracetamol e anestésicos.

Possíveis Problemas

Hepatite. Existem muitas causas de inflamação do fígado – *hepatite*. Entre elas estão infecção com o vírus da hepatite A, B ou C (e raramente com vírus da hepatite D ou E), álcool e outros fármacos, como o paracetamol. Todos os tipos de hepatite podem fazer você perder peso, ter desconforto abdominal e perder o apetite. O clínico geral ou o especialista podem diagnosticar a hepatite viral com um exame de sangue simples.

Cirrose. A *cirrose*, cicatrizes no fígado, pode ocorrer em resultado de infecção por hepatite, toxicidade de fármacos ou consumo de álcool. Neste último caso, a abstinência do álcool é muito importante para evitar mais danos ao fígado.

Existem diversas complicações da cirrose. Uma das mais sérias envolve veias congestionadas no esôfago, chamadas de "varizes esofágicas". Se essas varizes romperem e sangrarem, a pessoa correrá risco de morte. Se você receber o diagnóstico de cirrose, o clínico geral ou especialista pode pedir um exame com deglutição de bário ou endoscopia para procurar varizes no esôfago. Se essas veias dilatadas forem encontradas, serão receitados betabloqueadores para reduzir o risco de sangramento.

Um abdômen com líquido (*ascite*) também pode complicar a cirrose do fígado. Se esse líquido for infectado, você pode ter uma condição chamada de *peritonite bacteriana espontânea*. O médico pode prescrever um antibiótico para tratar esse problema. O tratamento da ascite pode envolver a remoção do fluido ascítico por meio de diuréticos ou, às vezes, se necessário, por meio de um cateter (paracentese abdominal de grande volume). O tratamento cirúrgico também é uma opção.

Por fim, outra complicação da cirrose é a *encefalopatia hepática*, uma alteração no estado mental que vai da confusão ao coma. Um medicamento chamado lactulose e uma dieta de baixo teor de proteína podem ser receitadas para evitar que isso ocorra.

Cirrose biliar primária. A cirrose biliar primária (CBP) não é causada por uma infecção viral nem pelo consumo de álcool. É uma *condição autoimune* (isto é, o corpo produz anticorpos para lutar contra seus próprios tecidos). Muitas vezes, as pessoas com CBP também podem ter outros distúrbios autoimunes como doenças da tireoide (hipotireoidismo ou hipertireoidismo), glândulas secas (síndrome de sicca ou de Sjogren) ou artrite reumatoide. Se tiver essa doença, que ocorre principalmente em mulheres de meia-idade e idosas, você pode nem ter sintomas ou pode se sentir indisposta, ter dor no alto abdômen, coceira ou icterícia.

O médico pode recomendar um fármaco chamado ácido ursodesoxicólico para diminuir o progresso da CBP e também um medicamento chamado colestiramina para aliviar a coceira que pode acompanhar esta doença. Em casos graves, um procedimento chamado derivação intra-hepática portossistêmica transjugular (TIPS, na sigla em inglês) pode ser recomendado. Outra possibilidade é um transplante de fígado, embora esse tipo de cirurgia não seja muito comum em pessoas acima dos 70 anos por causa da presença de outros problemas médicos que podem impedir um procedimento tão grande.

Hemocromatose. A *hemocromatose* é uma doença hereditária associada com depósitos excessivos de ferro no fígado e no coração. Esse problema geralmente não está relacionado com o consumo excessivo de alimentos ricos em ferro; ao contrário, envolve um problema genético que leva a uma absorção excessiva deste mineral nos intestinos. É um problema mais comumente encontrado em pessoas de ascendência celta.

Se tiver esse problema de "sobrecarga de ferro", você pode sentir fraqueza, letargia e desconforto abdominal. Dores nas articulações, sintomas de diabetes (como aumento da sede), perda da libido ou impotência também podem estar associados a este problema. Em casos mais graves, você pode ter insuficiência hepática, cirrose e, talvez, câncer primário de fígado. A insuficiência cardíaca congestiva também pode acontecer.

O tratamento para a hemocromatose é a *flebotomia* ou retirada regular de sangue para reduzir a quantidade de ferro. Quando o nível de ferro estiver dentro da faixa normal, você provavelmente precisará fazer flebotomias de acompanhamento algumas vezes por ano para evitar um novo acúmulo de ferro no seu corpo.

Câncer de fígado. O câncer que se origina em outra parte do corpo e se espalha para o fígado é mais comum em pessoas mais velhas do que o câncer que se origina no fígado. O câncer que se espalhou para o fígado geralmente é tratado por um especialista em câncer (*oncologista*).

O *câncer hepatocelular*, que é o câncer que surge do interior do fígado, muitas vezes está associado com cicatrizes no fígado (cirrose) e com hepatite B ou C, causadas por infecção viral. Um especialista em fígado (*hepatologista*) pode diagnosticar e tratar essa doença. Os pacientes que desenvolvem câncer hepatocelular podem ter qualquer uma das complicações da cirrose: varizes esofágicas, ascite ou encefalopatia hepática. Por causa da ligação entre a cirrose e este tipo de câncer, os pacientes com cirrose devem fazer com regularidade um exame de sangue chamado alfa-fetoproteína e também ultrassom para procurar sinais precoces de tumores de fígado. Se um tumor for encontrado, o tratamento pode incluir *hepatectomia* (excisão de parte do fígado) ou quimioterapia.

O Pâncreas

O pâncreas é uma glândula importante que secreta enzimas digestivas, além dos hormônios insulina e glucagon. A função do nosso pâncreas não muda muito conforme envelhecemos, mas alguns problemas podem ser preocupantes em idosos.

Possíveis Problemas

Os problemas pancreáticos mais comuns em pessoas idosas incluem *pancreatite*, que é a inflamação do pâncreas; insuficiência da enzima pancreática; e câncer do pâncreas.

Pancreatite. A inflamação do pâncreas pode ser *aguda* – isto é, pode surgir subitamente – ou pode ser crônica. Pode ser provocado pelo consumo excessivo de álcool ou por outro problema na vesícula (como pedras) e na área biliar. Os sintomas de pancreatite geralmente incluem dor abdominal que pode se irradiar para as costas ou para a parte inferior do peito. Este desconforto pode ser acompanhado por náusea, vômitos e confusão.

Os médicos usam exame de sangue, raio X do peito, ECG e ultrassom de abdômen para diagnosticar a pancreatite. O médico provavelmente vai lhe dar remédios para controlar a dor, antibiótico para evitar infecção e fluidos extras e eletrólitos para substituir os fluidos que você perdeu. Se as pedras na vesícula forem a causa da sua pancreatite, pode ser preciso removê-las cirurgicamente.

Insuficiência de enzimas pancreáticas. O pâncreas é responsável por liberar várias enzimas importantes, como *amilase* (que é essencial para quebrar os carboidratos), *lipase* (que é usada na quebra das gorduras) e *proteases* (que são necessárias para converter as proteínas em aminoácidos). Se esta glândula não estiver liberando enzimas suficientes, a terapia de reposição de enzimas pode ser muito útil.

Câncer de pâncreas Uma porcentagem alta das pessoas com câncer de pâncreas tem entre 60 e 80 anos. Os fatores de risco para esta doença incluem fumo, dieta com alto teor de gorduras e consumo de álcool. Os sintomas principais do câncer de pâncreas incluem desconforto abdominal, perda de peso, dor nas costas, depressão e diarreia. Uma pessoa com essa doença também pode ter *icterícia* (pele e olhos amarelados).

Os médicos usam ultrassom, TC, angiografia e laparoscopia para diagnosticar o câncer pancreático. A maioria dos pacientes com essa doença passa por cirurgia para remover as áreas afetadas.

A Vesícula Biliar

A vesícula biliar é uma pequena bolsa em que é armazenada a bílis. O desenvolvimento de pedras (compostas de colesterol e pigmento biliar) nessa bolsa é um problema muito comum entre as pessoas acima dos 50 anos.

Possíveis Problemas

Pedras na vesícula (colelitíase). Aproximadamente um terço das mulheres mais velhas tem pedras na vesícula. Também são comuns em homens mais velhos. As pedras na vesícula podem se formar sem motivo aparente ou serem causadas por cirrose, doença intestinal inflamatória (doença de Crohn ou colite ulcerativa) e perda de peso.

A maioria das pedras de vesícula não causam sintomas. Nesse caso a cirurgia pode não ser necessária. Porém, se tiver sintomas (entre eles desconforto abdominal e icterícia), a pessoa terá um risco de 25% de desenvolver complicações como inflamação ou bloqueio dos dutos biliares. Nesse caso a cirurgia pode ser indicada.

Se o médico suspeitar que o paciente tem pedras na vesícula, pode pedir um ultrassom para confirmar. Outros exames comumente usados para diagnosticar pedras na vesícula incluem colangiopancreatografia retrógrada endoscópica (CPRE) e cateterização retrógrada endoscópica da vesícula.

As opções de tratamento para pedras na vesícula incluem dissolução das pedras com solventes ou remoção das pedras com procedimentos cirúrgicos como esfincterotomia endoscópica e colecistectomia laparoscópica. Algumas vezes, pequenos tubos chamados *stents* são colocados nos dutos de bílis para mantê-los abertos depois da cirurgia para remoção das pedras.

Inflamação da vesícula biliar (colecistite). As pessoas que têm pedras na vesícula ou excesso de peso podem desenvolver inflamação da parede da vesícula biliar ou colecistite, que geralmente é causada pelo bloqueio de um duto por uma pedra. Desconforto abdominal, náusea, vômitos e febre são sintomas de colecistite. O médico pode confirmar esse diagnóstico com um ultrassom ou raio X abdominal. O tratamento pode ser feito com antibióticos. Algumas vezes, um procedimento cirúrgico chamado colecistectomia é realizado para esvaziar a vesícula biliar.

Câncer da vesícula. O câncer da vesícula é raro. Os cálculos biliares estão associados a tumores benignos e malignos da vesícula. Se um crescimento anormal de células for identificado no ultrassom, exames regulares serão necessários para monitorar mudanças no tamanho da lesão. Se as lesões se espalharem, pode haver desconforto abdominal, perda de peso e icterícia. A remoção da vesícula biliar pode ser necessária.

O Apêndice

A inflamação do apêndice, um tubo de 7,6 a 10 cm ligado à seção inferior direita do abdômen (o ceco) é rara em pessoas mais velhas. Isso porque o apêndice geralmente encolhe conforme envelhecemos. Contudo, a apendicite às vezes acontece em idosos e, quando isso ocorre, pode ser bem grave.

Os sintomas de apendicite em qualquer idade podem incluir dor abdominal, náusea, vômitos e, às vezes, prisão de ventre ou diarreia. Após confirmação do diagnóstico, o apêndice deve ser removido (apendectomia), e antibióticos devem ser receitados para evitar infecção.

CAPÍTULO 14

Seu Sistema Endócrino

As pessoas que são naturalmente muito gordas tendem a morrer mais cedo do que aquelas que são esguias.

Hipócrates

Quando os médicos falam sobre o sistema endócrino, estão se referindo a algumas glândulas que secretam hormônios que depois são distribuídos para outras partes do corpo pela corrente sanguínea. Os hormônios podem afetar todos os outros sistemas do corpo, o metabolismo, o crescimento e recuperação, bem como muitos outros processos. No Capítulo 5, falamos sobre as mudanças hormonais que podem levar ao aumento da próstata em homens mais velhos e diminuição dos níveis do estrogênio natural (hormônio que estimula a produção e a liberação dos óvulos) em mulheres mais velhas. Neste capítulo, discutiremos outras mudanças endocrinológicas que podem acontecer com idosos.

Como o Sistema Endócrino Muda com o Envelhecimento

As mudanças hormonais que tendem a ocorrer com o envelhecimento podem ter efeitos profundos sobre todo o corpo. Os níveis de hormônio de crescimento e andrógenos (hormônios sexuais masculinos como a testosterona) começam a cair. Uma redução na quantidade do hormônio de crescimento, que é secretado pela glândula pituitária, pode ter efeitos negativos sobre a massa muscular.

Outra mudança significativa que pode acontecer é o aumento dos níveis de açúcar (glicose) no sangue, em parte por causa do maior peso corporal, menor atividade física e mudanças na alimentação que ocorrem na velhice. Hormônios como o glucagon e a insulina, que são secretados por um importante motor endócrino – o pâncreas – capacitam o corpo a converter a glicose na energia de que ele precisa. O diabetes é um distúrbio que aparece quando essa conversão não ocorre adequadamente. O diabetes afeta aproximadamente 18% das pessoas acima dos 65 anos. Um número muito maior de pessoas – 20% a 40% – acima dos 80 anos tem intolerância à glicose e talvez só metade delas percebam que têm este problema.

Outro importante processador endócrino – a glândula tireoide – algumas vezes tem pequenas mudanças em idosos. Ela pode encolher um pouco e desenvolver algum tecido cicatricial (fibrose). Pequenos nódulos não cancerosos, minúsculos crescimentos de tecido, podem aparecer. Mais adiante neste capítulo, vamos falar de condições como o hipotireoidismo, que podem ocorrer quando a produção de determinados hormônios da tireoide é alterada.

Possíveis Problemas

Diabetes

Quando você se alimenta, o corpo em geral converte os amidos e açúcares em *glicose*, um tipo de combustível necessário para que seu corpo tenha energia. Esse processo é possível por meio de um hormônio chamado insulina. No diabetes mellitus (literalmente "diabetes de mel"), esse processo se torna deficiente, porque o corpo produz uma quantidade insuficiente de insulina ou porque a insulina produzida não está funcionando corretamente. Em resultado, a glicose começa a se acumular em níveis excessivos e prejudiciais no sangue e, se a doença não for tratada, pode provocar infecção, desidratação, doença vascular periférica, AVC, e problemas cardíacos, renais, neurológicos e oculares.

Diabetes tipo 1 (insulinodependente)

Com o diabetes tipo 1, que pode se desenvolver muito rapidamente (em poucos dias ou semanas), o corpo praticamente para de produzir insulina. Injeções diárias de reposição de insulina são necessárias para manter o processo de conversão de glicose. Essa forma de diabetes é mais comum em crianças e jovens, embora em alguns casos possa afetar também adultos mais velhos. No total, ela constitui menos de 10% de todos os casos de diabetes. O diabetes tipo 1 geralmente é mais grave do que o diabetes tipo 2.

Diabetes tipo 2 (não insulinodependente)

Se você tiver o diabetes tipo 2, seu corpo pode produzir insulina numa quantidade insuficiente ou numa forma não utilizável. Algumas vezes, boa alimentação e exercício regular são suficientes para corrigir esse problema. Em outros casos, medicamentos ou injeção de insulina podem também ser necessários.

Nove em cada 10 casos de diabetes são de tipo 2. Esta forma de diabetes, que se desenvolve gradativamente, já foi chamada de "diabetes de início adulto" porque tende a afetar pessoas acima dos 40 anos, mas também pode afetar pes-

SEU SISTEMA ENDÓCRINO

soas mais jovens. Estar acima do peso e ter um histórico familiar desta doença são dois dos fatores de risco mais importantes para seu surgimento.

FATORES DE RISCO PARA DIABETES TIPO 2

▶ Peso corporal excessivo (mais de 120% do peso corporal ideal)

▶ Histórico familiar de diabetes

▶ Ascendência não branca (africana, asiática, de nativos americanos ou hispânicos)

▶ Histórico de diabetes gestacional (isto é, um histórico de ter diabetes durante a gestação)

▶ Histórico de dar à luz um bebê com 4 kg ou mais

▶ Pressão sanguínea alta

Sintomas. Os sintomas comuns do diabetes tipo 1 são perda de peso, aumento da fome ou da sede, visão enevoada, fadiga e micção frequente. Você pode ter ou não sintomas se tiver diabetes tipo 2. Os sintomas desta forma da doença podem incluir aumento de sede ou fome e fadiga; perda de peso sem explicação, mesmo quando a pessoa está comendo mais do que o comum; visão enevoada; micção frequente (especialmente à noite); infecções frequentes; pele seca e coceiras, infecções de pele ou ferimentos que não se curam facilmente. Muitas vezes, as pessoas não dão atenção a esses sintomas porque pensam equivocadamente que eles são apenas parte do processo natural de envelhecimento.

Se o diabetes avançar sem tratamento podem surgir outros sintomas mais graves. Esses sintomas podem incluir respiração rápida e profunda, náusea e vômitos, desidratação severa e potencialmente até perda da consciência ou coma. O coma é um sinal de que o cérebro não estava recebendo a glicose necessária para funcionar e se desligou. Um tratamento imediato é necessário. O tratamento do diabetes também é essencial para evitar outros problemas que às vezes acompanham esta doença, como: pressão sanguínea alta, doença cardíaca ou renal e perda da visão devido a minúsculas hemorragias nos olhos.

Diagnóstico. Se você não tiver nenhum sintoma de diabetes, o médico pode detectar a doença ao fazer um teste rotineiro para medir o açúcar na urina ou no sangue. Se você consultar o médico por causa de qualquer dos sintomas mencionados acima, ele provavelmente perguntará sobre seu histórico médico, fará um exame clínico e pedirá alguns exames de laboratório de rotina para confirmar o diagnóstico.

Como preparação para um desses exames, chamado de teste de tolerância à glicose, você terá de ficar sem comer nem beber nada exceto água durante 12 horas. Depois, durante o teste, você receberá um líquido açucarado, e o médico vai monitorar o nível de glicose no seu sangue.

A faixa normal de açúcar no sangue em jejum é abaixo de 110 miligramas (mg) por decilitro (dl). Um nível de mais de 126 mg/dl indica diabetes. Quando o diabetes é diagnosticado, o médico pode encaminhar você a um endocrinologista, um médico que se especializou no tratamento de doenças do sistema endócrino.

O que significam os sintomas do diabetes?

Sintoma	O que significa
Aumento da sede	O corpo está tentando diluir a quantidade excessiva de açúcar no sangue.
Micção frequente	Os rins estão trabalhando mais para limpar o sangue do excesso de açúcar.
Infecções frequentes ou persistentes	O sistema imunológico está enfraquecido.
Fadiga	A glicose não está sendo absorvida pelas células que precisam deste açúcar no sangue para funcionar.
Visão enevoada	Os vasos sanguíneos no fundo do olho podem estar passando por alterações.

A American Diabetes Association (ADA) aconselha as pessoas acima de 45 anos a fazerem o exame para diabetes a cada três anos. Se tiver algum fator de risco para diabetes, você deve fazer o exame anualmente.

ANAD – Associação Nacional de Atenção ao Diabetes
https://www.anad.org.br/

SBEM – Sociedade Brasileira de Endocrinologia e Metabologia
https://www.endocrino.org.br/

SBD – Sociedade Brasileira de Diabetes
https://www.diabetes.org.br/

Tratamento. Não existe cura definitiva para o diabetes, mas há maneiras de controlá-lo.

COMER BEM. Comer corretamente pode ser a melhor resposta. Na verdade, muitas vezes, os pacientes descobrem que o diabetes fica sob controle depois de poucas semanas de uma nova dieta. Fazer várias refeições pequenas, regulares e nutritivas por dia (em vez de três grandes) vai ajudar a regular os níveis de glicose. Pode valer a pena consultar um nutricionista para ajudá-lo a planejar suas refeições. Em geral, a ADA recomenda que os diabéticos consumam

1. Aproximadamente 55% do total de calorias de carboidratos como pães e macarrão.
2. Aproximadamente 15% do total de calorias de fontes de proteína como carne, peixe, ovos e laticínios.
3. Menos de 30% do total de calorias de gordura, com ênfase na escolha de gorduras não saturadas como azeite de oliva, óleo de canola, de girassol e de açafrão, ou uso de molhos de salada com baixo teor de gordura

Comer muitos alimentos que tenham alto teor de fibras vai ajudar a manter o nível de açúcar no sangue sob controle.

FAZER EXERCÍCIO. O exercício também é importante porque ajuda você a se livrar do excesso de peso, queima a glicose extra de que seu corpo não precisa e ajuda a insulina a funcionar melhor. Tente exercitar-se pelo menos duas a três vezes por semana.

Assegure-se de comer algo antes de se exercitar para que o açúcar no sangue não caia demais (isso se chama hipoglicemia). Leve um lanche ou comprimidos de glicose com você. Carregue um cartão de identidade ao se exercitar (e nos outros momentos também) indicando que você tem diabetes.

Beba muito líquido para evitar a desidratação. Pare de fazer exercícios se ficar tonto durante uma atividade física que exija um esforço maior porque o diabetes pode deixá-lo vulnerável a perda de fluidos e afetar os nervos que mantêm a pressão do sangue quando você está em pé. Essas condições podem predispô-lo a desenvolver hipotensão, ou pressão sanguínea baixa, quando ficar em pé.

Use calçados confortáveis e bem ajustados ao se exercitar para evitar machucados que possam infeccionar com mais facilidade e curar mais lentamente se você tiver diabetes. Além disso, você precisa monitorar o nível de glicose no sangue antes e depois de se exercitar. Isso pode ser feito com um dispositivo chamado monitor de glicose no sangue. Aconselhamos nossos pacientes a não fazer exercícios extenuantes pouco antes de dormir porque isso pode fazer com que o nível de açúcar no sangue caia durante a noite.

Monitoramento da glicose no sangue

Com que frequência devo monitorar o nível de açúcar no sangue?

Confirme com seu médico. A maioria dos diabéticos precisa verificar o nível de glicose pelo menos uma vez por dia. Se estiver tomando insulina, você deve verificar o nível de glicose três ou quatro vezes por dia – antes de cada refeição e antes de um lanche na hora de dormir. Sempre monitore esse nível se começar a tomar um novo medicamento ou estiver doente.

Que tipos de monitores estão disponíveis?

Existem dois tipos: Fitas reagentes e um dispositivo para picar o dedo. As *fitas reagentes* podem dar uma estimativa aproximada do nível de açúcar no sangue. Você simplesmente coloca uma gota de sangue na fita e, depois, compara com uma tabela de cores que mostra os valores de glicose no sangue.

Se usar um dispositivo para picar o dedo, você deve picar o dedo e colocar uma gota de sangue em uma tira de papel. Como acontece com as fitas reagentes, você pode comparar a cor da tira com uma tabela que indique o nível de açúcar no sangue, ou seu kit de medida de glicose pode incluir um medidor que faz esse trabalho por você quando você insere a tira.

O que devo fazer com esses resultados?

Você verá que esses testes vão ajudá-lo a manter um nível normal de glicose no sangue. Por exemplo, você pode ver a causa e o efeito de comer alimentos que contenham muitos carboidratos. Com o tempo, você poderá fazer as mudanças necessárias em sua alimentação, nível de exercício ou nível de estresse para manter o nível de glicose em equilíbrio.

Esses resultados também podem ajudar o médico a guiar seu tratamento. Mantenha um registro dos resultados e leve-o quando passar em consulta com o médico.

CUIDAR DA PELE. O diabetes pode reduzir a capacidade de seu corpo para lutar contra infecções. Por isso mantenha a pele limpa e hidratada para evitar fissuras e outros problemas associados a pele seca. Além disso, trate imediatamente pequenos cortes e arranhões para evitar uma cura demorada ou infecções.

FAZER EXAMES COM REGULARIDADE. Consulte seu clínico geral, oftalmologista, dentista e podiatra (médico de pés), se necessário, para fazer exames com regularidade. O diabetes pode limitar o suprimento de sangue para os pés e pode afetar a sensação nas extremidades, então é especialmente importante consultar o clínico geral ou o podiatra se você notar algum machucado ou área infeccionada.

TOMAR OS MEDICAMENTOS RECEITADOS. Vários tipos de medicamentos estão disponíveis para o diabetes tipo 2. Em geral, os medicamentos só são prescritos quando as mudanças na alimentação e exercícios não forem suficientes para equilibrar o nível de açúcar no sangue. Esses fármacos podem ser receitados isoladamente ou em várias combinações.

As *sulfonilureias* estimulam a secreção de insulina pelo pâncreas e ajudam a insulina do corpo a funcionar de modo mais efetivo. Esses fármacos, que são tomados por via oral, são receitados para pessoas cujo corpo produz alguma insulina. As sulfonilureias incluem acetohexamide, clorpropamida e tolbutamida Fármacos geralmente são efetivos e têm poucos efeitos colaterais, embora algumas pessoas possam ter ganho de peso e baixo índice de açúcar no sangue (hipoglicemia) enquanto tomam esses remédios.

As *biguanidas* (como metformina) também funcionam abaixando os níveis de açúcar no sangue. Elas impedem que o fígado forme e libere a glicose. Muitas pessoas perdem cerca de 2,3 kg enquanto tomam biguanidas, e esses fármacos podem provocar diarreia. Eles não são prescritos para pacientes que tenham problemas de fígado ou rins, nem para pessoas que bebam álcool. É melhor não beber álcool, a não ser muito raramente, mesmo que você não esteja tomando este medicamento, porque o álcool pode prejudicar o fígado ou o pâncreas, além de outros órgãos (veja os Capítulos 4 e 6).

Os *inibidores da alfa-glicosidase* (como acarbose ou Aglucose e miglitol) abaixam os níveis de açúcar no sangue (especialmente depois de comer) tornando mais lenta a absorção de carboidratos pelo trato gastrointestinal. Esse tipo de medicamento pode provocar gases e diarreia e por isso os médicos muitas vezes receitam uma dose baixa inicial e depois aumentam durante várias semanas enquanto o corpo se ajusta ao medicamento.

As *tiazolidinedionas* (como troglitazona) funcionam ajudando as células do corpo a absorverem insulina. Esses fármacos são dados a pacientes que estejam tomando insulina. Algumas vezes as doses de insulina podem ser reduzidas ou até interrompidas com esses agentes. Se tomar tiazolidinedionas, você precisará fazer exames de sangue regulares para verificar a função hepática antes de iniciar o tratamento, depois mensalmente durante oito meses para garantir que não ocorreram problemas de fígado (esta é uma complicação rara). Tenha certeza de conversar sobre essa possibilidade com seu médico.

A *insulina* é receitada quando os medicamentos já mencionados não conseguirem abaixar o açúcar no sangue até um nível adequado. A insulina também pode ser adicionada a terapia com outros fármacos como as sulfonilureias. Existem diversos tipos de insulina, cuja efetividade varia dependendo da duração: insulina de ação rápida ou de ação longa. Atualmente, todas são ministradas por injeção, embora os cientistas estejam desenvolvendo formas orais e inaladas que podem ficar disponíveis para uso no futuro próximo.

Se o médico receitar insulina para você, ele ou uma enfermeira vão lhe ensinar como injetá-las. Você vai precisar mudar os locais da injeção frequentemente para evitar a formação de tecido cicatricial.

Você também precisará aprender a descartar adequadamente as agulhas. As seringas usadas devem ser colocadas em um recipiente de vidro ou em uma caixa especial projetada para descarte de seringas. Você pode levar as seringas usadas para uma farmácia ou pode descartá-las com o resto de seu lixo. Contate a empresa de coleta de lixo ou o departamento local de saúde se você levar o lixo para um aterro sanitário local.

Tipos de insulina

Tipo de insulina	Nome comercial
Ação muito rápida (15 minutos)	Humalog
Ação rápida	Regular, Semilenta
Ação intermediária	Insulina neutra Hagedorn (NPH, na sigla em inglês), Lenta
Ação longa	Ultralenta
Preparações de combinação de insulina	70% NPH, 30% regular 50% NPH, 50% regular

FICAR ATENTO A COMPLICAÇÕES. Se o nível de glicose no sangue cair demais porque você pulou uma refeição, o monitor de glicose não está confiável ou a insulina está sendo absorvida depressa demais em sua corrente sanguínea, você pode ter uma complicação do diabetes chamada hipoglicemia ou baixo açúcar no sangue. Se tiver problemas hepáticos ou renais além do diabetes, você pode ficar mais suscetível a desenvolver essa complicação. Doses elevadas de fármacos como propanolol ou atenolol (muitas vezes receitados para pressão alta, doença cardíaca coronariana ou ritmo cardíaco irregular) e quantidades excessivamente altas de aspirina podem estar associadas com hipoglicemia.

Como saber se está desenvolvendo hipoglicemia? Você pode sentir qualquer um dos seguintes sintomas: nervoso, tremores, suores, palpitações, desconforto no peito, fome, náusea ou formigamento ou dormência, especialmente ao redor da boca.

Se a hipoglicemia continuar sem tratamento, você pode ter confusão ou problemas com a memória, dor de cabeça e/ou tontura, dificuldade para falar ou

SEU SISTEMA ENDÓCRINO

ver, cansaço súbito, fraqueza ou sensação de frio. Além disso, seus amigos ou parentes podem notar que você está suando, pálido, irritável, trêmulo, sonolento, descoordenado e agindo de modo diferente.

Se estiver consciente, você deve consumir pequenas quantidades de carboidratos de ação rápida (sua família e amigos podem ajudar), como suco de frutas, doces, açúcar em tablete, tabletes de glicose, leite ou refrigerantes. Como nem sempre é fácil prever quando você pode ficar rapidamente hipoglicêmico, se tiver diabetes, você sempre deve carregar esses carboidratos com você para usar se necessário. Se você perder a consciência, alguém como um amigo, vizinho ou parente deve ligar para a emergência.

Outras vezes, o problema é o nível de açúcar no sangue muito alto (*hiperglicemia grave*). Esta doença séria, chamada *estado hiperosmolar não cetótico* (também conhecido como *síndrome hiperosmolar hiperglicêmica não cetótica*), resulta da falta de insulina efetiva no corpo e muitas vezes é mais perigosa para adultos mais velhos que podem estar tomando medicamentos para doenças hepáticas ou cardíacas que pioram a hiperglicemia. A desidratação, que é comum em pessoas mais velhas devido a diminuição da sensação de sede, também pode contribuir para o desenvolvimento do estado hiperosmolar não cetótico.

Os sintomas desse estado parecem com os do diabetes. Podem incluir sede, micção frequente, fraqueza, visão enevoada, confusão e, às vezes, câimbras nas pernas. Se você ou seus parentes perceberem que você tem esses indicadores do estado hiperosmolar não cetótico, vá para um pronto-socorro para tratamento imediato. No hospital, você receberá líquidos, insulina e terapia de reposição de potássio.

A complicação mais comum no longo prazo do diabetes é a doença degenerativa do sistema nervoso chamada *neuropatia*. As pernas e os pés podem ser afetados por uma perda de sensação de calor ou de toque leve ou por intensa sensibilidade a ambos os estímulos. Algumas vezes, há uma sensação de formigamento ou, então, uma sensação de facadas que pode ocorrer nas pernas. Nos estágios mais avançados dessa condição, a pessoa pode ter uma redução significativa ou ausência de sensação nos pés.

Se você começou a desenvolver essa complicação do diabetes, é muito importante que dê atenção às pernas e pés e observe o que acontece com qualquer corte, rachadura ou calo que não conseguir sentir. Seja especialmente cuidadoso com líquidos quentes porque você talvez não consiga sentir a sensação de queimadura. Da mesma forma, assegure-se de verificar a temperatura da água da banheira ou chuveiro com a mão, o cotovelo ou termômetro antes de entrar no banho. Veja se os sapatos estão bem ajustados e confortáveis. Algumas pessoas acham que chacoalhar os sapatos antes de colocá-los ajuda a se livrar de pequenos objetos como pedras ou areia que podem irritar os pés.

Para evitar que seus pés fiquem frios, é bom usar meais, mas tente não usar uma almofada quente ou bolsa de água quente que podem queimá-los. Se seus pés e pernas ficarem desconfortáveis com câimbras à noite, experimente usar calças de pijama mais quentes e meias, beber um copo de leite e andar um pouco logo antes de ir dormir. O médico também pode receitar um analgésico para você, se necessário.

Problemas nos olhos também podem se desenvolver como uma complicação do diabetes. É muito importante que você consulte um oftalmologista regularmente, pelo menos uma vez por ano, para fazer um exame com dilatação de pupilas. A doença ocular que é causada pelo diabetes pode não ter nenhum sinal de alerta, mas se for detectada e tratada logo, é possível evitar a cegueira.

A *doença renal* é outra complicação grave do diabetes. Na verdade, o diabetes é a principal causa do estágio final da doença renal. O médico vai monitorá-lo com frequência e pode receitar remédios para ajudar a evitar esse problema.

A *doença cardíaca* é uma preocupação séria para diabéticos. Se você tiver diabetes, o risco de desenvolver doença cardíaca é mais elevado. Para minimizar o risco, você não deve fumar. Faça exercícios com frequência, tome remédios conforme receitados para controlar a pressão alta e tente limitar a gordura e o colesterol em sua dieta (veja o Capítulo 4).

Para saber mais sobre o diabetes, acesse:

ANAD – Associação Nacional De Atenção Ao Diabetes
https://www.anad.org.br/
SBEM – Sociedade Brasileira De Endocrinologia E Metabologia
https://www.endocrino.org.br/
SBD – Sociedade Brasileira De Diabetes
https://www.diabetes.org.br/

Problemas da tireoide

A *tireoide* é uma glândula endócrina localizada na base do pescoço. Ela tem a forma de uma pequena gravata borboleta e fica mais ou menos onde uma gravata borboleta seria colocada no pescoço. Sua função principal é produzir dois hormônios importantes e relacionados: tiroxina (também chamado T4) e triiodotirina (também chamado T3).

Os sintomas e sinais de problemas de tireoide em pessoas mais velhas são bem diferentes dos que ocorrem em jovens. Como no diabetes, os sintomas de problemas da tireoide na velhice podem parecer com outros problemas de saú-

de, e algumas pessoas podem adiar a busca de tratamento porque associam esses problemas de saúde com a idade avançada.

Hipotireoidismo

A atividade deficiente da glândula tireoide, ou hipotireoidismo, aumenta em
incidência com a idade e afeta cerca de 2% a 7% das pessoas mais velhas. A
incidência de hipotireoidismo é mais alta entre mulheres mais velhas do que
em homens. O funcionamento mais lento da glândula tireoide leva a uma taxa
metabólica mais baixa no corpo e pode resultar em uma sensação de perda de
energia.

A causa mais comum de hipotireoidismo entre os idosos é chamada de
insuficiência autoimune da tireoide (ou tireoidite de Hashimoto). Uma doença
autoimune significa que o corpo está tratando parte de si mesmo como uma
entidade estrangeira e está criando anticorpos para atacá-lo.

O hipotireoidismo algumas vezes também é causado por fármacos como
iodo e lítio. O uso de iodo radiativo ou radioterapia para uma condição chamada doença de Grave também pode levar ao hipotireoidismo.

Os sintomas de uma glândula tireoide inativa em pessoas mais velhas podem
incluir mudanças no peso (ganho ou perda), quedas, incontinência, desconforto
muscular ou no peito, intolerância ao frio, fadiga, pele seca, depressão, fraqueza
e confusão. Do mesmo modo que acontece com o diabetes, se o hipotireoidismo
não for tratado, ele pode levar a um funcionamento deficiente e a confusão.

O hipotireoidismo é facilmente diagnosticado por um exame de sangue
simples que mede o hormônio tireoestimulante (TSH). Em geral, um fármaco chamado L-tiroxina (levotiroxina) é usado para corrigir esse desequilíbrio
hormonal. Algumas vezes, a dose pode precisar ser ajustada, então consulte o
médico para exames de sangue de acompanhamento.

Hipertireoidismo

A incidência de uma atividade excessiva da glândula tireoide, ou hipertireoidismo, permanece constante com a idade e afeta cerca de 2% dos idosos. Nessa
doença, a glândula tireoide fica maior e produz quantidades excessivas dos hormônios da tireoide. Em resultado, a taxa metabólica do corpo pode aumentar, a
pressão sanguínea pode subir e a taxa de batimentos sanguíneos pode acelerar.

Em pessoas mais velhas, os sintomas dessa doença podem incluir problemas cardíacos (como desconforto no peito e insuficiência cardíaca), gastrointestinais (por exemplo: perda de peso, diarreia e prisão de ventre), confusão e
depressão.

Como no hipotireoidismo, o hipertireoidismo é facilmente diagnosticado com um exame de sangue simples que mede o TSH.

O iodo radioativo (I^{131}) é o tratamento mais comum para o hipertireoidismo. Os fármacos antitireoideos, como propiltiouracil e metimazol, também podem ser ministrados para reduzir a quantidade de hormônios da tireoide.

Nódulos e câncer da tireoide

O câncer da tireoide é responsável por menos de 1% de todas as mortes de câncer nos Estados Unidos. Ele é tratado com facilidade, em especial se diagnosticado precocemente.

Problemas de lipoproteína

Para informações sobre o metabolismo do colesterol, veja o Capítulo 4.

Problemas de metabolismo do sal

Para informações sobre problemas comuns com o metabolismo do sal, veja o Capítulo 11.

CAPÍTULO 15

Seu Sistema Imunológico

A cura é uma questão de tempo, mas algumas vezes também é uma questão de oportunidade.

Hipócrates (*c.* 460-400 a.C.)

Parece que ultimamente eu pego um "micróbio" depois do outro. Não consigo me livrar de um resfriado tão depressa como costumava e, algumas vezes, tenho diarreia que só passa depois do médico receitar um antibiótico. O que posso fazer para ajudar meu corpo a lutar contra essas infecções?

Tony, 81 anos

A capacidade do corpo para resistir a infecções vem de um sistema complexo que inclui baço, fígado, glândula timo, amígdalas, nodos linfáticos, medula óssea e células brancas do sangue. Neste capítulo, discutiremos brevemente como esse sistema opera e também alguns dos problemas que podem acontecer quando ele não está funcionando tão bem como poderia. Também revisaremos algumas sugestões de como evitar que as infecções saiam do controle.

Como o Sistema Imunológico Funciona

Como uma sentinela, o sistema imunológico monta guarda para identificar invasores e proteger você de patógenos como vírus e bactérias que tentam acabar com sua saúde. Quando esses invasores são reconhecidos, uma equipe de células brancas produz proteínas chamadas *anticorpos*, que viajam pelo corpo, marcando vários patógenos para prepará-los para serem consumidos por outras células brancas.

Muitas das células brancas do sangue vivem muito tempo e carregam a memória dos invasores que já encontraram. Isso é a chave para todo o processo imunológico. É assim que o corpo pode continuar a ser imune ao sarampo, mesmo que tenhamos tido sarampo quando criança, algumas décadas antes.

Como o Sistema Imunológico Muda com o Envelhecimento

Mudanças físicas

Conforme você envelhece, suas respostas imunológicas podem se tornar um pouco mais fracas e menos adaptáveis. Muitas dessas mudanças estão na imunidade mediada por células. O número e a qualidade dos anticorpos produzidos no corpo também podem declinar. A *glândula timo*, localizada na parte superior do peito, tende a encolher progressivamente conforme os anos passam, produzindo menos das células brancas do sangue que lutam contra infecções, chamadas células T. As células T que são destruídas por trauma (como queimaduras) também podem demorar mais para serem substituídas. Em algumas pessoas acima dos 80 anos, a reserva imunológica é um pouco reduzida. Além disso, algumas mudanças fisiológicas, como o adelgaçamento da pele, também diminuem as barreiras naturais para as infecções.

Por causa dessa perda potencial da reserva e da capacidade resultante para os patógenos se alojarem no corpo, uma pessoa mais velha pode demorar mais para se recuperar de uma doença infecciosa. Mesmo em casos em que podemos ter o mesmo número de células brancas do sangue que uma pessoa mais jovem, e mesmo quando essas células têm a mesma efetividade para desarmar e engolir os micro-organismos indesejados, esses guerreiros contra a infecção podem ter um tempo de reação um pouco mais lento, e assim os patógenos que causam as doenças podem ter uma oportunidade maior para causar dano.

Fatores que podem inibir sua capacidade de lutar contra infecções

Doenças comuns. Além de ter células brancas do sangue potencialmente menos efetivas, você pode ter qualquer uma das várias doenças que são mais comuns na idade avançada. Muitos desses problemas, como diabetes e doença pulmonar obstrutiva crônica (veja o Capítulo 12), podem enfraquecer o sistema imunológico e aumentar o risco de contrair infecções. Do mesmo modo, você pode descobrir que está mais suscetível a infecções porque tem uma doença cardíaca que pode interferir com o fluxo sanguíneo. Esta perturbação pode afetar a capacidade natural do corpo de se defender contra a infecção e também a capacidade para se curar.

Exposição a patógenos resistentes. Ser exposto a diversos micróbios em hospitais e casas de repouso de longa permanência também aumenta o risco de desenvolver uma infecção com patógenos resistentes a medicamentos ou alguns que não são fáceis de tratar. No entanto, as equipes de infecção hospitalar são muito vigilantes para identificar esses micro-organismos e mantê-los sob controle. Os cientistas também estão trabalhando duro para criar novos antibióticos para lutar contra alguns desses persistentes patógenos.

Uma resposta mais fraca a vacinas. Embora muitas vacinas efetivas estejam disponíveis como proteção contra doenças como gripe, pneumonia pneumocócica e tétano, estudos têm mostrado que essas vacinas podem ser muito menos efetivas em adultos mais velhos porque a própria resposta imunológica pode não ser tão vigorosa quanto antes. Isso não significa que você não deva se vacinar; ao contrário, essa proteção é fundamental. Veja o Capítulo 2 para uma discussão de vacinas e recomendações de quando você deve tomá-las.

Possíveis Problemas

Doenças autoimunes

Pessoas mais velhas tendem a ter mais doenças autoimunes que podem ser similares a um "fogo amigo": os anticorpos se defendem contra as próprias proteínas saudáveis do corpo, criando nesse processo doenças como algumas formas de hipotireoidismo, lúpus e artrite. As mulheres parecem ser mais vulneráveis do que os homens a essas condições que são descritas nos capítulos 9 e 14.

Pneumonia

Como mencionamos no Capítulo 12, a pneumonia é uma infecção comum entre as pessoas mais velhas, especialmente entre aquelas que moram em casas de repouso durante longos períodos. A gripe é a doença mais comum que predispõe as pessoas mais velhas a terem pneumonia. Tomar a vacina contra a gripe pode diminuir seu risco de ter esta complicação.

Outras doenças como o câncer, insuficiência cardíaca congestiva e diabetes também podem afetar a força dos músculos respiratórios e a capacidade para tossir efetivamente, então essas doenças também podem ser fatores de predisposição. Assim é especialmente importante, se você tiver uma doença que afete sua saúde respiratória, que você saiba do risco de ter pneumonia e contate o médico imediatamente se tiver febre, tosse leve ou falta de ar.

Infecções do trato urinário

A incidência de infecções do trato urinário também é mais elevada em homens e mulheres acima dos 65 anos. O maior risco de contrair este tipo de infecção está associado ao aumento da próstata em homens, prolapso uterino em mulheres, e cateterização em homens e mulheres. Os sintomas, diagnóstico e tratamento de infecções do trato urinário são discutidos no Capítulo 11.

Medicamentos para combater as infecções: alguns termos que você pode encontrar

É muito importante que você só tome os medicamentos receitados para a infecção que tenha no momento. Mesmo que tenha sobras de antibióticos que tomou para uma doença anterior, tomá-los para essa nova infecção pode fazer mais mal do que bem porque existem muitos tipos diferentes de antibióticos, e eles não são igualmente efetivos contra todos os micro-organismos.

Estes são alguns dos nomes que você pode ouvir se o médico lhe receitar um medicamento para combater a infecção.

Antibiótico

O *antibiótico*, que quer dizer literalmente "contra a vida", é um fármaco útil para combater infecções bacterianas. Um antibiótico de amplo espectro é efetivo para lutar contra uma ampla gama de bactérias diferentes.

Existem vários tipos diferentes de antibióticos como penicilinas, cefalosporinas e sulfonamidas, com aplicações muito específicas. Assegure-se de tomar apenas o remédio que o médico receitou para você (não pegue remédios emprestados nem use sobras de remédios de infecções anteriores). Os efeitos colaterais desses fármacos podem variar. Converse com seu médico sobre que efeitos colaterais você deve esperar.

Antifúngico

Agentes antifúngicos (como anfotericina B, nistatina, cetoconazol e fluconazol) são usados especificamente para infecções (como "pé de atleta") que são causadas por um fungo.

Antiviral

Um medicamento antiviral funciona destruindo um vírus ou inibindo sua capacidade de se replicar. Esses remédios incluem aciclovir para o tratamento do vírus herpes zoster (o vírus que causa herpes). Outros medicamentos antivirais, amantadina e rimantadina, são usados às vezes para tratamento da influenza A. Zanamivir é usado para tratamento de infecções virais influenza A e influenza B em pessoas mais velhas.

Infecções nas extremidades

Pessoas mais velhas não têm uma barreira de pele tão robusta quanto a dos jovens. Elas podem desenvolver uma infecção localizada se baterem um dedo do pé, arranharem a canela ou cortarem um dedo acidentalmente. Esses pequenos ferimentos podem demorar mais para curar. Se você tiver um desses ferimentos, e a área ao redor ficar vermelha, um pouco inchada e provocar desconforto, consulte o médico. Um tratamento curto com antibióticos pode ser útil. Além disso, o médico pode confirmar se você está com a vacina antitetânica em dia (veja o Capítulo 2).

Se tiver diabetes, precisa ser especialmente cuidadoso em relação a ferimentos nas mãos, dedos dos pés, braços ou pernas. O diabetes pode reduzir leve ou moderadamente o suprimento de sangue nas extremidades (em especial nas pernas e pés). Fique vigilante para ter certeza de que uma infecção não se desenvolveu. Recomendamos que os pacientes com diabetes tenham consultas regulares com o podiatra (médico de pés). Para mais informações, veja o Capítulo 14.

Vírus da imunodeficiência humana

O vírus da imunodeficiência humana (HIV) e a síndrome da imunodeficiência adquirida (AIDS) pode atingir adultos mais velhos com muita força porque o sistema imunológico já pode estar levemente comprometido por outras condições crônicas. Infelizmente, o HIV muitas vezes não é detectado de imediato em pessoas mais velhas porque os sintomas provocados podem imitar outras condições comuns em idade avançada, como fadiga, pneumonia e problemas gastrointestinais crônicos. Para mais informações em relação à prevenção e ao tratamento do AIDS, veja o Capítulo 5.

Infecções gastrointestinais

As infecções bacterianas que afetam o trato gastrointestinal podem ser mais graves e ter um curso mais prolongado em idosos. Nossa colega Lorraine Kyne explica que a bactéria *Clostridium difficile* causa uma infecção especialmente oportunista que pode se firmar enquanto uma pessoa estiver tomando um antibiótico para outro problema (como a pneumonia).

Por que as pessoas algumas vezes desenvolvem outra infecção enquanto tomam um antibiótico? Por que o antibiótico não impediu que isso ocorresse? Como já dissemos, nem todos os antibióticos são igualmente efetivos contra todos os patógenos. Além disso, os antibióticos funcionam destruindo algumas formas de bactérias no corpo. Ao fazer isso, eles podem destruir não só as bactérias ruins que causaram a doença, mas também algumas bactérias boas que residem normalmente no trato gastrointestinal. É possível ter diarreia por alguns dias depois de iniciar terapia com antibióticos para uma determinada doença e ser necessário tomar outro antibiótico diferente para tratar a diarreia.

Endocardite

Endocardite é uma infecção que pode percorrer a corrente sanguínea e algumas vezes afetar as válvulas do coração. Essa infecção é mais comum em idosos, especialmente entre aqueles com o sistema imunológico comprometido. Para se proteger contra esse tipo de infecção, converse com seu médico sobre tomar ou não um antibiótico antes de realizar alguns procedimentos (como tratamentos dentários). Assegure-se de cuidar bem da higiene bucal. Para mais informações sobre endocardite, veja o Capítulo 4.

Meningite

Raramente uma infecção que envolve o cérebro e a coluna espinhal ocorre em idosos. Essa infecção, que causa febre, dor de cabeça, rigidez e desconforto no pescoço, exige atenção imediata. Se tiver esses sintomas, consulte seu médico, especialmente se esses problemas surgirem de modo repentino.

Temos sorte de ter vacinas para prevenir e antibióticos para tratar muitas das infecções que encontramos atualmente. Os antibióticos podem ter um papel importante para algumas pessoas mais velhas cujos sistemas imunológicos enfraquecidos podem precisar de ajuda extra para controlar e destruir vírus e bactérias prejudiciais.

Por outro lado, algumas pessoas acreditam que o problema de micro-organismos resistentes a medicamentos (isto é, patógenos que não são suprimidos por antibióticos) podem ser em parte causados pela insistência de alguns pacientes para que seus médicos receitem antibióticos para doenças para as quais esses fármacos não são necessários. Se você estiver doente, sinta-se à vontade para conversar com o médico sobre suas opções de tratamento, mas não fique decepcionado se ele não receitar antibióticos ou se receitar por um curto período. Existem casos em que é necessário tomar antibióticos, e outros não. É importante ter em mente que, antes da descoberta dos antibióticos, as pessoas se recuperavam de diversas doenças que agora são rotineiramente tratadas com esses remédios.

SEU SISTEMA IMUNOLÓGICO

O que você pode fazer para ajudar seu corpo a combater infecções? A melhor maneira de continuar saudável e nutrir sua imunidade natural é comer bem e tomar suplementos nutricionais como zinco e vitaminas. Você também deve se exercitar, descansar e consultar o médico para exames clínicos regulares e sempre que seu sistema imunológico não responder de maneira adequada.

CAPÍTULO 16

SUA BOCA

O vinho envelhecido não é o melhor, as maçãs maduras as mais saborosas, a madeira velha não queima mais intensamente, lençóis mais velhos não são os mais brancos? Soldados velhos, queridos, são os mais seguros, e os amores antigos são os mais sólidos.

John Webster (c. 1580-1625)

Hoje, a maioria das pessoas consegue manter os dentes, e até permanecer atraente em idade avançada, por causa do flúor (substância química que evita as cáries) que está presente no suprimento público de água, nos cremes dentais e em tratamentos no consultório do dentista. Atualmente 6 ou mais entre 10 norte-americanos mais velhos têm os próprios dentes.

Nossa maior preocupação com a boa saúde dental não tem tanto a ver com a estética, mas com a capacidade funcional, pois precisamos dos dentes para comer bem e falar com clareza. Embora mais pessoas estejam mantendo os dentes na idade avançada, quanto mais velhos ficamos, mais cáries podemos ter e maior nosso risco de infecção e de doença periodontal. Neste capítulo, abordaremos formas de reduzir o risco de problemas dentais e o que você pode esperar se eles acontecerem apesar de seus esforços para manter sua boca saudável.

Como a Boca Muda com a Idade

Uma das mudanças mais óbvias que podem acontecer com o envelhecimento é a coloração amarelada dos dentes. Isso pode ocorrer em parte porque o esmalte, a superfície dura do dente, se desgasta e torna possível entrever a cor mais escura da camada seguinte – a dentina.

Conforme envelhecemos, também podemos experimentar uma diminuição em nossa capacidade para controlar os músculos que nos permitem mastigar bem. Esta dificuldade pode levar a uma deficiência nutricional, se não formos cuidadosos. Pode aumentar o risco de engasgar porque tendemos a engolir pedaços de comida que são grandes demais ou que foram pouco mastigados. Alguns de nós podem perder tônus muscular e ter dificuldade em fechar completamente os lábios. Babar e deixar vazar comida e bebida da boca podem ser consequência desse fechamento incompleto. Embora as pessoas possam associar a perda de dentes com o envelhecimento, é a incidência maior de cáries e a doença periodontal que causam a perda de dentes e não o número de anos que a pessoa já viveu.

Como Manter a Boca Saudável

Consulte o dentista

Você deve consultar o dentista regularmente, uma ou duas vezes ao ano, mesmo se usar dentaduras. Você também pode encontrar um dentista com treinamento especializado em odontologia geriátrica. Todos os tipos de dentistas podem oferecer cuidados preventivos regulares, como limpeza dos dentes, obturações de cáries e dentaduras. Os dentistas também estão qualificados para tratar a doença das gengivas e as cáries com medicamentos, se necessário e, algumas vezes, com cirurgia.

Dependendo do caso, o dentista pode encaminhar você a outros especialistas como o *cirurgião dentista*, que pode extrair dentes e realizar cirurgias no maxilar, o *endodontista*, que é especializado em tratar canais de dentes, e o *periodontista*, que se especializou em tratar doenças das gengivas. Se tiver dificuldade para mastigar ou fechar completamente a boca, um *fonoaudiólogo* ou um *especialista em medicina de reabilitação* podem ajudar.

Se você estiver preocupado com os gastos associados a consultas ao dentista (a maioria não é coberta pelos planos de saúde), procure um programa de desconto patrocinado pela sociedade odontológica local ou cuidados que podem estar disponíveis a baixo custo em uma escola de odontologia local ou em algum centro de saúde público. O Conselho regional de Odontologia também pode encaminhar você a dentistas em sua área que ofereçam serviços a preços reduzidos para idosos.

COMO EXTRAIR O MÁXIMO DAS CONSULTAS COM O DENTISTA. Do mesmo modo que acontece em suas consultas com o clínico geral, é útil estar preparado quando consultar um dentista. Leve uma lista de todos os medicamentos receitados que você estiver tomando.

PENSE NO CUIDADO COM OS DENTES COMO PARTE DE SEUS CUIDADOS DE SAÚDE. Não se esqueça de contar ao dentista se tiver qualquer outro problema de saúde (em especial problemas cardíacos) que podem exigir que você tome antibióticos antes de alguns procedimentos odontológicos. Para evitar infecções orais, que podem acontecer depois de radioterapia, você também deve consultar o dentista antes de passar por esse tipo de tratamento. O dentista e o clínico geral poderão trabalhar juntos para compartilhar essas informações importantes. Você deve pedir a seu dentista que ligue para o clínico geral e vice--versa.

FAÇA PERGUNTAS E SEJA SINCERO. Você tem dificuldade para apertar o tubo de pasta de dente? A artrite dificulta deixar o braço, a mão e o pulso na posição correta para escovar os dentes? Produtos úteis como espremedores de tubo de pasta e suportes estão disponíveis, e o dentista é a pessoa ideal para ajudá-lo a encontrar esses produtos, mas você tem de dizer a ele quais são suas necessidades.

Suas dentaduras são desconfortáveis? Talvez elas não se encaixem adequadamente (algumas vezes isso acontece se a pessoa perdeu peso). De qualquer modo, conte a seu dentista porque dentaduras mal ajustadas podem causar feridas na boca e outras formas de trauma fáceis de prevenir.

VOCÊ PRECISA TOMAR ANTIBIÓTICOS ANTES DE FAZER UM TRATAMENTO ODONTOLÓGICO?

Você pode precisar tomar antibióticos antes de fazer tratamento odontológico se tiver algum dos problemas a seguir (ou se os teve no passado):

- ▶ Endocardite bacteriana (inflamação do revestimento do coração e das válvulas) (veja o Capítulo 4)
- ▶ Febre reumática
- ▶ Próteses nas válvulas cardíacas
- ▶ Próteses nas articulações (como joelhos, quadril ou ombros)
- ▶ Cardiomiopatia hipertrófica (veja o Capítulo 4)
- ▶ Prolapso da válvula mitral (veja o Capítulo 4)

Escove e use fio dental

Aconselhamos nossos pacientes a escovar os dentes pelo menos duas a três vezes ao dia, se possível com um creme dental que contenha flúor, e a usar fio dental para limpar entre os dentes. Lembre-se de escovar não só os dentes, mas também a língua, as bochechas e o céu da boca. Fazer isso vai ajudar a eliminar algumas das bactérias que podem causar mau hálito.

Se você tiver dificuldade para segurar a escova por causa de artrite ou de outras doenças nos braços, mãos e dedos, experimente prender a escova a uma haste longa ou a uma colher de pau para ficar mais fácil manejá-la. Pergunte ao dentista se uma escova de dentes elétrica seria uma boa opção para você.

Coma bem

Os estudos têm mostrado que a falta de nutrientes como a vitamina C, cálcio e zinco podem levar a um risco maior de doença periodontal. Uma deficiência de ferro e vitamina B pode causar vermelhidão e sensação de queimadura na língua. Tente comer uma dieta balanceada e converse com o médico a respeito de tomar um multivitamínico.

Também recomendamos que você evite beliscar entre as refeições, especialmente lanches que contenham açúcar refinado porque esses alimentos podem levar a cáries. Por fim, se tiver problemas de saúde que exijam que você coma alimentos macios e fáceis de mastigar, dê atenção especial à limpeza dos dentes porque esses tipos de alimentos podem predispor a cáries. O fumo também pode aumentar o risco de desenvolver doenças nos dentes.

Possíveis Problemas

Cárie

Você pode ficar surpreso ao saber que a maioria das pessoas têm mais cáries depois dos 65 anos. Essa ruptura progressiva da superfície da raiz e da coroa dos dentes deve-se, com frequência, a problemas das glândulas salivares que, quando funcionam adequadamente, fornecem não só os fluidos essenciais para a digestão, mas também lubrificação protetora e proteínas para a cavidade oral. Se você tem cáries, consulte um dentista assim que possível porque o atraso no tratamento pode levar à perda do dente e à necessidade de extração ou mesmo a um tratamento de canal.

Gengivite

Gengivite é a inflamação das gengivas que ocorre quando as bactérias se acumulam ao redor dos dentes e invadem os tecidos que os sustentam. Se não for tratada, a gengivite pode levar à perda dos dentes. Como você pode saber se tem gengivite? Se sua gengiva sangra ou incha quando escova os dentes, você pode ter gengivite.

Em pessoas mais velhas, existe uma tendência maior para a retração das gengivas.Elas podem se inflamar com mais facilidade em pacientes com diabetes, o que pode fazer com que a cura dos tecidos afetados aconteça mais lentamente. Remédios comumente usados por pessoas mais velhas – como ciclosporina, fenitoína e nifedipina – também podem irritar as gengivas. Outros remédios podem inibir a produção da saliva, que é necessária para proteger a boca da infecção.

O que você deve fazer se tiver gengivite? Consulte o dentista o mais rápido possível. Escove bem os dentes e use fio dental. Um enxaguante bucal que contenha clorexidina pode ser útil para matar as bactérias que causam e agravam essa doença. Para gengivite avançada, o dentista pode receitar antibióticos por algumas semanas.

Boca seca (xerostomia)

Você tem dificuldade para engolir alimentos secos como bolachas de água e sal? A secura em sua boca torna difícil falar por períodos longos? A boca seca fica irritada e desconfortável quando você usa dentaduras?

A composição e o fluxo da saliva geralmente não mudam com a idade, mas podemos ter uma perda desse fluido por causa de medicamentos, cirurgia, radioterapia ou de uma doença chamada síndrome de Sjogren. Uma boa quantidade de saliva é importante para manter os dentes limpos e para nos ajudar a quebrar o alimento quando comemos. Ela também ajuda a manter a saúde do ambiente oral, limpando a boca com substâncias antifúngicas e antimicrobianas. A seguir, examinaremos os importantes fatores que podem causar uma boca seca e o que podemos fazer a respeito disso.

Medicamentos que causam boca seca (xerostomia). A boca seca não é uma consequência normal do envelhecimento. É um efeito colateral comum de centenas de medicamentos diferentes que costumam ser tomados por pessoas mais velhas. Esses fármacos incluem remédios para pressão alta, anti-histamínicos para alergias, medicamentos para a doença de Parkinson, descongestionantes, diuréticos, tranquilizantes e analgésicos. Veja com o médico se é possível mudar a dose ou o tipo de medicamento que você está tomando para minimizar esse efeito colateral. Ele também pode ajudar você com os horários da medicação para que esse efeito colateral ocorra no horário das refeições, quando o ato de comer vai ajudar a estimular as glândulas salivares e manter sua boca úmida.

Radioterapia ou cirurgia. Radioterapia ou cirurgia para tumores da cabeça ou pescoço também podem causar uma diminuição na produção de saliva e, infelizmente, esse tipo de dano às glândulas salivares não costuma ser reversível.

Porém um remédio chamado pilocarpina pode ser útil para aliviar a secura da boca provocada pela radioterapia.

Síndrome de Sjogren. Outra causa de secura na boca é a *síndrome de Sjogren*, uma doença autoimune que pode prejudicar as glândulas salivares e as *glândulas lacrimais* (que produzem as lágrimas). Essa doença afeta mais mulheres do que homens e tende a ocorrer na meia-idade ou na velhice.

Um cirurgião dentista pode fazer um exame para essa síndrome, com uma biópsia (isto é, removendo uma pequena amostra de tecido das glândulas salivares para exame sob o microscópio). Se o diagnóstico de síndrome de Sjogren for confirmado, o médico pode receitar pilocarpina para estimular as glândulas salivares. O quadro abaixo lista outras sugestões para manter sua boca úmida.

O QUE FAZER SE SUA BOCA FICAR SECA

- ► Experimente chicletes ou balas sem açúcar.

- ► A saliva é composta principalmente de água, então beba o máximo de água possível (ou outras bebidas que não contenham cafeína nem açúcar).

- ► Embora beber líquidos possa ajudar seu corpo a produzir a saliva de que precisa, os produtos chamados de "saliva substituta" dão apenas um alívio temporário. Esses produtos geralmente vêm sob a forma de gel que é colocado na boca antes de dormir para evitar a secura.

- ► Use um batom ou um protetor solar labial hidratante para evitar que seus lábios rachem.

- ► Use apenas enxaguantes bucais que não contenham álcool.

- ► Evite álcool e cafeína, pois ambos podem secar ainda mais a sua boca.

- ► Escolha um creme dental que contenha flúor e tenha um sabor suave (alguns cremes dentais para crianças têm sabores menos irritantes para uma boca sensível).

- ► Uma boca seca pode levar ao aumento de cáries. Pergunte ao dentista sobre um gel com flúor que você possa usar em casa para evitar esse problema.

- ► Consulte o dentista regularmente para fazer limpeza de dentes.

Mau hálito (halitose)

Da mesma forma que alguns medicamentos podem fazer com que sua boca fique seca, outros podem provocar o mau hálito. Algumas doenças também fazem isso. Existem várias maneiras de resolver esse problema. Em primeiro lugar, mantenha a boca o mais limpa possível. Escove os dentes e use o fio dental com frequência, dando atenção especial à escovação no interior da boca. Escove também a língua.

Gargarejo pode ser útil para limpar algumas bactérias que se aglomeram na parte de trás da garganta. Enxaguante bucal também pode ajudar. Balas de hortelã podem refrescar seu hálito temporariamente, mas não fazem nada para resolver o problema subjacente.

Feridas na boca

Se você tem boca seca, dentes quebrados ou próteses que não encaixam adequadamente, pode sofrer com lesões dolorosas dentro da boca. Diabetes, radioterapia ou uma doença imunodeficiente podem tornar a pessoa mais suscetível a ter essas feridas. Além de medicamentos para algumas causas específicas de feridas na boca, que descreveremos a seguir, o dentista pode receitar um enxaguante bucal ou um remédio tópico de alívio para ajudar na cura. Você deve eliminar alimentos picantes da sua dieta até a cura estar completa.

Candidíase. Se você usar próteses, tomar alguns medicamentos (como antibióticos, esteroides, agentes quimioterápicos ou imunossupressores) por um longo tempo, ou tiver boca seca, poderá ter uma infecção por fungos chamada *candidíase oral* (também chamada de *afta* ou *sapinho*). Pessoas que têm diabetes mellitus (veja o Capítulo 14) ou infecção pelo vírus da imunodeficiência humana (HIV) também são suscetíveis a esse tipo de infecção. O fungo que causa esse problema, *Candida albicans,* está presente na boca e em muitas outras partes do corpo da maioria das pessoas saudáveis. Algumas vezes, o uso de certos medicamentos permite o crescimento exagerado desses organismos e eles podem causar problemas.

A infecção por *Candida* aparece como flocos brancos sobre a língua e as superfícies internas da boca. As áreas afetadas da boca podem ter uma sensação de queimadura. Se tiver candidíase, o médico pode receitar um remédio antifúngico oral chamado nistatina. Pode ser necessário tomar o medicamento pelo menos por duas semanas.

Lichen Planus. Esse distúrbio autoimune causa inflamação crônica e feridas na boca. Estresse, alguns medicamentos, tendência familiar para a doença e uma infecção viral ou bacteriana também podem provocar esse problema. As feridas, que geralmente aparecem na gengiva e na língua (mas raramente nos lábios), são rodeadas por linhas brancas, que lembram um rendado. O tratamento para lichen planus inclui um remédio esteroide que é aplicado nas lesões depois das refeições e na hora de dormir. Consulte o médico ou dentista para instruções.

Doenças das glândulas salivares

Além da síndrome de Sjögren, que pode causar boca seca, outros problemas das glândulas salivares podem ocorrer conforme envelhecemos:

Infecção bacteriana. Uma glândula salivar inchada e incômoda (especialmente quando a pessoa come), além de febre e dor de cabeça, pode sinalizar a presença de infecção. O médico receitará antibióticos e provavelmente vai sugerir que você beba o máximo possível de líquidos sem cafeína e sem álcool a fim de estimular o fluxo da saliva.

Sialolitíase. *Sialolitos* são pedras de cálcio nas glândulas salivares que podem se desenvolver quando uma pessoa é sedentária. Essas pedras podem provocar irritação e inchaço, e a mastigação pode ser dolorida por causa do bloqueio da glândula salivar. Essas pedras podem ser removidas por uma cirurgia simples.

Mucoceles. *Mucocele* é uma cavidade larga na qual o muco se acumula. Como as infecções bacterianas e as pedras na glândula salivar, uma mucocele geralmente provoca inchaço. Muitas vezes é necessária uma cirurgia para remover a glândula afetada.

Distúrbios da articulação temporomandibular (ATM)

A incidência de doenças que envolvem a articulação temporomandibular (ATM) aumenta com a idade. Essa articulação fica entre o crânio e a mandíbula e inclui os músculos que nos ajudam a mastigar. Um problema na ATM pode provocar sons de estouro ou cliques, dor na orelha e no pescoço e até uma sensação de dor nos dentes. Se você tiver esse problema, pode ser difícil abrir a boca completamente. Os problemas da ATM podem piorar se a pessoa não tiver dentes ou se usar próteses.

O médico poderá pedir alguns exames radiológicos de imagem, como a ressonância magnética (RM), para confirmar o problema na ATM. Quando o diagnóstico for confirmado, ele poderá recomendar que você consulte um especialista com experiência no tratamento de problemas da ATM, um fisioterapeuta e, talvez, um psicólogo. O médico também poderá aconselhá-lo a comer alimentos macios e usar calor úmido, medicamentos anti-inflamatórios não esteroidais ou relaxantes musculares para aliviar o desconforto associado a essa condição. A fisioterapia e o uso de dispositivos especiais também poderão ajudar.

Câncer oral

A incidência de câncer oral torna-se mais prevalente na idade avançada, e a maioria das lesões cancerosas da boca são diagnosticadas em pessoas acima de 60 anos. O câncer oral é duas vezes mais comum em homens do que em mulheres. A maioria das lesões cancerosas aparece no assoalho da boca, embaixo da língua e atrás do último molar, embora também possam aparecer nas outras superfícies internas da boca e na língua, lábios e faringe. Nas mulheres, o câncer oral quase sempre se localiza na gengiva.

Os fatores de risco para câncer oral incluem o uso de fumo (mascar fumo, fumar cigarros, charutos e cachimbos) e álcool. A exposição ao sol também pode levar a lesões cancerosas nos lábios.

Um sintoma inicial de câncer oral é sangramento ou feridas na boca (pontos brancos ou vermelhos e úlceras) que durem duas ou mais semanas. Geralmente, o câncer oral não causa dor.

Se o médico descobrir que você tem câncer oral, vai examinar sua boca, faringe, laringe, esôfago e pulmões em busca de outras possíveis lesões cancerosas. Um câncer pequeno (com menos de 1 cm de diâmetro) pode ser tratado com remoção cirúrgica e, possivelmente, radioterapia ou quimioterapia. Se as lesões se espalharem para os nodos linfáticos, radioterapia e quimioterapia serão recomendadas.

Se você tiver um tumor na glândula salivar, recomenda-se sua remoção e radioterapia.

PARTE III

COMO SE ADAPTAR ÀS TRANSIÇÕES DA VIDA

CAPÍTULO 17

APOSENTADORIA

Não é com força muscular, velocidade ou destreza física que grandes coisas são realizadas, mas com reflexão, força de caráter e julgamento; nessas qualidades, a velhice geralmente não só não é mais pobre, mas é até mesmo mais rica.

Cícero (106-43 a.C.)

Plano de Aposentadoria

Quando parar de trabalhar, você estará pronto para a vida como aposentado? Uma aposentadoria bem sucedida depende de duas coisas: atitude positiva e planejamento cuidadoso. Suas prioridades vão mudar conforme a aposentadoria se aproximar. Portanto, os melhores planos de aposentadorias são formados lentamente e revisados conforme necessário.

Nunca é cedo demais para começar a planejar a aposentadoria. Esse é um conselho antigo e comprovado. Muitas pessoas pensam que a aposentadoria está longe demais e não conseguem planejar o futuro. A maioria dos norte-americanos atualmente se aposentam bem antes do que esperavam, devido à redução nas empresas e a aposentadoria forçada. Além disso, a maioria dos aposentados diria que, se pudessem voltar atrás, passariam mais tempo fazendo um planejamento cuidadoso antecipadamente.

Por que tantas pessoas adiam esse importante planejamento? Algumas pessoas só não querem pensar sobre o dia em que o salário vai parar e a vida com uma renda fixa vai começar. Outros podem pensar – equivocadamente – que o planejamento da aposentadoria tem a ver apenas com as finanças e não querem lidar com seu sombrio *status* financeiro até isso ser necessário.

Há mais a considerar sobre a aposentadoria do que o mero dinheiro. Há o efeito da aposentadoria sobre sua esposa, a perspectiva de sair de casa, todo o tempo livre que espera por você.

Apesar desses argumentos sérios, o planejamento da aposentadoria não tem de ser permeado por dor ou ansiedade. Você não tem de consultar um grupo de conselheiros profissionais e tomar decisões que sejam irreversíveis. O planejamento da aposentadoria significa apenas pensar longamente sobre o estilo de vida que você visualiza para si mesmo quando não estiver mais trabalhando e descobrir como torná-lo realidade.

Quando você começar a trabalhar em seu plano de aposentadoria, existem muito recursos disponíveis. Muitos empregadores oferecem workshops de planejamento da aposentadoria. Educação de adultos e programas de comunidade também. De qualquer modo, o primeiro passo depende de você.

Tente começar pelo princípio. Imagine-se na vida de aposentado. Depois pense em seus sentimentos em relação a fatores como seu novo papel e o efeito da aposentadoria sobre sua família e seu tempo, e seu plano para o futuro estará em movimento.

Seu papel

Neste momento, você é um empregado, um trabalhador, um assalariado, um provedor. Quando você não for mais isso, qual será seu novo papel? Se você não tiver uma resposta e a pergunta fizer você se sentir um pouco incomodado, pode ficar perdido depois da aposentadoria. Esses sentimentos são comuns e naturais. Prevê-los vai ajudar você a aceitá-los e a lidar com eles.

Em nossa sociedade tão orientada para o trabalho, a primeira pergunta que é feita quando conhecemos alguém costuma ser "Em que você trabalha?". Pense em como você se sentirá quando a resposta a essa pergunta for "Eu não trabalho mais. Estou aposentado".

Sua família

Muitos casais dizem que a aposentadoria (geralmente a do marido) pode causar conflitos conjugais. É difícil para uma mulher que cuidou da casa por muitos anos de repente ter de se ajustar a um homem com pouco a fazer. Ela pode sentir falta de sua antiga rotina ou ficar irritada com as opiniões do marido sobre o modo como ela passa os dias. Felizmente, esses problemas se corrigem com o tempo, e a maioria dos casamentos permanece como eram antes da aposentadoria. Se você e seu marido viviam em harmonia antes, vocês devem continuar a viver assim depois de um curto período de adaptação.

A aposentadoria pode ser difícil quando os filhos ainda moram em casa ou quando pais idosos vivem com o casal. De repente, você testemunha tudo que acontece em sua casa durante o dia, coisas que você talvez nunca tivesse visto antes e que talvez não aprovasse.

Como a aposentadoria afetará a *sua* família? Você pode ter medo de que sua esposa e seus filhos passem a vê-lo de um modo diferente. Isso vai acontecer. De repente, você vai ser alguém que fica em casa, não alguém que vai para o trabalho. Pela primeira vez, eles podem ver que você está envelhecendo. Falar com eles sobre seus sentimentos, e os deles, antes de a mudança acontecer, em vez de falar depois, ajudará a garantir uma transição mais suave.

Seu tempo

Algumas pessoas se ocupam tão naturalmente quando se aposentam que elas realmente sentem que tinham mais tempo livre quando estavam trabalhando. Outros mal podem esperar que o sol se ponha e acabe um longo dia. Pessoas diferentes respondem de modos diferentes às mudanças da vida. Algumas pessoas se adaptam mais facilmente do que outras.

As pessoas que normalmente têm dificuldade para se ajustar à aposentadoria são aquelas que sempre trabalharam muito, levaram trabalho para casa e tinham poucas atividades de lazer. Se essa descrição se aplica a você, pense em como vai se sentir quando não puder mais preencher seu dia com tarefas profissionais.

Seus talentos

Você passou a vida toda aperfeiçoando seu desempenho no trabalho. Depois da aposentadoria, não fará mais. Como você se sentirá?

No mercado de trabalho flexível de hoje, você pode encontrar muitas maneiras de continuar a trabalhar depois de se aposentar. Sua empresa pode contratar você como consultor, por exemplo, ou por meio período. Esses arranjos são muito comuns.

Um relatório de 1999 sugeriu que os homens tendem a ficar mais satisfeitos quando voltam ao trabalho depois de se aposentar. Mesmo que você não volte a trabalhar, não precisa deixar suas habilidades sem uso. Mais adiante neste capítulo, falamos sobre maneiras de aplicar suas habilidades de outras formas, como em uma organização voluntária.

Sua casa

Quando você se imagina aposentado, onde você está? Você se mudou para a Flórida, Cape Cod, Arizona ou algum outro lugar mais perto de seus filhos? Você vendeu sua casa e comprou ou alugou uma casa menor e mais barata? Você se mudou para uma comunidade onde estará rodeado por outros aposentados e as tarefas como cortar a grama e consertar uma torneira serão responsabilidade de outra pessoa?

As possibilidades são infinitas, e você com certeza pode mudar de ideia com o passar do tempo e com as mudanças em sua situação. Qualquer que seja sua situação, você e sua esposa ou companheira devem discutir essa questão logo e tão abertamente quanto possível. Onde morar depois da aposentadoria é uma grande fonte de desacordo entre os casais. Geralmente, um deseja ficar onde está e o outro deseja se mudar. Uma boa comunicação agora pode poupar discussões e decepções mais tarde. Falaremos mais sobre as diferentes opções de moradia no próximo capítulo.

Sua saúde

É um fato incontestável que os aposentados saudáveis são muito mais felizes do que os aposentados pouco saudáveis. Se você não está em boa forma, há passos que pode dar agora para tornar sua vida de aposentado mais confortável e agradável. Se você fuma, consulte o médico e descubra um modo de parar. Nunca vai ficar mais fácil do que é hoje. Se você bebe, faça isso com moderação. Coma uma dieta equilibrada, com baixo teor de gordura, rica em frutas, vegetais e grãos integrais. Também faça algum exercício aeróbico – caminhar, correr, nadar, pedalar – pelo menos três vezes por semana, pelo menos 20 a 30 minutos por vez. Não se engane pensando que você pode adiar os bons hábitos de saúde até a aposentadoria. A hora de começar é agora.

Seu dinheiro

Quanto você acha que precisará ganhar antes de estar seguro o bastante para se aposentar? Os planejadores financeiros podem ajudar você a definir uma quantia razoável, mas se você for como muitas pessoas, vai querer guardar um bom pé de meia antes de desistir do salário para sempre.

A segurança financeira é algo maravilhoso, mas também seja realista. Trabalhar muito durante muitos anos às custas do tempo com a família, amigos e atividades de lazer pode não levar necessariamente a uma aposentadoria feliz. O mais importante é fazer aquilo que você gosta de fazer.

Você pode pensar que, quando se trata de aposentadoria, o dinheiro é tudo. Porém, como diz o ditado, dinheiro não compra felicidade. Reflita sobre seu valor líquido emocional, além do financeiro, e celebre-o.

O ESTRESSE DA APOSENTADORIA

Por anos, as pessoas têm considerado a aposentadoria um dos principais eventos estressantes da vida, como o divórcio e a perda da própria casa. Pesquisa recente sugere que a aposentadoria pode não ser tão estressante afinal de contas. Na verdade, a maioria dos aposentados faz uma transição suave da vida de trabalho para a vida de aposentadoria, e a maioria das pessoas sente-se bem contente depois de se ajustar à vida sem trabalho.

Ainda assim, a aposentadoria é estressante para cerca de 30% da população de aposentados. Essa porcentagem basicamente representa aqueles que se aposentaram inesperadamente. Ou eles foram obrigados a se aposentar por seus empregadores ou tiveram de se aposentar por causa de uma doença ou incapacidade. É difícil ficar contente com a aposentadoria sob tais circunstâncias. Preocupações financeiras e conjugais ou problemas familiares também injetam estresse na aposentadoria. Pessoas com um histórico de depressão também podem ter dificuldade em se ajustar.

Mais uma vez, o melhor conselho é estar preparado. Se você está em risco por causa de algum dos fatores que acabamos de descrever, prepare-se para algum estresse em sua vida pós trabalho. Prever esse estresse antecipadamente vai ajudá-lo a lidar com ele quando acontecer.

Depois da Aposentadoria

Deixar seu emprego não significa que sua vida vá parar. A verdade é o oposto. Existem muitas oportunidades disponíveis para idosos aposentados atualmente. Quer você tenha escolhido se aposentar ou tenha sido forçado a isso, olhe para a aposentadoria como uma oportunidade de ouro para um merecido futuro brilhante.

Quando se aposentar, você vai descobrir que não há falta de atividades disponíveis para as pessoas que querem continuar envolvidas no mundo que as rodeia. A seguir apresentamos alguns exemplos.

Trabalho voluntário

Já mencionamos formas de se manter ativo trabalhando meio-período ou em consultoria, mas talvez ganhar dinheiro não seja mais uma prioridade para você. Se for esse o caso, tornar-se voluntário pode ser a resposta.

Um estudo mostrou que 26% das pessoas mais velhas são voluntárias em organizações, 29% ajudam informalmente doentes e incapacitados, e cerca de um terço dos idosos ajudam seus netos. Além disso, nosso colega John Rowe relatou que ser voluntário pode ser um fator de previsão positiva de um envelhecimento bem-sucedido.

Existem centenas de organizações em todo o país que recebem voluntários idosos. Em algumas casas de repouso e centros de idosos, por exemplo, você vai ajudar outros idosos. Talvez você prefira trabalhar com crianças ou com pequenas empresas que precisem de ajuda. Talvez você queira dedicar seus esforços aos doentes, aos moradores de rua, a quem sofreu abuso ou a outras pessoas que precisem de ajuda.

Decida como você gostaria de investir suas horas de trabalho voluntário, escolha uma organização de seu interesse e procure mais informações. Você pode contatar uma das organizações a seguir que colocam voluntários idosos em todo o país.

V2V
http://voluntariadoempresarial.com.br/

Projeto Velho Amigo
https://www.velhoamigo.org.br/

Programa de voluntários idosos aposentados (RSVP). Este programa coloca voluntários aposentados em organizações da comunidade. Contate seu Conselho Regional de Geriatria para a filial em sua comunidade.

Programa dólar tempo. Um programa modelo em Nova York recruta idosos mais jovens para ajudar idosos mais velhos com tarefas como compras. Ao fazer isso, os idosos mais jovens recebem créditos que podem utilizar quando ficarem mais velhos e precisarem de ajuda também. Esse tipo de programa é uma maneira maravilhosa de ajudar a si mesmo e a sua comunidade ao mesmo tempo.

Corpo de serviço de executivos aposentados (SCORE). Voluntários oferecem conselhos de gerenciamento a pequenas empresas e organizações comunitárias. Contate a filial local da Administração de Pequenas Empresas (SBA).

Voluntários em serviço na América (VISTA). Os voluntários VISTA são pessoas de todas as idades que servem em programas que lidam com fome, abuso infantil, analfabetismo e abuso de drogas. Ligue para o escritório local VISTA.

Educação continuada

Voltar à escola é uma das coisas mais difíceis de fazer quando você está trabalhando ou criando uma família. Os anos de aposentadoria podem ser sua melhor oportunidade para expandir sua educação. Há alguma coisa que você sempre quis estudar? Talvez você se interesse por jardinagem, arquitetura ou internet. Talvez você queira melhorar o francês que estudou no colégio. Faculdades e universidades recebem cidadãos idosos em aulas regulares e em programas de educação continuada. Pesquise também o programa de educação de adultos em sua comunidade. Os idosos geralmente têm descontos no custo dos cursos. Para mais informações, acesse:

Programa USP 60+
https://prceu.usp.br/usp60/

Faculdade Aberta Para A Terceira Idade
https://www.fatisbc.com.br/

CAPÍTULO 18

SUA CASA

Devíamos ter ficado em casa, onde quer que isso possa ser?
Elizabeth Bishop (1911-1979)

Quase todos nós ansiamos por estabilidade. A permanência traz tranquilidade mental. É de surpreender que a maioria de nós deseje estar bem onde estamos?

Uma pesquisa realizada em 1996 pela Associação Americana de Pessoas Aposentadas (AARP – sigla em inglês) descobriu que mais de 80% das pessoas acima de 50 anos gostaria de permanecer em sua casa atual pelo resto da vida.

Felizmente, graças a profissionais de cuidados em *home care* e uma ampla diversidade de serviços projetados especialmente para a população idosa em rápido crescimento, a maioria de nós será capaz de transformar esse desejo em realidade porque muitos dos serviços necessários podem ser fornecidos em domicílio.

No entanto, é uma boa ideia se preparar para qualquer eventualidade, por mais improvável que possa parecer neste momento. Mesmo pessoas que são perfeitamente saudáveis e capazes de manter seus lares podem se machucar inesperadamente ou ficar gravemente doentes ou incapacitadas.

O que você faria nessa situação? Você pode arcar com o *home care* ou já pensou em outras alternativas? Hoje temos um conjunto mais amplo de opções de moradia do que qualquer geração antes de nós, de apartamentos para idosos até instalações de moradia com auxílio. Você já conversou com seus filhos ou outros entes queridos sobre as suas preferências? É uma boa ideia falar com eles agora para que possam ajudá-lo com os arranjos depois, se necessário.

Neste capítulo, discutiremos a variedade de recursos disponíveis para tornar a permanência em sua própria casa uma opção segura e funcional. Também exploraremos outras alternativas de moradia.

Continuar em sua Casa

Tenho vivido sozinha desde que meu marido Bill morreu, há 15 anos, e me sinto bem vivendo deste modo, com minhas próprias rotinas e meus ambientes familiares. Minhas duas filhas moram perto e me visitam sempre. Porém, minha visão já não é tão boa como costumava ser e, assim, nunca uso os degraus da frente porque tenho medo de cair e de minhas filhas descobrirem e me obrigarem a ir para uma casa de repouso.

Shirley, 75 anos

Você quer ficar em casa de qualquer maneira? Se a resposta for sim, a sua casa ou apartamento é um lugar seguro? Ou precisa de alguns reparos ou melhorias para diminuir o risco de você cair ou se machucar de alguma forma?

E o contato com outras pessoas? Se você mora sozinho, sente-se solitário? Seus amigos, parentes e pastor, rabino ou sacerdote o visitam em casa? Você frequenta reuniões sociais em seu centro local para idosos? A seguir, falamos sobre modos de permanecer bem, independente e feliz enquanto continua em sua própria casa.

Tornar sua casa à prova de acidentes

Se você ama sua casa ou apartamento, mas tem evitado algumas zonas de perigo, como os traiçoeiros degraus da frente, talvez seja hora de fazer uma verificação de segurança. O quadro abaixo contém uma lista de verificação aposento por aposento que você pode usar para determinar quais áreas precisam de atenção particular. Se você tem medo de escorregar no chuveiro, por exemplo, barras de segurança podem ser úteis. E a iluminação na sua cozinha? É clara o suficiente para que você cozinhe com segurança? Você tem medo de cair da cama? Grades de proteção são fáceis de instalar.

DICAS PARA TORNAR SUA CASA À PROVA DE ACIDENTES

Em geral

- Seu número de telefone e seu endereço estão escritos claramente e são fáceis de ler, e essa informação está colocada perto de cada telefone na sua casa? Em uma emergência, algumas vezes é difícil lembrar-se dessas informações. Além disso, devem estar perto do telefone o número dos bombeiros, da polícia e de um vizinho ou amigo próximo que more perto, para o caso de você precisar deles com urgência.

- Você consegue ver bem os números em seu telefone? Pense em comprar um telefone de teclas com números grandes.

SUA CASA

- Para evitar quedas, não use tapetes soltos. Se tiver carpetes, tenha certeza de que as bordas estão presas com segurança com fita especial ou tachas (você pode encontrá-las na maioria das lojas de ferragens).

- As escadas internas e externas da casa são seguras e estão bem iluminadas? Elas estão desimpedidas? Há corrimãos dos dois lados? Dentro da casa, há interruptores embaixo e no alto das escadas?

- Você consegue destrancar as portas facilmente? Se houver várias fechaduras em uma porta, pense em substituí-las por uma fechadura muito boa.

- A casa tem campainha? Ela funciona? Você ouve quando ela toca?

- Você chega com facilidade à caixa de correio?

- Os fios elétricos, de telefone e de extensões estão em lugares em que você não tropece neles? Examine-os regularmente para ter certeza de que nenhum deles está desgastado.

- Seu termostato de água quente está definido abaixo de 48 graus para evitar queimaduras?

- As janelas são fáceis de abrir?

- Você está usando lâmpadas com a voltagem correta para suas luminárias?

- Você pode ligar a luz com um interruptor em cada aposento, sem precisar andar no escuro até alcançar uma luz?

Na cozinha

- Você consegue pegar coisas nas prateleiras mais altas e nos armários sem ter de subir em uma cadeira?

- As janelas são fáceis de abrir?

- Você tem boa iluminação sobre o fogão e a pia?

- Todos os equipamentos elétricos estão afastados da pia e do fogão?

- O sistema de exaustão sobre o fogão está funcionando bem?

Na sala de estar

- Você pode sentar e levantar facilmente de sua cadeira favorita?

- Existe algum móvel instável que pode virar e fazer você cair?

> ▶ Você removeu os tapetes e outros itens aparentemente inofensivos que, na verdade, podem ser um risco? Exemplos desses itens são revisteiros pequenos ou fios elétricos em que você pode tropeçar.

No quarto

> ▶ A luz noturna, o interruptor e o telefone ficam perto da sua cama?

> ▶ Sua cama é baixa o bastante para que seus pés possam alcançar o piso facilmente quando se levantar de manhã? Você se preocupa em cair da cama? Grades de proteção podem ser úteis.

> ▶ Existe algum obstáculo entre sua cama e o banheiro que precise ser removido para que você não bata nele quando levantar durante a noite?

> ▶ O chão em volta da sua cama é acarpetado? Mesmo um tapete grande (bem preso com tachas de carpete ou fita especial para não se mover) pode fornecer alguma proteção caso você caia.

No banheiro

> ▶ Existem barras em que você possa se segurar ao lado do vaso sanitário e no chuveiro?

> ▶ Os tapetes de banheiro estão bem presos?

> ▶ Há uma superfície antiderrapante na banheira?

> ▶ Você tem um chuveirinho com mangueira longa para mais flexibilidade?

> ▶ Tem um banquinho ou cadeira no chuveiro?

Encontrar ajuda com as atividades cotidianas

Mesmo que você more sozinho há anos, algumas tarefas podem ficar mais difíceis ou até impossíveis com o passar do tempo. Talvez a artrite deixe difícil preparar uma refeição, ou você tenha perdido seu cônjuge que sempre cozinhou ou que fazia a declaração do imposto de renda para você. Talvez a cirurgia de quadril tenha tornado mais difícil tomar banho ou fazer algumas tarefas domésticas. Talvez você se vire bem em casa, mas é menos capaz de dirigir agora.

Entrega de refeições. Por meio de programas gratuitos como Meals on Wheels, que são operados por voluntários em sua comunidade, você pode receber refeições quentes gratuitas entregues direto em sua cozinha.

Entrega de compras de supermercado. Se você preferir cozinhar para si mesma, mas tiver dificuldade para ir ao mercado, muitas cadeias de supermercados agora oferecem serviços de entrega em domicílio por uma taxa razoável. Você pode ligar (ou usar e-mail) para fazer seu pedido, e a comida, produtos de limpeza e até itens de farmácia vendidos sem receita chegarão à sua casa.

Compras de casa. Da mesma forma, se você não puder mais dirigir e não quiser depender de amigos ou parentes que a levem até a loja, é possível usar catálogos para comprar por telefone ou email, ou olhar em alguns sites de compras na internet. Você pode até conseguir economizar ao comprar coisas deste modo porque pode comparar em diferentes catálogos e sites, tudo no conforto de seu lar. O principal a lembrar ao fazer compras desta forma, é que só é seguro dar o número de seu cartão de crédito se você tiver iniciado o telefonema. Nunca dê essa informação se a pessoa ligar para você e pedir o número.

Serviços de lavanderia. Você tem adiado lavar as cortinas pesadas, colchas e casacos de inverno só de pensar em levá-los para a lavanderia? Pesquise quais lavanderias oferecem serviços de busca e entrega.

Você tem medo de cair na escada do porão com uma cesta de roupas sujas nos braços? Fale com um faz-tudo, um trabalhador de manutenção ou seu senhorio a respeito de mudar sua lavadora e secadora para o piso principal da casa, ou pense em contatar uma lavanderia automática que busque sua roupa suja e a entregue lavada, dobrada e até passada. Uma opção menos cara pode ser encontrar uma pessoa em sua cidade que lave a roupa para você.

Limpeza da casa. Se você perceber que agora é menos capaz de fazer o trabalho duro de faxina pesada, será útil contratar um serviço de limpeza para fazer uma boa faxina periodicamente. Pense nesse gasto como um bom investimento em sua saúde e felicidade!

Serviços financeiros. Você perdeu recentemente um marido que sempre cuidou das contas a pagar, da conta bancária e dos impostos? Mesmo que sempre tenha sido você quem administrava o dinheiro de sua família, você está tendo mais dificuldade em acompanhar os altos e baixos da Bolsa de Valores e as mudANÇaS nas leis tributárias? Pode ser a hora de contratar os serviços de um contador ou outro especialista em finanças. Não esqueça de verificar as credenciais de qualquer contador ou planejador financeiro que contratar.

Você também pode conversar com alguém no banco sobre as opções disponíveis para gerenciar seus pagamentos de contas e transferências de dinheiro por telefone e pela internet.

Transporte. Se você não dirige ou não sente confiança ao dirigir à noite ou quando está chovendo, talvez possa conectar-se com voluntários que podem pegá-lo em casa e levá-lo a consultas médicas, supermercados e outros destinos importantes.

Outros serviços. Alguns cabeleireiros fazem serviços em domicílio, e o jornal local provavelmente tem anúncios de pessoas habilidosas em busca de um aposento para pintar, um gramado para cortar ou uma entrada de carro para limpar. Você também pode contratar companhia ou encontrar voluntários para realizar diversas outras tarefas, como ler em voz alta, pagar contas ou escrever cartas.

Ter bons cuidados de saúde em casa

Além de todos os outros serviços que já foram mencionados, hoje muitos tipos de profissionais de saúde vão diretamente a sua casa. O hospital local ou centro para idosos pode ajudar a colocar você em contato com profissionais na sua região. Alguns planos de saúde podem cobrir alguns ou todos os custos envolvidos. Aqui estão alguns profissionais de *home care* e os serviços que fornecem:

- ▶ *Enfermeiras* podem dar medicamentos.
- ▶ *Técnicos de enfermagem* podem administrar medicamentos, e podem oferecer muitos outros serviços de enfermagem.
- ▶ *Cuidadores* podem dar banho e prestar cuidados pessoais, além de pequenas tarefas domésticas.
- ▶ *Profissionais folguistas* assumem por algumas horas para dar a seu cuidador regular algum tempo livre.
- ▶ *Outros auxiliares* podem incluir profissionais que vão ajudar você com tarefas variadas como compras, pagar contas e cuidar do quintal.

Permanecer conectado com o mundo exterior mesmo morando sozinho

Além de manter um ambiente seguro e garantir que você tenha roupas limpas, uma casa limpa e comida quente na mesa, outra parte importante de uma vida independente é permanecer em contato com os outros.

Se você tem filhos, eles moram longe? Seu vizinho mais próximo fica a três quilômetros de distância por uma estrada de terra? Você quer continuar em sua casa, mas se preocupa com a possibilidade de desmaiar ou cair e ninguém encontrá-lo por muitos dias? Se esse é o caso, a seguir estão algumas maneiras de permanecer seguro e superar o isolamento.

Sistema de resposta de emergência pessoal. Se você mora sozinho e tem algum problema que pode tornar necessário o atendimento médico de emergência, pode ser bom contratar um sistema de resposta de emergência pessoal. Embora esse nome seja esquisito, este dispositivo é realmente muito simples. Você usa o dispositivo ao redor do pescoço como um colar ou no pulso e se cair ou precisar de ajuda e não puder chegar ao telefone, é só apertar um botão. Um atendente vai ligar para o seu telefone para confirmar que você precisa de ajuda. Se você não atender ao telefone, o atendente ligará para um parente ou vizinho que vai confirmar que você está bem.

Tranquilização por telefone. Você também pode ver se um voluntário está disponível para ligar para você ou visitá-lo regularmente para verificar sua saúde e bem-estar. Embora essa visita seja menos tecnológica do que o sistema de resposta de emergência pessoal (e não seja necessariamente voltada para emergências), ela oferece uma forma de garantir contato frequente com o mundo exterior.

Grupos de visita. Se você não estiver limitado a sua casa, você e seus amigos devem fazer um esforço para se encontrar uma vez por semana, e vocês também devem visitar a casa uns dos outros com regularidade.

Visitas de religiosos. Se você está tendo dificuldade para chegar à igreja, sinagoga ou outro templo ao qual costumava ir, não hesite em contatar um amigo que professe a mesma religião para ajudá-lo com o transporte. Além disso, não hesite em pedir ao sacerdote, rabino ou outro líder espiritual que o visite em casa. Estudos mostram que as pessoas que continuam a praticar sua religião quando envelhecem tendem a se sair melhor não só espiritual, mas também física, mental e emocionalmente.

Grupo de terceira idade. Se sua comunidade tiver um grupo de terceira idade, você deve usá-lo como um clube particular (só para pessoas acima de 55 anos!) para socializar, participar de cursos e atividades, e saber mais sobre os serviços para idosos em sua cidade.

Centro dia para idosos. Esses centros podem ser o lugar perfeito para passar o dia se você ainda estiver se recuperando de uma doença ou ferimento, ou se precisar de ajuda com as tarefas cotidianas. Lembre-se que a plena recuperação de uma doença aguda que atinja o coração, pulmões, cérebro, músculos ou ossos algumas vezes pode levar até nove meses ou um ano. Os Centros dia para idosos oferecem contato com profissionais de saúde que entendem sua doença, suas necessidades e limitações. Quando você se inscrever, a equipe vai trabalhar com você para criar um programa orientado para objetivos. Em alguns casos, você será auxiliado a adquirir as habilidades de que precisa para recuperar a capacidade de realizar tarefas simples, como se vestir e se alimentar.

Esses centros podem ser um lugar divertido para encontrar pessoas e fazer coisas interessantes durante o dia. A maioria dos centros oferece refeições, atividades e funções sociais, e alguns programam saídas e passeios a centros de compras e atrações locais.

Por fim, esses centros também oferecem um vínculo benéfico com a comunidade. Os membros da equipe podem ajudar a conectar você com os serviços locais que preencham suas necessidades especiais.

COMO ENCONTRAR O CENTRO DIA PARA IDOSOS ADEQUADO

Antes de escolher um local, pense em suas necessidades. Você vai precisar de reabilitação ou outros tipos de terapias ou está mais interessado em programas sociais? Depois de ter determinado o que está procurando, visite várias centros em sua área. Participe de algumas atividades, faça uma refeição e converse com clientes e membros da equipe. Finalmente, faça aos administradores estas perguntas importantes:

1. O centro se concentra em serviços de saúde ou em serviços sociais?

2. A equipe vai desenvolver um programa de terapia orientado para objetivos para mim? Como ele será definido e por quem?

3. Quem faz parte da equipe? A maioria dos centros tem pelo menos um profissional de saúde para cada seis clientes. Quantas enfermeiras e assistentes sociais estão disponíveis? Há algum diretor de atividades?

4. O centro mantém vínculos com escolas locais e organizações cívicas?

5. Qual é o horário de funcionamento?

6. Há transporte próprio para os clientes?

7. Quais refeições são servidas? E lanches? Há flexibilidade em relação à alimentação? Posso trazer comida de casa?

8. Quanto custa a diária? O centro é subsidiado pelo governo?

9. Terei oportunidades para me exercitar e ficar ao ar livre?

Quando um filho adulto volta a morar com você

Até agora falamos sobre maneiras para viver bem em sua própria casa. Mais adiante, falaremos sobre os problemas que você pode ter se, em algum momento, for morar com um parente. Cada vez mais, filhos adultos estão se mudando de volta para a casa dos pais, pelo menos temporariamente, e essa situação pode trazer suas próprias dificuldades.

Seu "bebê" adulto – ele sempre será seu bebê, seja qual for sua idade – pode estar voltando porque está disponível para ajudar você a lidar com suas necessidades enquanto você se recupera de uma doença. Talvez seu filho esteja voltando porque se divorciou ou porque tem dificuldades financeiras ou pessoais. Talvez seja um arranjo temporário enquanto seu filho economiza para dar entrada em uma casa própria.

Independentemente do motivo, dividir sua casa com seu filho de novo leva a considerar alguns pontos importantes:

Você não tem de resolver os problemas de seu filho. Todos nós amamos nossos filhos, não importa a idade deles. São quem são especialmente depois de adultos. Não podemos mais nos responsabilizar por eles. Seu filho tem problema com bebida? Sua filha não para em nenhum emprego? Existem dificuldades financeiras? Esses são problemas sérios, mas não assuma a responsabilidade por situações que você não criou. É claro que você deve continuar a dar conselhos e ter paciência. Não se sinta culpada pelos problemas de seu filho. Fale com seus amigos e com o médico sobre suas preocupações e busque a orientação deles.

A casa ainda é sua. Se sua casa for própria, você provavelmente trabalhou muito para conquistá-la e mantê-la. Se for alugada, você também fez investimentos consideráveis. Durante muitos anos e muitas estações, você se orgulhou de sua casa e do bom estado em que a manteve.

Talvez a artrite tenha dificultado a manutenção da casa ultimamente, ou talvez você precise de ajuda este ano para cuidar das calhas. Se seu filho está morando com você e paga pouco ou nenhum aluguel, você não deve hesitar em pedir a ajuda dele para a manutenção da casa. Não deixe que ninguém faça você se sentir como um fardo, especialmente embaixo do seu próprio teto.

Deixando de lado as possíveis discordâncias em relação às responsabilidades da casa, a atmosfera pode ficar desagradável por outros motivos. Seu filho adulto pode estar fazendo com que você sinta que suas opiniões e decisões não importam mais. Você pode até estar se sentindo como um estranho em sua própria casa. Lembre-se de que *a casa ainda é sua*, independentemente de quem esteja morando com você agora. Se não quer que as pessoas fumem na sua sala de estar, por exemplo, você tem o direito de dizer isso. Lembre-se de que as regras da casa são suas, o que nos leva ao próximo ponto: respeito.

Você merece ser respeitado e bem tratado, especialmente em sua própria casa. Seu filho adulto está sempre pedindo dinheiro? A comida desaparece e não é reposta? Se você não dirige mais, você se sente especialmente impotente e dependente de seu filho, que dirige? Você tem medo de ser ridicularizada, abandonada ou até machucada se falar sobre essas preocupações?

Se você sente que seu filho a trata mal, não sofra em silêncio. Fale com outras pessoas sobre suas preocupações. Fale com alguém de sua confiança: um amigo, vizinho, religioso, profissional de saúde ou até mesmo um policial. Não hesite em buscar ajuda assim que possível. Não espere demais para fazer isso. Por mais que ame seu filho, você *não* merece que ele se aproveite de você nem que a prejudique de qualquer forma. No Capítulo 19, falaremos mais sobre seus direitos e como exercê-los.

Encontrar um Lar em sua Própria Comunidade

Se você é como a maioria das pessoas, sua primeira escolha é ficar em sua própria casa, e a segunda é encontrar outro arranjo de moradia em sua própria comunidade. Existem muitas opções. A escolha certa para você vai depender de suas necessidades sociais, de saúde e do seu orçamento.

SUA CASA

Dois amigos, na Virginia, encontraram uma solução que funciona para eles. Depois de se aposentarem de seus empregos como militar e professor respectivamente, venderam a casa e se mudaram para uma instituição próxima, chamada "Green Village". Recentemente enviaram a seguinte carta de Natal:

Queridos amigos e parentes,

É a hora de uma carta de final de ano ao comemorarmos dois anos no Green Village.

Hoje, 2 de dezembro, o tempo está lindo, quase 21 graus, depois de um belo outono. O tempo tem sido muito confortável desde que nos mudamos para cá.

Nosso apartamento é muito agradável. Temos nossos próprios móveis, dois terraços telados e uma bay window que se abre para o oeste, pela qual vemos as águias voando e ocasos maravilhosos. Em nossa cozinha compacta, mas eficiente, podemos fazer qualquer coisa que quisermos, relaxamos e socializamos no jantar, no piso inferior, na sala de jantar. Não só estamos confortáveis no apartamento, mas as refeições e os serviços são excelentes.

As atividades de Jack com o computador lhe dão muito prazer. Betty se envolveu na edição do boletim de notícias do Green Village. Nossas atividades sociais e religiosas, além de outras, nos mantêm ocupados e felizes. Foi ótimo ter tempo para fazer um tour pelas casas históricas ao longo do Southern River, ir ao Festival das Ostras ao longo da margem leste, e visitar outras atrações turísticas próximas.

Em julho, Jack fez uma cirurgia por causa de um aneurisma da aorta. A operação correu bem, embora ele ainda esteja convalescendo e recuperando as forças. Gostamos do hospital local e dos médicos que o atenderam.

A melhor parte de morar aqui é a maravilhosa camaradagem entre nossos "150 melhores amigos", na maioria militares reformados e funcionários públicos aposentados. Existem muitos hobbies, jogos e grupos de interesse que se formaram; duas vans nos levam para onde quisermos ir.

Nossos filhos e netos (Lily tem 12 anos, Eric tem 9 e Gail tem 6 meses) gostam de nos visitar, especialmente por causa da piscina aquecida e do jantar elegante.

Esperamos que este ano tenha sido bom para vocês. Venham nos visitar. Deus os abençoe.

Betty e Jack

Problemas e limitações financeiras ou simplesmente um desejo de se livrar das responsabilidades de ser dono de uma casa podem fazer com que você decida mudar mais cedo ou mais tarde. Como Jack e Betty descobriram, a mudança pode tornar a vida mais fácil e mais agradável. Uma mudança pode lhe trazer companheirismo, proximidade a lojas e serviços e muitas outras vantagens.

Moradia compartilhada

Moradia compartilhada é exatamente o que parece ser: duas ou mais pessoas moram juntas em uma casa ou apartamento. Os arranjos podem variar muito, mas geralmente os participantes são pessoas que são independentes, mas não querem morar sozinhas. Desejam a companhia de outras pessoas. Uma moradia compartilhada também pode incluir pessoas mais velhas e mais novas. Em muitos casos, inquilinos mais jovens trocam a ajuda com tarefas domésticas pelo aluguel parcial ou total.

Basicamente, moradia compartilhada é uma situação de divisão de espaço. Se você ainda é proprietário da sua casa e tem espaço disponível, você pode procurar um ou dois inquilinos que se mudem para lá e dividam com você as despesas e as tarefas domésticas. Se você está querendo um lugar para morar, você pode procurar alguém para dividir a moradia. Você pode encontrar essa pessoa por meio do centro de idosos, anúncio no jornal ou outras formas. Talvez você já conheça alguns amigos com quem gostaria de morar.

É crucial que você e seus possíveis companheiros de casa tenham uma conversa aberta e sincera antes do dia da mudança. Bem antes, vocês devem conversar sobre assuntos como animais de estimação, tarefas domésticas e finanças. Tenha certeza de que todas as pessoas entendam como as refeições serão pagas, compradas e preparadas. Façam uma tabela com as tarefas que precisam ser feitas e conversem sobre quem vai fazer cada uma delas ou se haverá um rodízio. Conversem sobre como as contas da casa serão divididas e quem vai pagá-las. Tantos detalhes podem parecer demais no início, mas isso poupará muitas dores de cabeça a você e seus companheiros no futuro.

Cohousing

Como a moradia compartilhada, *cohousing* é um termo amplo que abrange uma grande diversidade de situações. Esse é um projeto para pessoas que desejam viver de forma independente, mas gostariam de ter alguns serviços extras. Tarefas domésticas e transporte, além de atividades sociais, geralmente estão disponíveis. O *cohousing* difere de uma moradia compartilhada da mesma forma que morar no dormitório de uma faculdade é diferente de morar em um apartamento fora do campus. Os residentes em um *cohousing* têm seus próprios quartos, em geral em uma casa ampla ou em um prédio de apartamentos, mas podem compartilhar refeições preparadas em uma cozinha em comum. Pode haver outros espaços compartilhados também, como uma sala de TV ou uma sala de recreação. Recentemente, o *cohousing* vem se tornando mais popular, mas geralmente é mais caro do que moradia compartilhada. Os *cohousing* geralmente não são licenciados.

Apartamentos para idosos

Prédios de apartamentos para idosos são criados e vendidos para o público da terceira idade. Podem ser casas divididas em alguns poucos apartamentos ou grandes edifícios com centenas de apartamentos. Geralmente não há escadas, tudo é acessível a uma cadeira de rodas e os prédios geralmente são seguros. A maioria dos apartamentos para idosos oferecem uma ampla gama de atividades e serviços.

Parece bom demais para ser verdade? O lado ruim é que os prédios de apartamentos para idosos geralmente são caros. Alguns são subsidiados e, assim, podem ser mais acessíveis, mas as listas de espera para esses prédios costumam ser longas. Além disso, a maioria dos prédios não aceita residentes que tenham muitos problemas de saúde. Não se esqueça de se informar sobre as políticas do prédio antes de pensar em se mudar.

Casas de repouso e residenciais para idosos

Eu sabia que, quando não pudesse mais morar sozinha em meu apartamento, ainda preferiria ficar em meu bairro. Morei aqui por toda a minha vida e não estou interessada em me mudar para um lugar totalmente novo aos 84 anos.

Minha filha me ajudou a olhar alguns conjuntos de moradias para idosos que ficam a poucos quarteirões de meu antigo apartamento, e descobri um que oferece três boas refeições por dia. Agora estou dividindo um quarto com uma maravilhosa nova amiga chamada Adelaide, ainda posso ver "minha" região da cidade quando olho pela janela e continuo perto de meus velhos amigos.

Mary, 84 anos

Casas de repouso e residenciais oferecem serviços criados apenas para os idosos. Oferecem quartos, refeições e vários tipos de ajuda. Se você mora em uma casa de repouso, provavelmente compartilha um quarto com um ou mais residentes. Você vai fazer as refeições em um refeitório. Se necessário, terá ajuda para tomar banho, se vestir e outras tarefas do cotidiano. Embora não seja uma casa de repouso com enfermagem qualificada, a equipe vai supervisionar seus medicamentos. Os lençóis costumam ser fornecidos, e suas roupas serão lavadas.

Como acontece com as outras opções de moradia para idosos, as casas de repouso variam muito. Muitas são de propriedade particular de famílias ou indivíduos. Algumas não têm fins lucrativos ou são subsidiadas pelo governo. Todas oferecem serviços que você não encontraria em um arranjo de moradia compartilhada ou em um *cohousing*, e nenhuma oferece o tipo de atenção médica que você receberia em uma casa de repouso com enfermagem qualificada.

Como essas instituições nem sempre são licenciadas ou inspecionadas pelo governo, como ocorre com as casas de repouso com enfermagem qualificada, você deve fazer uma inspeção cuidadosa antes de se mudar.

Moradia com auxílio

Uma *moradia com auxílio* combina residências particulares com supervisão de enfermagem e auxílio pessoal. Lembretes de medicação e ajuda para se vestir, comer e tomar banho podem ser fornecidos. As instituições de moradia com auxílio são similares a apartamentos em estilo estúdio. Os apartamentos geralmente são pequenos e projetados para uma pessoa ou um casal. Alguns residentes optam por dividir o apartamento com outra pessoa para diminuir os custos. A maioria das moradias com auxílio contém instalações de cozinha e todas incluem um banheiro completo.

Os residentes pagam pela moradia com auxílio de fundos particulares além de renda de segurança suplementar (*supplemental security income* – SSI) ou com seguro de cuidados de longo prazo.

A moradia com auxílio muitas vezes é um nível a mais do que uma comunidade de cuidados contínuos para aposentados – o tipo de instituição que Jack e Betty escolheram. Esse tipo de moradia faz a ponte entre a vida em uma casa e em uma casa de repouso com enfermagem qualificada.

Comunidades de cuidados contínuos para aposentados

As *comunidades de cuidados contínuos para aposentados*, que estão se tornando cada vez mais comuns, ajudam a criar um estilo de vida de "envelhecer no lugar". Essas comunidades são muito atraentes para pessoas mais velhas que desejam fazer só mais uma mudança em sua vida. É assim que funciona: Você paga um preço fixo quando entra para a comunidade, ou "centro de vida", como são chamadas às vezes. Não importa o que aconteça com você a partir desse momento, a comunidade cuidará de você.

Digamos que você esteja saudável e pronto para se mudar para uma comunidade de cuidado contínuo para aposentados. Você vai se mudar para um apartamento particular projetado para a vida independente, completo com cozinha e banheiro e dispositivos de segurança. O centro geralmente planeja atividades orientadas para os idosos e atividades sociais só para os moradores com boa saúde.

Com o passar do tempo, você pode ficar doente, incapacitado ou mais frágil. Aí você pode se mudar para uma unidade de vida com auxílio. Você mantém a privacidade, mas também tem uma equipe disponível para fornecer cuidados de saúde e ajuda pessoal. Se sua saúde exigir supervisão de enfermagem 24 horas por dia, você pode se mudar para uma casa de repouso com enfermagem qualificada na comunidade.

As comunidades de cuidado contínuo são atraentes porque oferecem segurança e estabilidade aos residentes. Você não tem de se preocupar com o que poderia acontecer se você não pudesse cuidar de si mesmo ou se não pudesse participar do planejamento de seu futuro.

Essas comunidades geralmente são caras e podem exigir um investimento inicial significativo. Os custos variam e os planos de pagamento diferem entre as comunidades. Você ou seus filhos precisam examinar detalhadamente a comunidade em que estiverem pensando.

Lares adotivos

Mudar para um lar adotivo – outra opção de moradia cada vez mais popular – envolve pagar uma quantia mensal para que uma família ou indivíduo o leve para uma residência e ajude a cuidar de você.

Em geral, não mais do que três pessoas da terceira idade moram em um lar adotivo ao mesmo tempo, e você pode ou não dividir um quarto com outro idoso. Você receberá a alimentação e ajuda com a lavagem de roupa. Se você precisar de cuidados de enfermagem, um profissional de cuidados em *home care* pode visitar seu lar adotivo como faria se você morasse em sua própria casa. No entanto, se você precisa de cuidados de enfermagem 24 horas por dia, um lar adotivo provavelmente não é a melhor opção para você.

Arranjos similares a lares adotivos existem há séculos, mas a supervisão estatal do cuidado adotivo para idosos nos Estados Unidos é um fenômeno relativamente novo. A ideia começou a ficar mais popular no final da década de 1970 e atualmente mais da metade dos estados norte-americanos têm programas de cuidados adotivos. Nem todos os estados regulamentam cuidadosamente esses programas. Se você optar por este tipo de moradia, vai precisar ser criterioso e visitar o lar antes de se mudar, e ter certeza que esse será um lugar em que você ficará confortável, será bem cuidado e feliz. Em um arranjo bem-sucedido, você se tornará parte da família, como se você tivesse ido morar com parentes.

Para saber mais sobre os lares adotivos disponíveis em sua região, contate os programas públicos de atenção ao idoso no seu estado. Eles podem colocá-lo em contato com a equipe que dirige o programa de lares adotivos em sua comunidade. Geralmente esses programas identificam e triam cuidadores potenciais e seus lares, juntam cuidadores com residentes e depois fazem visitas periódicas ao lar adotivo para garantir que a situação esteja funcionando bem para todos.

Se essa opção de moradia lhe parecer atraente, um dos fatores que você precisa considerar é o efeito que sua decisão terá sobre sua família. Ela vai apoiar sua decisão de morar em um lar adotivo? Esse será um bom modo de continuar perto de seus filhos e preservar alguma independência, ou sua família vai se sentir culpada e com ciúmes? Como ocorre com todas as alternativas de moradia que você considerar, é importante ter boa comunicação e conversas francas com seus parentes sobre as escolhas que fará.

ALGUMAS PALAVRAS SOBRE "DESAPEGAR-SE"

Suponha que você decida vender sua casa ou sair do apartamento alugado em que morou por muitos anos. A seguir... vem a grande limpeza! Certamente esse será o momento perfeito para se separar de muitos objetos de sua casa e ficar mais leve de forma que sua mobilidade e transição para um novo lar seja a mais fácil possível.

O problema é que isso é muito mais fácil de dizer do que fazer. Nossa sociedade orientada para o consumo valoriza adquirir posses muito mais do que diminuí-las. Além disso, é difícil olhar para as coisas materiais sem associá-las a muitas lembranças: o livro que sua querida esposa usava como referência de jardinagem antes de ir para o exterior transplantar suas flores favoritas, a cama em que seu filho dormiu desde os 5 anos de idade até se formar no ensino médio, a travessa que sua família sempre usou para o peru de Ação de Graças.

Para diminuir um pouco a dor de se separar desses itens, você pode olhar positivamente esse processo de desapego como uma excelente oportunidade de dar presentes a seus amigos e entes queridos. Quando começar o processo, vai entender que "é melhor dar do que receber" e vai gostar cada vez mais da ideia de compartilhar seus queridos tesouros e de ajudar os outros.

Também será bom pensar no trabalho que está fazendo agora – a separação e doação dos objetos para o Exército da Salvação ou para outra instituição beneficente – como um presente para sua família, pois você vai poupá-los da tarefa igualmente difícil de examinar todas as suas posses em algum momento no futuro.

Mesmo que você prefira ficar em sua casa ou apartamento, pode fazer um favor a seus entes queridos se arrumarem periodicamente seus armários e gavetas, e também o sótão e o porão, e encontrar um novo lar para as coisas que você não usa mais ou das quais não precisa.

Mudar-se para uma Nova Comunidade

Cada vez mais pessoas estão optando por mudar para um outro estado, ou mesmo outro país, para ficar perto dos filhos, amigos ou morar em uma praia tropical. Além dessas considerações, os custos também podem ser um fator para mudança. Por exemplo, os custos de *home care* com cuidadores qualificados e casas de repouso com enfermagem qualificada no nordeste dos EUA são um pouco mais altos do que em qualquer outra região do país. Você também pode resolver se mudar para uma região específica para ter acesso a alguns especialistas médicos, hospitais e clínicas.

Morar com um Parente

Ruth e Steve se aposentaram, mudaram para New Hampshire e estavam desfrutando de uma vida calma juntos. Depois de algum tempo, Ruth passou por uma doença longa, debilitante e morreu. Steve teve muita dificuldade para morar sozinho. Perdeu 18 kg e começou a ter problemas físicos, inclusive um AVC e artrite.

Steve (agora com 81 anos) foi morar com seu filho, Ian, que era divorciado e tinha filhos crescidos; considerava-se morando em um "ninho vazio". No começo, tanto Steve quanto Ian tinham dúvidas a respeito desse arranjo. Pai e filho tiveram de desistir de um pouco de independência e privacidade neste ponto da vida a fim de chegar a um novo tipo de companheirismo que acabou sendo muito terapêutico para ambos.

Steve agora está indo bem. Ganhou algum peso e força e se envolveu no grupo de terceira idade em uma igreja próxima. Ian se ajustou a partilhar sua casa com seu pai, embora Steve tenha uma vida social tão ativa que só jantam juntos algumas noites por semana.

Em algum momento, você pode ter jurado que nunca iria morar com seus filhos. Talvez não quisesse ser um fardo, ou não conseguisse suportar a ideia de se adaptar à rotina da casa de outra pessoa. Se seu marido ou companheiro morresse, e sua casa agora fosse grande demais para uma pessoa sozinha, ou você e alguém entre seus parentes pudesse ficar melhor financeiramente se combinasse as duas casas, não deixe de lado a ideia de um arranjo de moradia a curto ou longo prazo com sua irmã ou irmão, um de seus filhos ou mesmo seu neto.

Combinar estilos de vida pode não ser fácil. De fato, é quase certeza de que será difícil para todos em algum nível. No entanto, uma comunicação sincera e paciência dos dois lados, morar com um parente pode funcionar em benefício de todos.

Tornar-se parte da família

Se você resolveu se mudar para um quarto livre na casa de seu filho ou filha (ou de outro parente), tenha em mente:

Você não é um fardo. Você tem muito a oferecer a esta família com quem está compartilhando uma casa. Por exemplo, você pode ser o único em casa de tarde para ler uma história para sua neta. Você certamente será uma pessoa, se não a única, que pode compartilhar algumas lembranças da Depressão Americana e dar aos outros sua perspectiva quando a conversa ao redor da mesa de jantar for sobre a economia. Ainda mais importante, essa é uma oportunidade para que a família se beneficie diretamente com sua sabedoria e experiência, e para que vocês se conheçam melhor.

Você não é responsável. Por mais agradável que seja esse tempo com sua família, você vai discordar de alguns hábitos em alguns momentos. Você fica brava por ver que sua nora serve comida pronta quatro noites por semana? Você fica estarrecida por seu neto ficar acordado até tarde e assistir TV por mais de três horas todas as noites quando deveria estar fazendo lição de casa ou dormindo? Sua reação certamente é compreensível. Lembre-se, porém que a família já estava vivendo desse jeito quando você chegou, e você não é responsável por eles.

Em vez de permitir que essas diferenças de estilo de vida interfiram no relacionamento com seus parentes, fique grata pelo trabalho de fazer refeições bem balanceadas e supervisionar as lições de casa não ser mais seu. Se forem seus filhos, fique orgulhosa por ter criado sua família do melhor modo que pode. Agora você pode simplesmente desfrutar seu papel como amiga e conselheira, não como um terceiro pai para as crianças jovens na família.

Além disso, agora que está livre dos muitos estresses e responsabilidades que acompanham a criação de crianças pequenas, você pode dar mais atenção e influenciar seus netos de maneiras sutis e positivas. Por exemplo, você pode ser o único adulto na casa que tem tempo para afastar seu neto da TV com um convite mais interessante. Provavelmente, ele gostaria de jogar cartas ou um jogo de tabuleiro.

A vida familiar pode ser um esporte de espectador! Seu filho e sua nora estão discutindo de novo. Seu neto está falando de modo desrespeitoso com a mãe. Seu sobrinho não voltou para casa na hora combinada. O que você deve fazer? Sinta-se à vontade para pedir licença, ir para seu quarto e fechar a porta. Afaste-se. Esses problemas não são seus.

Embora você certamente possa discutir qualquer problema que a incomode com seus parentes, se as discussões deles não lhe disserem respeito, não interfira. Você pode assumir o papel de um estranho e deixar que eles lutem suas próprias batalhas. Aí, quando a tensão acabar, você será mais valorizada ainda por ser uma pessoa não envolvida com quem todos podem se sentir à vontade.

Morar com um parente enquanto vive por si próprio

Se ter um quarto na casa de um parente parece ser "perto demais para ter conforto", existem duas outras opções que você pode considerar. Apartamentos anexos e chalés permitiriam que você morasse perto de sua família, mas continuasse sozinha.

Apartamentos anexos. Um apartamento anexo, também chamado de "suíte para parentes", é um lugar ideal para uma pessoa idosa relativamente saudável se instalar. Esses apartamentos – geralmente contidos dentro de uma casa para uma só família ou anexado depois como uma ala separada – permitem que você mantenha sua privacidade enquanto mora perto o bastante para seus filhos cuidarem de você, oferecerem ajuda se necessário, e vice-versa. Normalmente, esses apartamentos incluem um quarto, banheiro e cozinha e, às vezes, sala de estar.

Poucas pessoas são afortunadas o bastante para ter um filho ou filha com um apartamento extra não ocupado que esteja disponível para que você se mude quando quiser. Um apartamento pode ter de ser construído ou reformado, em geral, no porão, no sótão ou em um anexo recém-construído. Isso pode ser muito caro.

Antes de você ou seus filhos embarcarem em um grande projeto, ligue para o comitê de zoneamento local e departamento de habitação. Algumas comunidades não permitem apartamentos anexos em um bairro planejado para casas para uma só família. Por outro lado, você pode descobrir que existe uma isenção de impostos ou outro auxílio para pessoas que estão construindo espaço de moradia para os idosos.

Chalés. Outra opção a ser considerada é um chalé. Um chalé para idoso é uma casa modular estabelecida no terreno de uma casa já existente. Essas casas são criadas especialmente para pessoas idosas que estão se mudando para mais perto dos parentes.

Muitas empresas de construção diferentes podem construir um chalé, mas eles devem aderir aos padrões da instituição que o administra.

Opções de moradia em sua comunidade

Moradia compartilhada

O que é: Duas ou mais pessoas idosas de idade similar podem optar por morar como colegas de quarto, ou uma pessoa mais velha pode optar por morar com um colega mais jovem.

Prós: Se você é o dono da casa, seus colegas de quarto podem ajudá-lo a pagar a hipoteca e as despesas. Se você aluga a casa, você pode conseguir companheiros e economizar no custo de vida.

Contras: Essa escolha exige algum planejamento e ajustes o tempo todo. Colegas de quarto de qualquer idade algumas vezes acham que morar junto é mais difícil do que tinham previsto.

Cohousing

O que é: Os idosos podem escolher este estilo de vida em comunidade.

Prós: Você pode ter privacidade em seu próprio quarto, mas compartilhar refeições e tempo social com os outros.

Contras: Algumas vezes os quartos privados nesses lares são pequenos.

Apartamentos para idosos

O que é: Essas casas e prédios de apartamentos são alugados exclusivamente para idosos.

Prós: De modo geral, são seguros e, algumas vezes, oferecem oportunidades sociais.

Contras: As listas de espera podem ser longas, e esses apartamentos podem ser caros. Você deve perguntar qual é a política caso fique doente.

Casa de repouso e residencial

O que é: Este tipo de moradia fornece um quarto, refeições, supervisão e ajuda.

Prós: Todas as suas necessidades sociais serão cuidadas pela equipe.

Contras: Você pode ter de dividir um quarto com uma ou mais pessoas. Você deve perguntar qual é a política caso fique doente.

Moradia com auxílio

O que é: Este apartamento particular oferece equipe de enfermagem e auxílio nos cuidados pessoais.

Prós: Você (e possivelmente um colega de quarto ou cônjuge) tem seu próprio apartamento, completo com cozinha e banheiro.

Contras: Esta opção pode não ser a correta para pessoas que precisam de cuidados constantes ou que tenham problemas médicos graves.

Comunidades de cuidados contínuos para aposentados

O que é: Neste "centro de vida", você pode permanecer pelo tempo que quiser, mesmo que suas necessidades de cuidados de saúde mudem.

Prós: Você tem tranquilidade porque sabe que cuidarão de você e que nunca mais terá de se mudar de novo.

Contras: Muitas vezes, esta opção é muito cara.

Lar adotivo

O que é: Algumas pessoas optam por pagar uma família (não a sua própria) para fornecer-lhes moradia, alimentação e ajuda com seus cuidados.

Prós: Esse pode ser um modo maravilhoso de construir relacionamentos fortes e enriquecedores com uma segunda família.

Contras: Sua família pode ter dificuldade de aceitar a sua escolha e pode se sentir culpada por não acolher você na própria casa.

Apartamento anexo ou chalé

O que é: Este tipo de apartamento (ou suíte) está no interior da casa de um parente, é anexo a ela ou está no mesmo terreno que a casa.

Prós: Você pode manter sua privacidade e, ainda assim, ter a família por perto.

Contras: Algumas vezes, a construção necessária para criar esse tipo de espaço pode ser cara e até proibida por causa das restrições de espaço ou das leis locais de zoneamento. Verifique isso com o inspetor de construções da sua cidade.

Casas de Repouso de Longa Permanência

Tenho pouco mais de 70 anos e minha mãe tem 99. Ela mora conosco, em nossa casa, há 20 anos e isso funcionou bem. Prometemos que sempre cuidaríamos dela, mas seus problemas crescentes de saúde estão tornando isso quase impossível. O que eu e meu marido podemos fazer para planejar antecipadamente e não colocarmos nossos filhos nessa situação algum dia?

June, 72 anos

Mesmo que você tenha boa saúde agora, algum dia pode precisar de atenção médica contínua, além do que um cuidador de *home care* pode proporcionar. Embora outras situações de moradia que acabamos de descrever possam fornecer alguns cuidados de enfermagem, só uma instituição de cuidados de longo prazo, ou casa de repouso com enfermagem qualificada, pode fornecer assistência médica 24 horas por dia.

Ao serem encaminhados para instituições de longa permanência, mais pessoas estão recebendo cuidados de enfermagem nesses centros por algum tempo e, depois, voltam para casa. No total, o uso limitado dessas instituições pode surpreender: Menos de 5% das pessoas acima dos 65 anos e menos de 20% das pessoas acima dos 80 anos estão nas instituições de cuidados de longa permanência.

Planejar antecipadamente

Muitas pessoas que entram em uma casa de repouso de longa permanência fazem isso em um momento de crise. Na maioria dos casos, acabaram de ter alta do hospital depois de uma doença ou ferimento desabilitante. Elas precisam de mais cuidados do que poderiam receber em sua própria casa, por isso vão para uma casa de repouso. Infelizmente, não tiveram tempo para se preparar nem pesquisar suas opções.

Você pode aumentar suas chances de encontrar uma casa de repouso de longa permanência satisfatória se você ou seus filhos pesquisarem bastante antes de você se encontrar nessa situação. Nas páginas a seguir, falamos a respeito de como escolher uma casa de repouso que seja mais adequada a suas necessidades. Também examinamos o que você pode esperar quando for admitido e abordamos como você e sua família podem lidar melhor com as dificuldades que surgirem quando você estiver morando em uma instituição de cuidados de longa permanência.

Quais são as suas necessidades?

Você precisaria de atenção médica 24 horas por dia? Sua condição poderia exigir disponibilidade constante de um profissional que cuide de você dia e noite? Você é uma pessoa retraída que prefere estar sozinha em vez de estar rodeada por outros moradores, ou você preferiria uma longa lista de atividades e muitas oportunidades para socializar? Você tem parentes e amigos que vão querer visitá-lo frequentemente? Se sim, qual distância será longe demais? Quando você souber e entender do que poderia precisar, você estará pronto para começar a ligar para casas de repouso e visitá-las.

Visita no local

Se possível, visite todas as casas de repouso que estiver considerando como moradia – e não queremos dizer só uma reunião rápida com o administrador. Visite as instalações em horas pouco convencionais; veja vários quartos ocupados; faça uma refeição na sala de jantar. Converse com os moradores e suas famílias e descubra do que gostam e do que não gostam no lugar. Leve uma lista de suas necessidades e desejos e, depois, determine se a casa de repouso tem condição de satisfazê-los.

No entanto, deslocar-se e visitar várias casas de repouso pode ser cansativo e confuso. Peça a um parente ou amigo que vá com você para dar apoio moral e uma segunda opinião. Você pode fazer uma lista de prós e contras das diversas instituições que visitar.

Cuidar das finanças

Os custos podem variar substancialmente dependendo do tipo de instituição, localização geográfica e número de leitos. Um ano em uma casa de repouso custa de 30 a 70 mil dólares nos Estados Unidos. Basicamente, existem quatro formas de pagar pela moradia em uma casa de repouso:

1. Com seu próprio dinheiro.
2. Por meio de aposentadoria.
3. Por meio de uma organização de manutenção da saúde (HMO, na sigla em inglês) ou outro plano de atendimento gerenciado.
4. Por meio de seguro particular de cuidado de longo prazo, que pode ser muito caro para contratar se você for muito velho ou estiver muito doente.

Planos de atendimento gerenciado. Se operado corretamente, um plano de atendimento gerenciado (também chamado algumas vezes de organização de manutenção de saúde ou HMO) podem ter muito a oferecer. Esses planos de saúde pré-pagos (em oposição a "pagar cada serviço") podem incentivá-lo a permanecer saudável ao pagar a maior parte do custo da inscrição em uma academia, por exemplo. Eles também podem promover a triagem precoce e a intervenção para detectar e tratar muitos tipos de doenças.

Carta de direitos dos residentes de casas de repouso com enfermagem qualificada

Qualidade de vida

A lei exige que cada instituição de repouso "cuide dos residentes de tal maneira e em tal ambiente que promova a manutenção ou melhora da qualidade de vida de cada um". Este princípio enfatiza a dignidade, escolha e autodeterminação de residentes de casas de repouso com enfermagem qualificada.

Proporcionar serviços e atividades

A lei exige que todas as instituições de repouso "proporcionem serviços e atividades para atingir ou manter o mais elevado bem-estar possível, físico, mental e psicossocial de cada residente, de acordo com um plano escrito de cuidados que... é inicialmente preparado com a participação do residente, de sua família ou de seu representante legal, na extensão em que isso é praticável.

Participação na administração da instituição

A lei enfatiza a importância da "participação do residente e de seu representante" como critérios para uma boa administração da instituição.

Direitos específicos

Cada instituição de repouso precisa "proteger e promover os direitos de cada residente" inclusive:

Direitos de autodeterminação

Os residentes de casas de repouso com enfermagem qualificada têm o direito a:
- Escolher seus médicos pessoais;
- Informações completas, prévias, e participação no planejamento inicial e contínuo para seus cuidados e tratamento;
- Receber acomodação razoável das necessidades e preferências individuais por parte da instituição;
- Escolher atividades, cronogramas e cuidados de saúde coerentes com interesses, capacidades e necessidades;
- Fazer escolhas a respeito de aspectos importantes da vida na instituição;
- Fazer reclamações sobre cuidados e tratamentos que receberam ou não, sem medo de discriminação ou represália e receber uma resposta rápida da instituição; e
- Organizar e participar de grupos de residentes na instituição. (Os familiares têm o direito de organizar grupos de famílias.)

Direitos pessoais e privados

Os residentes de casas de repouso com enfermagem qualificada têm o direito a:
- Participar das atividades sociais, religiosas e da comunidade conforme desejarem;
- Privacidade no tratamento médico, acomodações, visitas pessoais,

comunicações escritas e telefônicas e reuniões de grupos de residentes e famílias; e

• Confidencialidade dos registros pessoais e clínicos.

Direitos de abuso e contenção

Os residentes de casas de repouso com enfermagem qualificada têm o direito a:

• Estar livre de abuso físico ou mental, punição corporal, isolamento involuntário ou uso disciplinar de contenções;

• Estar livre de contenções químicas e físicas usadas para a conveniência da equipe e não para o bem-estar dos residentes;

• Ser sujeito a contenções apenas sob ordens escritas do médico para tratar seus sintomas médicos. Os residentes têm o direito de recusar tratamento, inclusive contenções;

• Receber medicamentos psicofarmacológicos apenas conforme ordenado por um médico como parte de um plano escrito de cuidados para um sintoma médico específico, com uma revisão anual quanto a sua adequação por um especialista externo independente.

Direitos à informação

As casas de repouso com enfermagem qualificada devem:

• Fornecer aos residentes os mais recentes resultados de inspeção e qualquer plano de correção apresentado pela instituição;

• Notificar os residentes antecipadamente em relação a qualquer plano de mudança de quarto ou colega de quarto;

• Informar os residentes quanto a seus direitos na admissão e quando solicitado, fornecer uma cópia escrita dos direitos, incluindo aqueles relacionados a fundos pessoais e seu direito de fazer uma reclamação junto ao departamento de licenciamento estadual;

• Informar os residentes por escrito, na admissão e no decorrer de sua estada, sobre os serviços disponíveis com a taxa básica e sobre qualquer taxa extra por serviços adicionais.

Direitos a visitas

A casa de repouso com enfermagem qualificada deve permitir:

• Visitas imediatas do médico pessoal do residente, de representantes do departamento de licenciamento e certificação e do programa de supervisão;

• Visitas imediatas dos parentes do residente com seu consentimento;

• Visitas "sujeitas a restrição razoável" de outros com o consentimento do residente;

• Visitas razoáveis de organizações ou indivíduos que prestem serviços de saúde, sociais, legais ou outros, sujeitos ao consentimento do residente;

- Ouvidores para revisar os registros clínicos se o residente der permissão.

Direitos de transferência e alta

Razões de transferência – As casas de repouso com enfermagem qualificada "devem permitir que cada residente permaneça na instituição e não deve transferir nem dar alta ao residente" a menos que a transferência:

- seja necessária para suprir o bem--estar do residente que não possa ser suprido por essa instituição;
- seja adequada porque a saúde do residente melhorou de tal forma que o residente não precisa mais dos cuidados da casa de repouso com enfermagem qualificada;
- a saúde ou a segurança de outros residentes estiver em perigo; ou
- o residente tenha deixado, depois de aviso razoável, de pagar pela cobrança permitida à instituição por um item ou serviço fornecido por solicitação do residente.

Aviso antes da transferência

O aviso aos residentes e a seus representantes deve abordar:

Momento – Previamente, ou assim que possível se mudanças na saúde exigirem uma transferência mais imediata;

Conteúdo – Razões para transferência; o direito do residente de recorrer da transferência; nome, endereço e número de telefone do programa de supervisão, programas de proteção e advocacia para pessoas mentalmente doentes e com deficiência de desenvolvimento;

Orientação – A instituição deve preparar e orientar os residentes para garantir uma transferência segura e ordeira.

Proteção de fundos pessoais

Uma casa de repouso com enfermagem qualificada deve:

- Não exigir que os residentes depositem seus fundos pessoais com a instituição;
- Se aceitar a responsabilidade escrita pelos fundos do residente, a instituição deve:
- manter outros fundos disponíveis em uma conta separada ou em um fundo para pequenas quantias;
- manter uma contabilidade completa e separada dos fundos de cada residente, com um registro escrito de todas as transações disponíveis para revisão pelo residente e seu representante;
- quando da morte do residente, entregar os fundos para o administrador dos bens do residente;
- comprar um seguro de garantia para proteger os fundos do residente sob sua responsabilidade.

Fonte: *Nursing Home Life*, American Association of Retired Persons, 1997. Reproduzido com permissão.

Os HMOs também podem ser bons para idosos porque tendem a proporcionar uma ampla rede de serviços e oferecer programas especiais para ajudar você a lidar com preocupações como luto e depressão. Podem fazer um bom trabalho ao envolver e coordenar sua família e diversos cuidadores e médicos quando isso for necessário para tomar decisões sobre o melhor curso de tratamento para você.

Todas essas vantagens vêm da ideia de que a medicina preventiva, em última instância, diminui os custos com a saúde. A desvantagem é que, se o programa de atendimento gerenciado for operado inadequadamente, você pode acabar sem cobertura adequada para suas necessidades médicas.

Existem dois tipos de programas de atendimento gerenciado: com fins lucrativos e sem fins lucrativos. Eles diferem no modo como as finanças da organização de HMO são estruturadas. Em um programa sem fins lucrativos todas as receitas que excedam os custos do programa são redistribuídas para a empresa ou doados a organizações beneficentes. Por outro lado, como o nome sugere, os HMOs com fins lucrativos são empresas que geram dinheiro.

Os HMOs com fins lucrativos podem oferecer menos serviços a fim de conter os custos. Podem estar menos dispostos a servir pessoas incapacitadas. Fique especialmente cauteloso diante de planos com fins lucrativos que tentem atrair você com pagamentos mensais mais baixos do que você pagaria ao plano de saúde ou aposentadoria, associação gratuita a uma academia ou outro bônus atraente. Nenhum desses extras servirá de nada se, no final das contas, você não tiver a cobertura de que precisa.

Para se proteger da associação a um plano menos adequado, sempre faça as perguntas a seguir ao representante da empresa:

- ► A cobertura que eu obteria com este plano será adequada para minhas necessidades?
- ► Poderei continuar a consultar os médicos e especialistas que consulto hoje ou terei de consultar profissionais diferentes?
- ► Esse é um plano sem fins lucrativos?

Depois de responder essas quatro perguntas importantes, continue em seu próprio ritmo, leia as letras pequenas e peça a um consultor de confiança que examine todos os documentos antes de você assinar qualquer proposta.

Seguro de cuidados de longo prazo. Os custos associados com casas de repouso de longa permanência também podem ser cobertos por algumas apólices de seguro de cuidados de longo prazo. Essas apólices de seguro particulares têm custos e benefícios que variam muito.

Muitos desses planos são recentes. Você precisa ser especialmente cuidadoso ao revisar seus termos e limitações. Por exemplo, é importante descobrir se os prêmios dos benefícios são fixos ou se eles vão aumentar com a inflação. Essas apólices também podem ser bem caras, e algumas empresas podem não aprovar sua apólice se você tiver algum problema médico grave.

Políticas

Além dos arranjos financeiros, é importante descobrir que tipo de políticas cada instituição de longa permanência tem em relação a você continuar a consultar seu próprio médico ou o que acontecerá se você precisar de um hospital. A casa de repouso manterá seu espaço até que você volte?

Também convém se informar sobre os programas do centro, inclusive atividades, horários de visita e regras em relação a cardápios, planos de refeições e a disponibilidade de lanches entre as refeições. Também é importante conhecer as políticas em relação a colegas de quarto (se você pode trocar se não se der bem com seu colega), a gastar dinheiro, telefonemas pessoais e a segurança dos itens pessoais que você levar para lá.

Não há duas casas de repouso administradas do mesmo modo, então sempre peça uma lista de regras e regulamentos. Não se esqueça de perguntar se as políticas são rigorosas ou se a casa de repouso tem uma abordagem mais flexível.

Assinatura

Vão lhe pedir que assine um contrato antes de ser admitido. Esse documento protege você e também a casa de repouso. É uma boa ideia revisar o contrato com seu advogado ou supervisor local para garantir que tudo esteja correto. O contrato vai afirmar o custo de sua residência, os serviços que estão incluídos e as responsabilidades legais da casa de repouso em relação a seus cuidados.

Fique atento a cláusulas que isentem a casa de repouso de responsabilidade quanto à perda de propriedades, danos ou ferimentos pessoais. Do mesmo modo, a casa de repouso não pode pedir o nome de um terceiro responsável para cobrir suas contas se você não puder pagar.

A casa de repouso é obrigada a discutir com você o que acontecerá caso fique mentalmente incapaz de tomar decisões sobre seus cuidados. Os administradores da instituição também têm obrigação legal de lhe perguntar sobre seu

SUA CASA

testamento ou outros documentos legais, por exemplo, uma procuração. Se você não tiver esses documentos, pense em consultar seu advogado ou supervisor para providenciá-los. Você vai encontrar uma lista útil desses documentos no Capítulo 20.

O que você deve esperar

Deixando de lado seus direitos legais, você deve saber o máximo possível sobre como será sua rotina diária. É mais fácil fazer perguntas e obter respostas antes do dia da mudança. A enfermeira chefe ou um supervisor poderá responder à maioria das perguntas: Quem vai planejar seu horário? Quem vai supervisionar seus cuidados? Com que frequência você será banhado? Quando seu cabelo e suas unhas serão cortados? Você também deve perguntar sobre as refeições. Você poderá escolher o que comer cada dia ou o cardápio é fixo? A equipe de nutrição aceita pedidos especiais? Quais atividades e programas a casa de repouso oferece? Escolha algumas de seu interesse e pergunte com que frequência elas acontecem. Fale com o diretor de atividades.

A lavagem de roupas também é importante para muitos residentes. Descubra com que frequência suas roupas serão lavadas. Você deve etiquetar suas coisas para protegê-las de perda e de roubo? Pergunte ao administrador sobre o nível de pequenos furtos na casa de repouso. Isso é um problema em muitas instituições. As casas de repouso contratam novos funcionários todas as semanas, e uma equipe grande e em mudança pode ter desvantagens. Se os furtos forem um problema, pergunte quais medidas foram tomadas para impedi-los.

Antes do dia da mudança, converse com a enfermeira ou supervisor sobre as rotinas ou atividades de sua vida cotidiana que pretende manter. Isso inclui práticas religiosas, horários de dormir e acordar, horário de banho, visitas da família e de amigos e qualquer outra coisa que seja importante para você. Na maioria dos casos, a equipe vai fazer o que você desejar sempre que for possível. Deixar você feliz é realmente o melhor para eles.

Fazer a transição para a casa de repouso

É difícil imaginar que a mudança para uma casa de repouso de longa permanência possa ser agradável, mesmo que você esteja saindo de uma cama de hospital e indo para lá. Muitos residentes dizem que se sentem rejeitados e deixados de lado quando as famílias e os médicos decidem que isso é o melhor que pode ser feito para eles.

Esses sentimentos são compreensíveis. O mesmo acontece com os sentimentos de culpa e raiva que seus filhos podem ter nesse momento. Pode não ser fácil, mas tente falar com seus filhos sobre seus sentimentos e os sentimentos deles. Se você acha que eles o desampararam, diga isso. Não mantenha isso guardado dentro de você. E aí eles podem lhe dizer como veem a situação. Você provavelmente vai descobrir que essa decisão foi tão difícil para eles como foi para você. Eles provavelmente estão fazendo o melhor que podem com os recursos que têm. No final, isso é tudo que se pode pedir a uma pessoa.

Certifique-se de que está mudando para um lugar onde você será cuidado dia e noite, um lugar cheio de pessoas que são especialmente treinadas para suprir suas necessidades. Você vai morar com pessoas que estão na mesma situação que você. Eles vão entender exatamente pelo que você está passando porque também estão passando pelas mesmas coisas.

Faça uma lista das coisas de sua antiga vida de que você vai sentir mais falta. Não se preocupe se os itens da sua lista parecerem triviais; se eles forem importantes para você, é só isso que conta. Talvez sua xícara de chá à tarde seja algo que você não suportaria deixar, e não precisa ter de fazê-lo. O mesmo vale para sua prática religiosa semanal ou hora marcada no cabeleireiro ou programa favorito de TV.

Então converse com os funcionários. É bem possível que você possa manter muitos elementos de sua rotina exatamente como eram. Chá e cabeleireiros não são tão difíceis de conseguir, desde que você diga o que deseja.

Morar em grupo

Para muitas pessoas, a coisa mais difícil em relação a se ajustar à vida em uma casa de repouso é ter de compartilhar seu mundo com outras pessoas. Antes disso, você provavelmente tinha uma vida em que tinha controle sobre quando queria ficar sozinho ou na companhia das outras pessoas. Agora, de repente, você nunca está sozinho. Você olha para o outro lado do quarto, e lá está o seu colega. Na hora das refeições, você está rodeado por muitas outras pessoas. Mesmo que você mantenha seu direito à privacidade ao entrar em uma casa de repouso de longa permanência, a vida em comunidade nunca será realmente particular.

Tente lidar com este problema tornando seu o espaço que tem. Decore sua metade do quarto com suas posses preferidas: uma imagem bonita, plantas, desenhos de seus netos. Na hora das refeições, sente-se com pessoas de cuja companhia você goste. Se tiver alguma dificuldade, fale com um supervisor. Lembre-se que você tem o direito de ficar o mais confortável possível.

Conviver com a equipe

Relacionar-se bem com os atendentes, enfermeiras e assistentes sociais que são responsáveis pelos seus cuidados pode fazer toda a diferença na sua experiência como morador. Não tenha a expectativa de amar todos os membros da equipe que conhecer e de que todos na equipe gostem de você. O trabalho deles é exigente, e você é uma das muitas pessoas de quem eles cuidam.

Ao mesmo tempo, você é um ser humano e merece respeito, dignidade e justiça. Se alguém estiver impedindo que você receba o que merece, comunique o fato à autoridade responsável.

Contenções

Em 1987, o Congresso norte-americano aprovou o Nursing Home Reform Amendments of the Omnibus Budget Reconciliation Act (OBRA). Essas medidas garantem aos moradores de casas de repouso "o direito de estarem livres de contenções físicas e químicas". Desde então, as casas de repouso reduziram o uso de contenções e continuam a buscar e a usar práticas alternativas.

Contenções envolvem prender os residentes à cama ou cadeira de rodas. Anos atrás, elas eram usadas rotineiramente para evitar quedas ou outros ferimentos. Contenções químicas com medicamentos antipsicóticos também são ilegais, exceto em casos *raros* em que são consideradas absolutamente necessárias (se, por exemplo, um residente for um perigo para si mesmo, para outros residentes ou funcionários, por bater, empurrar ou ser sexualmente abusivo).

De modo geral, as contenções químicas são apenas temporárias. Atualmente, as alternativas comportamentais às contenções são muito mais comuns. Em vez de conter os residentes para evitar que caiam, os funcionários podem criar programas de exercícios para ajudar os residentes a ficarem mais fortes e terem menos probabilidade de cair. No passado, um residente poderia ser medicado se ficasse agressivo ou ameaçasse a segurança dos outros. Hoje, esse residente pode ser levado para dar uma caminhada no pátio ou receber um banho calmante.

Problemas e soluções

Se houver um problema, você deve encará-lo e fazer o que puder para resolvê-lo (embora você possa se sentir melhor se deixar seus filhos intervirem por você). Lembre-se do velho ditado: Você pode pegar mais moscas com mel. Sempre seja polido ao se aproximar de membros da equipe com reclamações. Não é fácil trabalhar em um lugar em que as pessoas estão descarregando queixas em cima de você o dia inteiro. Seja gentil e você verá resultados.

Algumas situações podem ser especialmente difíceis. Talvez você não tolere viver com seu colega de quarto, por conta dos problemas de saúde dele ou porque suas personalidades simplesmente não combinam. Tente ser paciente. Depois de um período de adaptação, você pode descobrir que vocês dois são bem compatíveis. Porém, se depois de um ou dois meses vocês ainda estiverem desconfortáveis um com o outro, é hora de falar com a enfermeira chefe para que ela faça uma mudança.

Muitas vezes, os problemas surgem quando um residente mantém objetos de valor, dinheiro ou tesouros pessoais em seu quarto. Querer manter suas posses mais queridas por perto é um impulso natural, especialmente se você sentir que já abriu mão de muitas coisas que eram parte de sua vida antiga. Ainda assim é melhor que você deixe os itens de valor em segurança com membros da família. Se isso não for possível, veja se pode ter um armário trancado em seu quarto para guardar objetos em segurança.

Também é importante lembrar que, como residente de uma instituição de cuidados de longa permanência, você tem direitos civis que são protegidos por leis federais e estaduais. As casas de repouso com enfermagem qualificada devem ser supervisionadas cuidadosamente e inspecionadas regularmente por órgãos estaduais de licenciamento. Se você achar que seus direitos não estão sendo respeitados, reclame! Não tenha medo de falar com alguém em quem você confie, como um parente ou um religioso. É para isso que ele está lá.

Conclusão

Ao entrar neste novo estágio da vida, tente se concentrar nos pontos positivos e mantenha a cabeça aberta, especialmente durante as primeiras semanas. A partir de agora "lar será onde o coração estiver". Você trará uma vida de experiências e de recursos internos para essa nova oportunidade, e poderá gostar deste ambiente de cuidado. Com tratamento adequado, você poderá reaprender habilidades que pensava ter perdido para sempre. Com sorte, você também pode formará amizades importantes.

Lista de verificação de casa de repouso de longa permanência

Ao escolher uma casa de repouso com enfermagem qualificada, primeiro localize algumas na área em que deseja morar. Depois, visite todas que puder. Se possível, leve um amigo ou parente para ter uma segunda opinião. Enquanto conversa com os funcionários, administradores e residentes, mantenha as seguintes perguntas em mente:

Qualidade de vida

1. Os residentes parecem relativamente calmos e contentes?

2. Eles parecem à vontade com os funcionários?

3. Os funcionários tratam os residentes com respeito? Eles chamam cada residente pelo nome?

4. Com que velocidade os funcionários respondem ao pedido de ajuda de um residente?

5. Como os colegas de quarto são definidos? O que acontece se um relacionamento entre colegas de quarto não estiver dando certo?

6. Há um grupo de residentes designados que se reúnam com os funcionários regularmente para conversar sobre preocupações gerais e queixas?

Atividades e interesses externos

1. Que tipo de atividades está disponível para os residentes? Peça para ver o calendário de eventos atual.

2. Muitos residentes participam das atividades da casa de repouso? Caso contrário, por quê?

3. Existem vínculos entre a casa de repouso e a comunidade?

4. Há atividades religiosas organizadas?

5. Os residentes têm permissão ou são incentivados a sair da instituição?

6. Existe uma sala de ginástica, uma biblioteca e uma sala de TV?

Visitantes

1. Qual o horário de visita na casa de repouso?

2. Existe um lugar confortável para receber os visitantes? Você terá privacidade quando receber visitas de seu cônjuge?

3. São permitidas visitas de crianças?

4. Você terá um telefone no seu quarto?

Comida

1. Experimente uma refeição. A comida é saborosa e a apresentação é atraente?

2. Há uma nutricionista na equipe que faça adaptações para necessidades especiais?

3. Os cardápios são variados e interessantes?

4. O cozinheiro aceita pedidos especiais? Seus gostos pessoais e culturais serão satisfeitos?

5. Você pode escolher seus companheiros de refeições?

6. Há lanches disponíveis entre as refeições?

7. Os residentes têm permissão de ter seus próprios alimentos? Há uma geladeira disponível para eles?

8. Os funcionários auxiliam os residentes que precisam de ajuda para comer?

9. A cozinha é limpa?

Cuidados de saúde

1. Quem avalia as necessidades médicas de cada residente?

2. Você e sua família vão participar do planejamento do seu programa de cuidados de saúde?

3. A fisioterapia de reabilitação está disponível?

4. Qual é a política da casa de repouso em relação a contenções físicas e químicas?

5. Existem unidades de cuidados especiais para pacientes com demência, problemas respiratórios e assim por diante?

6. Existem enfermeiras e médicos na equipe? Você terá permissão para consultar seu médico pessoal?

7. A casa de repouso está associada a um hospital? Seu lugar na casa de repouso será reservado se você precisar ser hospitalizado por um determinado período?

Custos

1. Você será informado se o preço aumentar? Os preços da casa de repouso aumentaram significativamente no passado recente? Espera-se que eles aumentem no futuro?

2. O que está incluído no preço básico e o que é considerado extra?

3. Qual é a política de reembolso da casa de repouso?

SUA CASA

4. Peça para ver os relatórios anuais dos últimos anos.

Instalações

1. A casa de repouso é limpa e sem odores?
2. Existem dispositivos de segurança, como corrimãos e barras de segurança, nos quartos dos residentes e nos corredores?
3. Os banheiros são adequados?
4. A casa de repouso é desnecessariamente barulhenta?
5. Há um amplo espaço de estar comum?
6. A casa de repouso é inteiramente acessível a cadeiras de rodas?
7. Os residentes mantêm seus pertences pessoais? Há um local seguro onde os itens pessoais possam ser armazenados?
8. Os quartos são mobiliados de maneira agradável?
9. As instalações são quentes ou frias demais?

Área externa

1. Existem trilhas ou pátios no exterior onde os residentes podem aproveitar o ar livre?
2. A área externa é bem cuidada?

Posição da comunidade

1. A casa de repouso pode fornecer uma lista de referências?
2. A casa de repouso tem boa reputação?
3. O supervisor local faz visitas regularmente?

CAPÍTULO 19

Riscos e Direitos

Eu sustento meus próprios direitos e, portanto,
também reconheço os direitos dos outros.

Rudolph Virchow (1821-1902)

Crime e abuso são parte da vida, e continuarão a representar riscos para nós na velhice da mesma forma que quando éramos mais jovens. Sabemos que esses problemas podem ocorrer independentemente de sermos ricos ou pobres e do local onde morarmos. Porém, ser ferido ou deixar que os outros se aproveitem de nós pode ser mais sutil agora. Se uma pessoa que, supostamente, deve cuidar de você, afastá-lo dos outros e ameaçar deixá-lo sozinho por dias a fio, essa é uma forma de maus-tratos emocionais com ameaça de abandono. Se essa pessoa não comprar os remédios que você tem de tomar ou não a ajudar a ir às consultas médicas necessárias, essa também é uma forma de negligência ou maus-tratos. Embora possamos nos sentir um pouco mais vulneráveis agora, não devemos deixar que essas realidades tirem nossos direitos básicos à vida, liberdade e busca de felicidade. Do mesmo modo que em relação à saúde e ao lugar em que moramos, podemos e devemos permanecer no controle e ter o direito de continuar em segurança, qualquer que seja nossa idade.

Delitos

O delito aparece de muitas formas, visível e impessoal (como um furto na rua) até as mais sutis e pessoais (como o furto das economias de uma pessoa por alguém em quem ela confiou para administrar seus assuntos financeiros). Nesta seção, falaremos sobre as várias formas de violações dos seus direitos que podem ocorrer e sugeriremos maneiras de corrigi-las e evitá-las.

Se, apesar de suas tentativas para permanecer em segurança, você for vítima de um crime, é muito importante sempre denunciá-lo à polícia para que alguém possa ajudá-lo. Acesse: DISQUE 100 (denúncia de violência contra idosos)

https://lanyy.jusbrasil.com.br/artigos/167858152/disque-100-violencia-contra-os-idosos-dos-crimes-e-das-penas

Invasão domiciliar

O pensamento de alguém invadir a nossa casa é uma das piores violações que a maioria de nós pode imaginar. Não só o roubo potencial de nossas posses, mas também o risco de violência pode ser psicologicamente muito traumático. Não temos de nos esconder atrás de barricadas em casa e viver com um medo debilitante – simplesmente precisamos fazer todo o possível para garantir que nosso espaço vital esteja o mais seguro possível. Aqui estão algumas sugestões:

▶ Não abra a porta para estranhos. Antes de abrir a porta, veja quem está ali. (Instale um olho mágico na sua porta se ainda não tiver um.) Se for alguém que você não conhece, peça uma identificação. Mantenha a porta trancada e com a corrente de segurança se estiver preocupado mesmo depois de a pessoa ter se identificado.

▶ Verifique as travas nas suas portas e janelas e tenha certeza de que estão seguras.

▶ Corte sempre os arbustos embaixo de suas janelas para que fiquem baixos e dificultar o acesso de um ladrão ao segundo andar ou ao telhado.

▶ Tenha certeza de que há iluminação suficiente no exterior da casa (e acima da porta da garagem, se houver uma) para impedir que ladrões se aproximem da casa sem serem vistos. Instale uma boa fechadura na sua garagem para evitar o roubo do carro.

▶ Pense em comprar um sistema de alarme. Esse é um investimento que vale a pena.

▶ Instale fechaduras de segurança em todas as portas externas, mas tenha certeza de que consegue abrir essas fechaduras facilmente em caso de fogo ou outra emergência. Além disso, certifique-se de que você tem travas em todas as janelas.

▶ Não esconda a chave da porta fora da casa ou do apartamento em um lugar que seja fácil de achar, como embaixo do capacho.

▶ Nunca deixe um bilhete na porta dizendo que você saiu.

▶ Converse com um policial da delegacia local sobre as maneiras de manter sua casa mais segura.

▶ Faça uma lista de seus itens de valor (algumas pessoas também tiram fotos para facilitar a identificação em caso de roubo). Guarde essa lista em um lugar seguro, como uma caixa de depósito seguro ou um cofre. Fale com a polícia sobre a possibilidade de gravar informações de identificação nos itens mais caros. Faça seguro dos itens valiosos.

▶ Não diga a ninguém que não conheça muito bem que você mora sozinho nem que está pensando em sair de férias. Se você tiver uma secretária eletrônica, não deixe uma mensagem indicando que mora sozinha.

▶ Quando sair de férias, use temporizadores nas luzes ou peça a um vizinho para ligar as luzes para você. Peça à agência de correio que guarde sua correspondência e cancele a entrega de jornais.

▶ Pense em iniciar ou se juntar a um programa de alerta na vizinhança para observar o vandalismo ou outros crimes.

Assalto

O roubo que ocorrer com você fora de casa pode ser tão perigoso quanto uma invasão. Quantas das precauções a seguir você tomou?

▶ Tente sempre caminhar com um amigo e evite andar em lugares escuros.

▶ Não carregue muito dinheiro. Não use muitas joias. Guarde dinheiro, talão de cheque e cartões de crédito em um bolso de sua roupa que não possa ser facilmente alcançado por um ladrão. Evite carregar bolsa, se possível. Use *traveler's checks* quando estiver de férias.

▶ Nunca abra a porta para alguém que não conheça quando estiver em um quarto de hotel. Mantenha as portas e janelas de seu quarto de hotel trancadas e feche a corrente de segurança da porta.

▶ Se você for ameaçado por um ladrão, dê-lhe todo o dinheiro que tiver. Sua vida é muito mais valiosa do que qualquer coisa que possa ter de entregar.

▶ Mantenha as portas do seu carro trancadas quando estiver dirigindo e fique alerta a alguém que possa se aproximar do seu carro enquanto você estiver parado no trânsito ou em um farol vermelho.

▶ Não deixe o carro destrancado nem as chaves na ignição quando sair do carro, mesmo que só por alguns minutos. Convém comprar uma trava de volante se morar em uma área onde ocorrem muitos roubos de carros.

344 TERCEIRA IDADE SAUDÁVEL

> Se for transportar posses valiosas, deixe-as trancadas no porta-malas para que ninguém as veja.

Fraude de cartão de crédito

Todos já lemos sobre pessoas desonestas que roubam os números do cartão de crédito de outra pessoa e, depois, usam a conta para seu próprio benefício. Existem muitas medidas que você pode tomar para evitar que isso aconteça com você:

> Mantenha em lugar seguro as suas faturas de cartões de crédito e outras informações relacionadas a essas contas.

> Assine seus cartões de crédito assim que recebê-los pelo correio.

> Se você tiver uma senha, decore-a e nunca a escreva.

> Trate os cartões de crédito como se eles fossem dinheiro e nunca os deixe sem guarda. Se não for usá-los por algum tempo, guarde-os em um lugar seguro.

> Rasgue as cópias de faturas e cartões de crédito que perderam a validade.

> Examine suas faturas de cartão de crédito cuidadosamente todos os meses, e contate a operadora (por telefone e por escrito) imediatamente se vir qualquer atividade suspeita ou incorreta.

> Nunca empreste seu cartão de crédito a ninguém.

Se você descobrir que seu cartão de crédito foi roubado (ou perdido) ou suspeitar que alguém está usando seu cartão de crédito sem consentimento, ligue imediatamente para a operadora do cartão. Depois de relatar o ocorrido, você não será responsabilizado por alterações não autorizadas feitas em sua conta.

Abuso financeiro por pessoas conhecidas

Infelizmente, algumas vezes as pessoas em que confiamos para nos ajudar a administrar nossas finanças se aproveitam desse privilégio. Podemos descobrir que falta dinheiro nas contas bancárias ou que as contas não foram pagas. As inúmeras formas de exploração financeira podem ser sutis – cobrar muito pelo aluguel ou pelos cuidados, por exemplo – ou extremas, como forjar sua assinatura, roubar seus cheques, obrigar você a mudar seu testamento ou transferir a propriedade de sua casa, ações, títulos, contas bancárias ou outros títulos ou obrigações.

Um parente também pode desviar os bens do idoso para pagar por suas próprias necessidades e desejos. Se você tiver um arranjo com um amigo ou parente pelo qual você entrega alguns bens em troca de cuidado (abrigo, alimento, ajuda com transporte, etc.) e ele não cumprir sua parte no acordo, o que você pode fazer? Estes são os passos que você pode dar para se proteger desta forma de crime:

PEÇA QUE MAIS DE UMA PESSOA AJUDE VOCÊ COM AS FINANÇAS. Além de um consultor financeiro, peça a algumas pessoas em quem você confie que o ajudem a cuidar das questões financeiras. Além disso, tente manter contatos com amigos, vizinhos e pessoas queridas para não ficar isolado e mais vulnerável ao abuso financeiro. Isso permite que seus ajudantes monitorem uns aos outros e identifiquem a fraude com mais facilidade.

PROCURE UM CONTADOR. Se uma pessoa tem uma procuração ou autoridade legal para tomar decisões financeiras ou legais em seu nome, peça-lhe que forneça a contabilidade regular de seus gastos a um advogado ou planejador financeiro. Sempre é bom fazer a contabilidade regularmente.

Defina verificação automática de depósitos e pagamentos de contas. Faça com que sua aposentadoria e sua pensão sejam depositados diretamente em sua conta bancária e que as contas regulares (como a de telefone, por exemplo) fiquem em débito automático em sua conta corrente ou poupança.

FALE COM UM FUNCIONÁRIO DO BANCO. Se estiver preocupado com retiradas ou atividades incomuns em suas contas, fale com alguém sobre suas preocupações.

Fraudes e golpes de seguro

Muitos golpes são bem-sucedidos porque se aproveitam de nossas boas intenções, de nossa confiança nos outros e de nosso otimismo. Para se proteger das pessoas mal-intencionadas, nunca dê nenhuma informação financeira que lhe seja solicitada por telefone (como o número do cartão de crédito ou o número da conta bancária, a menos que você é que tenha feito o telefonema para comprar algo de um catálogo, por exemplo). Outras diretrizes estão listadas no quadro a seguir.

Golpes comuns

1. Desconfie das pessoas que podem tentar se aproveitar de seu desejo de permanecer saudável ou de melhorar sua saúde, vendendo curas milagrosas para artrite ou outras doenças. Nunca compre esses itens sem falar primeiro com seu médico.

2. Nunca pague à vista por retornos prometidos para o futuro.

3. Se alguém que você não conhece disser que trabalha para o banco e, enquanto você estiver no banco, pedir que você retire dinheiro para ajudar no treinamento de um novo caixa, não faça isso. Não é assim que o banco treina seus funcionários.

4. Se você descobrir que seu cartão de débito desapareceu, e alguém ligar para seu telefone e afirmar que trabalha para o banco, não lhe diga sua senha "para ver se algum dinheiro foi roubado de sua conta".

5. Desconfie de esquemas de trabalho em casa que prometam que você ficará rico depressa.

6. Não entre em concursos e apostas nem aceite prêmios que exijam que você envie dinheiro primeiro.

7. Sempre confirme que uma instituição beneficente é legítima antes de fazer uma contribuição.

8. Nunca dê uma entrada em uma propriedade de aposentadoria sem verificar a legitimidade da organização vendedora.

9. Esteja atento a golpes de reparos domésticos. Peça recomendações aos vizinhos.

Maus-tratos ou Abuso

Se adultos jovens e saudáveis podem ter dificuldade para se livrar de situações de abuso, isso pode ser ainda mais difícil para pessoas mais velhas. Talvez você tenha tido momentos difíceis com seu marido ou esposa, filho ou neto no decorrer dos anos. Se ele tem um problema com drogas como álcool ou se sofre de uma doença mental, você pode estar correndo o risco de ferimentos emocionais e físicos ou de exploração financeira.

Se esse tipo de abuso já está ocorrendo, você se preocupa com a possibilidade de ser colocado em uma casa de repouso se contar a alguém? Está preocu-

RISCOS E DIREITOS

pado com a possibilidade de ser separado de sua família? Conseguir ajuda não significa necessariamente que você terá de deixar sua casa, nem que a pessoa querida abusiva será presa. Uma assistente social ou outro conselheiro pode ser capaz de trabalhar com você e sua família. Talvez você possa ir morar com um amigo ou outro parente por algum tempo.

Lembre-se de que, se alguém está machucando você, esse não é um problema familiar para não ser levado a sério ou para ser escondido da comunidade mais ampla. Não é sua culpa. Fale com seu vizinho, seu pastor ou seu médico – uma pessoa em quem você confie. Você não deve e não precisa sofrer em silêncio.

Finalmente, se você tiver um cuidador ou acompanhante, tenha certeza de que a agência pela qual você contratou essa pessoa realizou uma checagem de antecedentes completa sobre seu emprego anterior e seu registro criminal, se houver.

VOCÊ ESTÁ CORRENDO RISCO DE ABUSO?

▶ Você fica muito tempo sozinho em casa?

▶ Alguém em sua casa alguma vez causou dano físico ou moral a você?

▶ Você já ficou sem comer algumas refeições? Por quê?

▶ Alguém alguma vez obrigou você a fazer algo que realmente não queria?

▶ Alguém alguma vez gritou com você ou o ameaçou de qualquer forma?

▶ Alguém já o fez assinar qualquer documento que você não entendia ou não queria assinar?

▶ Alguém já tirou joias ou itens de sua casa sem sua permissão?

▶ Você tem medo de alguém que conhece ou de alguém em sua casa?

▶ Você tem de pedir permissão antes de fazer ou atender telefonemas ou receber visitantes em sua casa?

▶ Seu cuidador está prestando todos os serviços de que precisa?

Fonte: Weinberg, Andrew D., e Wei, Jeanne Y., eds. *The Early Recognition of Elder Abuse: A Quick Reference Guide*. Bayside, NY: American Medical Publishing Co., Inc., 1995, p. 20. Reproduzido com permissão.

Abuso físico

Bater, esbofetear, sacudir, empurrar e abuso sexual são todas formas de dano físico. Você pode querer interromper esse tipo de abuso, mas também pode querer que o relacionamento com a pessoa que o está ferindo continue. Você pode ter medo que, se reclamar dos maus-tratos que recebe dessa pessoa, ela pode mandá-lo para um hospital psiquiátrico, prisão ou mesmo para fora de casa.

Com toda probabilidade, a pessoa que está machucando você precisa de alguma forma de ajuda. Ela pode ter Alzheimer ou estar mentalmente bem, mas sentir-se simplesmente sobrecarregada com as responsabilidades da vida. Se esse for o caso, essa pessoa pode se sentir muito mal com a forma que trata você e estar envergonhada demais para buscar ajuda para si mesma.

Se você estiver nessa situação, existem passos que pode dar para se proteger:

Busque aconselhamento com seu médico, advogado, assistente social ou religioso.

Ligue para a Delegacia do Idoso de seu estado. Contate o programa de serviços de proteção ao adulto de seu estado. Esses programas podem fornecer um assistente social para avaliar o problema e muitas vezes podem oferecer aconselhamento, serviços de auxílio em casos de abuso de drogas e serviços legais.

Consiga um mandado de distanciamento.

Contate um abrigo para mulheres espancadas em sua área se precisar de ajuda em emergência, um local seguro para morar ou auxílio legal.

Tente encontrar um grupo de apoio para pessoas que também tenham essas preocupações.

Como funcionam os mandados de distanciamento?

Por mais que desejemos acreditar que não é assim, se alguém nos feriu fisicamente, existe uma chance muito alta de que essa pessoa faça isso de novo. Um mandado de distanciamento ou de proteção pode ser conseguido para que seja ilegal que uma pessoa abusiva entre em contato com a pessoa de quem abusou. Para conseguir essa proteção, você precisa contatar a polícia e, talvez, ir ao tribunal onde esse mandado pode ser emitido. Se você não conseguir fazer isso, um guardião pode ser indicado para representar você no tribunal.

Abuso emocional ou psicológico e negligência

Dano físico é a forma mais óbvia de abuso em que a maioria de nós pode pensar. No entanto, gritar, ameaçar abandonar e insultar também são formas sérias

RISCOS E DIREITOS

de abuso – abuso emocional e psicológico. O silêncio também pode ser abusivo se significar que alguém o está ignorando intencionalmente.

Outra forma silenciosa de abuso é separar intencionalmente você dos outros para que se sinta dependente da pessoa que supostamente cuida de você ou fique mais vulnerável diante dela. Isolar você de seus amigos, médicos ou advogados pode ser tão danoso quanto outras formas de abuso.

Você estará sendo negligenciado se a pessoa que cuida de você não lhe fornecer água, comida ou medicamentos, não ajudar você a tomar banho ou a cuidar de si mesmo de outros modos, ou não lhe fornecer óculos, aparelho de audição, prótese odontológica ou outros equipamentos de que você necessita. Formas mais sutis de negligência incluem tirar a TV e o rádio ou privar você de luz (fechando as persianas ou mantendo-o confinado em um quarto escuro).

Mais uma vez, não sofra em silêncio. Você não tem de ser tratado desta forma. Fale com alguém sobre o que está acontecendo. Fale por si mesmo. Você é seu melhor defensor.

CAPÍTULO 20

Como Tomar Decisões Sobre o Fim da Vida

É tão natural morrer quanto nascer.

Francis Bacon (1561-1626)

Viva como desejaria ter vivido quando estiver morrendo.

Christian Fuumlautrchtegott Gellert (1715-1769)

Uma boa morte honra toda uma vida.

Francesco Petrarca (1304-1374)

Se você ficasse gravemente doente ou incapacitado, que medidas desejaria que seu médico e outros profissionais de saúde tomassem para mantê-lo vivo? Seu médico sabe quais são suas intenções? Sua família sabe?

Este certamente não é um assunto fácil, mas existem alguns instrumentos disponíveis para nos ajudar a articular as escolhas que fizermos. Qualquer que seja o caso, essas escolhas são nossas.São algumas das decisões mais importantes que podemos tomar na vida, e podem ser dolorosas se nossos entes queridos tiverem de tomá-las quando não pudermos mais fazer isso.

Neste capítulo, discutiremos o que a lei diz sobre as decisões do final da vida e tentaremos esclarecer as opções disponíveis. Também tentaremos ajudar você a se concentrar em colocar suas coisas em ordem e, finalmente, abordaremos o importante relacionamento entre viver bem e morrer bem.

Esclareça seus Valores

As decisões que tomar em relação ao tipo de cuidados que gostaria de receber no final de sua vida devem ser guiadas pelos valores que são importantes para você. A fim de começar a se concentrar nas escolhas que coincidem com suas crenças e desejos, pense nas perguntas a seguir:

352 TERCEIRA IDADE SAUDÁVEL

- O que a vida significa para você? O que você mais valoriza? Sua independência? Atividade física? Atividade mental? Seu jardim? Ficar com sua família?

- Como você vê o cuidado médico? Especificamente, você acredita que ele só deveria aliviar a dor, curar o corpo ou melhorar sua qualidade de vida? Como você se sente em relação ao tratamento médico que pode ser doloroso ou que pode apenas estender a duração de sua vida sem melhorar sua qualidade?

- Quais são suas crenças religiosas em relação à morte e ao morrer? Se for uma testemunha de Jeová, por exemplo, você pode acreditar que receber uma transfusão de sangue vai comprometer sua chance de alcançar a salvação eterna. Por outro lado, se você for católico, pode seguir a direção da Conferência Nacional dos Bispos Católicos dos EUA que, em 1995, afirmou que "uma pessoa tem a obrigação moral de usar meios comuns ou proporcionais de preservar sua vida. Meios proporcionais são aqueles que, na opinião do paciente, oferecem uma esperança razoável de benefício e não envolvem um fardo excessivo nem impõem uma despesa excessiva sobre a família ou a comunidade". (Um "fardo excessivo" poderia envolver sofrimento ou a perda de função que é causada pelo próprio tratamento. Uma "esperança razoável de benefício" incluiria uma vida mais longa com mais bem-estar.)

- Quais são suas crenças culturais? Como elas poderiam afetar algumas das importantes decisões que você precisa tomar? Em algumas culturas, por exemplo, as pessoas acreditam que a família, e não o indivíduo, é melhor para tomar decisões em relação às escolhas do final da vida.

- Se você perder sua capacidade de tomar decisões, quem escolheria para tomar decisões importantes por você?

- Como sua família e amigos se sentiriam com as decisões que você tomou?

- Seu médico vai seguir suas instruções? (Os médicos não são obrigados a segui-las se as considerarem imorais ou não éticas.)

EXERÇA SEUS DIREITOS

Se estiver doente, você tem o direito de perguntar a seu médico qual é o prognóstico, quais são os tratamentos disponíveis, qual é a probabilidade de sucesso e quais podem ser as complicações dessas terapias. Se sua doença for progressiva e irreversível (incurável), pergunte sobre os tipos de incapacidades físicas e mentais que você pode enfrentar. Sua doença, em última instância, vai levá-lo a depender dos outros para seus cuidados? O plano de tratamento que seu médico pretende usar melhora sua qualidade de vida, reduzindo o desconforto ou a intervenção planejada meramente prolonga sua vida sem melhorar sua condição? Sua saúde está boa o suficiente para que você tolere o tratamento proposto ou poderia levar a uma incapacidade maior?

Faça essas perguntas até receber as respostas claras de que precisa.

Tenha em mente que você tem o direito de recusar tratamento médico e também tem o direito de pedir que o tratamento seja interrompido se não estiver funcionando ou estiver provocando maior sofrimento.

Gerencie a Dor

Quando pensamos em morrer, temos mais medo da dor potencial do que deixar de viver. Felizmente, hoje em dia sabemos mais sobre o controle da dor e temos muitos instrumentos em nosso arsenal médico para minimizá-la: agentes anti-inflamatórios não esteroides (como paracetamol) e narcóticos (como codeína e morfina), cirurgia e métodos "alternativos" ou não médicos, como terapias de biofeedback, massagem e relaxamento.

Quando sente dor, você costuma pedir ao médico algo que a alivie? Algumas vezes, as pessoas hesitam em pedir analgésicos adequados. Além disso, as pessoas tomam o medicamento contra dor, mas quando ele começa a perder o efeito ou quando a dor começa a reaparecer, não querem reclamar nem incomodar ninguém. Lembre-se que o objetivo é fazer você se sentir melhor. Seu médico pode receitar analgésicos para deixar você completamente confortável e evitar a dor.

Você também pode perguntar a ele se a analgesia controlada pelo paciente (ACP) seria apropriada para você. Se estiver recebendo analgésicos por via intravenosa, a ACP pode ser feita de modo que receba uma dose maior do medicamento simplesmente pressionando um botão quando começar a se sentir desconfortável.

Algumas pessoas também hesitam em tomar narcóticos para controlar a dor porque temem que fazer isso possa levar à dependência. Na verdade, a dependência raramente é um problema, a menos que uma pessoa já tenha um problema com uso de drogas.

> **Seu plano para gerenciamento da dor**
>
> ▶ Conte ao seu médico o que você prefere para o gerenciamento da dor. Cada vez mais, os hospitais estão desenvolvendo equipes de cuidados paliativos para ajudar as pessoas a se sentirem confortáveis quando estiverem no hospital.
>
> ▶ Aprenda tudo o que puder sobre as diversas medidas para alívio da dor (com e sem medicamentos) que estão disponíveis para você e tome decisões bem informadas. Descubra quais os benefícios e os efeitos colaterais ou riscos de cada opção.
>
> ▶ Pense se você preferiria estar alerta e com alguma dor, ou menos alerta e sem dor.
>
> ▶ Diga à enfermeira ou ao médico quando estiver sentindo dor (mesmo que esteja tomando medicamentos para controlá-la) e tente ser específico, se puder. Use uma escala de 0 a 10, em que "0" significa ausência de dor e "10" significa desconforto extremo.

Um Lugar para o Fim da Vida

A decisão em relação a onde a pessoa deve ser cuidada no final da vida nem sempre é fácil, e a resposta pode mudar com o tempo. Você pode preferir ficar em casa, mas seus cuidadores podem não ter a capacidade física e emocional ou o tempo necessário para se comprometer a cuidar de você 24 horas por dia. Mesmo que esteja em casa atualmente e esse arranjo esteja funcionando no momento, ainda é uma boa ideia pensar onde você gostaria de ser cuidada se sua saúde começar a declinar.

Hospitais

Embora muitas pessoas prefiram ser cuidadas em um *hospice* (hospital de cuidados paliativos), em uma casa de repouso com enfermagem qualificada ou em sua própria casa se forem diagnosticadas com uma doença progressiva e terminal, acabam passando seus últimos dias em hospitais. Esse arranjo passa a responsabilidade de seus cuidados dos membros da família para a equipe médica treinada.

Se você ou alguém querido estiver indo para um hospital sob tais circunstâncias, existem algumas questões a considerar:

COMO TOMAR DECISÕES SOBRE O FIM DA VIDA

► Quais são as opções do hospital para os pacientes com doenças terminais? Por exemplo, as horas de visita são mais flexíveis?

► Qual é o procedimento para transportar pacientes do hospital para outras instituições, como uma casa de repouso com enfermagem qualificada ou um *hospice* (hospital de cuidados paliativos)?

Casas de repouso com enfermagem qualificada

Se estiver sendo cuidado em uma casa de repouso, você e sua família devem receber as seguintes informações:

► Qual membro da equipe será a principal pessoa de contato para falar com você a respeito dos seus cuidados?

► Suas diretivas avançadas estão arquivadas? Se você precisar ser transferido para um hospital, quem vai garantir que essas informações também sejam transferidas?

► A instituição é dirigida por uma organização religiosa específica? Se tiver uma outra fé, suas crenças e solicitações por rituais importantes serão respeitadas?

O Capítulo 18 fornece mais informações sobre instituições de longa permanência.

Ficar em casa

Se foi diagnosticado com uma doença terminal e decidiu que quer ir para casa para passar seus últimos dias com sua família e no ambiente familiar, de que ajuda você pode precisar? Muitas seguradoras estão dispostas a cobrir o custo de cuidados de enfermagem 24 horas por dia porque é mais barato que a hospitalização. Alguns planos também pagam pelo auxílio de assistentes de cuidados de saúde em domicílio, *hospice* (hospital de cuidados paliativos, veja a seção a seguir) e assistência social.

Muitos planos de assistência médica também cobrem as despesas de aluguel de equipamentos como cadeira sanitária, cadeira de rodas ou cama hospitalar que pode ser mais confortável para você do que uma cama comum. As empresas de produtos médicos também vendem colchões especiais que podem ser mais confortáveis e podem ser melhores para sua pele do que o colchão em que você está dormindo agora.

Enquanto considera a compra desses equipamentos, também convém pensar sobre um novo arranjo do espaço em que vive. Que tipo de ambiente você prefere agora? Um quarto tranquilo que fique afastado da agitação da vida de sua família ou a sala de estar, onde pode olhar para fora e ver a passagem das estações e onde não perderia um minuto de atividade?

Além dessas considerações práticas, você provavelmente receberá o apoio necessário de amigos, vizinhos e pessoas queridas neste momento. A maioria das pessoas quer ajudar quando seus entes queridos precisam, mas nem sempre sabem como. Você pode facilitar este momento para eles sendo específico sobre quais são suas necessidades. Gostaria de um livro da biblioteca ou de um litro de leite do supermercado? Tem vontade de comer um tipo específico de pão de sua padaria favorita? Esses não são pedidos difíceis, e as pessoas ao seu redor ficarão felizes em satisfazê-los para você.

Hospice

Hospice (também chamado de *hospital de cuidados terminais* ou *cuidados paliativos*) é outro modo de dar conforto e apoio para pacientes que estão morrendo e as pessoas que os amam. Essa forma de cuidado evoluiu em resposta à desumanização dos cuidados hospitalares que algumas vezes parecem dominados pela tecnologia às custas das necessidades emocionais e espirituais da pessoa que está morrendo. Os cuidados médicos prestados em um programa de *hospice* são dirigidos para aliviar a dor e possibilitar uma transição tranquila para a morte, em vez de tentar curar o incurável, e seu foco é manter a melhor qualidade de vida possível para todos os envolvidos.

Os cuidados paliativos podem ser oferecidos em uma instalação especial, na casa do paciente ou no hospital. Se você preferir permanecer em casa, as enfermeiras de cuidados paliativos e auxiliares para tarefas domésticas podem fazer visitas regulares. Além disso, conselheiros espirituais, assistentes sociais e cuidadores treinados podem ser enviados pela organização de cuidados paliativos, não só para ajudá-lo, mas também para ajudar seus entes queridos que estão cuidando de você. Os voluntários têm um papel importante em todas as organizações de cuidados paliativos. Os hospitais de cuidados paliativos também auxiliam com aconselhamento legal, questões de luto e perda e, às vezes, com os arranjos para funeral.

Diretivas avançadas

Outro aspecto importante da tomada de decisão quanto ao fim da vida envolve registrar suas preferências específicas em relação a quais medidas de saúde você deseja ou não caso esteja criticamente doente, e a pessoa ou pessoas que você gostaria que o representassem se não puder articular essas escolhas por si mesmo. Agora, vamos examinar vários documentos que talvez você queira incluir em seu registro médico permanente.

Histórico de valores

O *histórico de valores* é um questionário geral (ver Figura 20.1) no qual você pode documentar sua opinião em relação a religião, intervenções médicas, e onde preferiria morrer (p.ex., em casa ou no hospital). Ao contrário de outros documentos este não abrange opções específicas de tratamento para cenários específicos, mas é útil para ajudar a se focar nas crenças pessoais que devem embasar suas decisões.

Procurações de cuidados de saúde

Outro documento, chamado "procuração de cuidados de saúde", "procuração durável para cuidados de saúde" ou "procuração médica", é usado para registrar quem você indica para ser seu "agente de cuidados de saúde" caso você perca a capacidade de se comunicar. Seu agente (também chamado de "representante" ou "procurador") age em seu nome para representar suas escolhas, com base nos documentos que você assinou ou nos desejos que você expressou. Se não preparou esses documentos, ele deve tentar determinar qual decisão será em seu melhor interesse.

Naturalmente, essa pessoa deve ser alguém em quem você confia. Pode ser um amigo ou membro da família, mas não um médico. (Seu agente *não* precisa ser seu cônjuge ou parente.) Você pode escolher um agente principal e, depois, designar outras pessoas como suplentes se seu agente principal não puder representá-lo quando chegar a hora. Você também pode escolher um grupo de agentes que precisarão conversar entre si antes de tomar uma decisão em seu nome.

Fale com o agente que escolheu para saber se ele estaria disposto a assumir essa responsabilidade. Se a resposta for sim, converse sobre seus desejos e tenha certeza de que eles ficaram claros. Examine os documentos que você preparou e dê uma cópia desses documentos a seu agente. Seu médico também deve ter uma cópia.

Pergunte a seu advogado como esses documentos devem ser preparados. Algumas vezes, um ou mais adultos devem assinar a procuração como testemunhas.

De modo geral, a procuração perderá o valor se você designou seu cônjuge como seu agente de cuidados de saúde, e vocês se separaram ou se divorciaram.

As perguntas a seguir podem ajudá-lo a pensar sobre seus valores em relação às decisões de cuidados médicos. Você pode usar as perguntas para discutir sua visão com o agente de cuidados de saúde e da equipe de assistência médica. (Se você preencher o questionário e quiser que ele seja parte de seu formulário de "Procuração durável para cuidados de saúde", assine-o na presença de testemunhas e anexe-o a seu formulário.)

1. O que você mais valoriza em sua vida (p. ex., ter uma longa vida, ter uma vida ativa, desfrutar a companhia de parentes e amigos)?
2. Como você se sente em relação à morte e ao morrer? (Você tem medo da morte e de morrer? Você já passou pela perda de um ente querido? A doença ou o tratamento médico dessa pessoa influenciaram seu modo de pensar sobre a morte?)
3. Você acredita que a vida deveria ser preservada pelo máximo de tempo possível?
4. Se não, que tipos de condições mentais ou físicas fariam você pensar que o tratamento para o prolongamento da vida não deva mais ser usado?
   - não ter consciência da minha vida e ambiente
   - ser incapaz de apreciar os relacionamentos importantes da minha vida e continuar a mantê-los
   - ser incapaz de pensar bem o suficiente para tomar decisões cotidianas com dor grave
   - desconforto
   - outras (descreva)
5. Você poderia imaginar as razões para aceitar temporariamente o tratamento médico para os problemas que descreveu? Quais seriam elas?
6. Quanta dor e risco você estaria disposto a aceitar se suas chances de recuperação da doença fossem boas (p.ex. 50% ou mais)?
7. E se suas chances de recuperação fossem baixas (p.ex., menos de 10%)?
8. Sua atitude de aceitar ou rejeitar o tratamento dependeria da idade que você tivesse na época do tratamento? Por quê?
9. Você tem alguma visão religiosa ou moral sobre a medicina ou algum tratamento específico? Qual?
10. Considerações financeiras devem influenciar as decisões sobre seu atendimento médico? Explique.
11. Quais outras crenças ou valores você tem que deveriam ser considerados pelas pessoas que tomarão decisões médicas em seu nome caso você fique incapacitado de falar por si mesmo?
12. A maioria das pessoas já soube de situações de final da vida envolvendo pessoas da família ou pessoas nos noticiários. Você teve alguma reação a essas situações? Se sim, descreva.

Adaptado com permissão de Montpelier, VT: Vermont Ethics Network, "Taking Steps to Plan for Critical Health Care Decisions", quarta impressão, 1997.

Figura 20.1 *Questionário de valores*

COMO TOMAR DECISÕES SOBRE O FIM DA VIDA   359

Além disso, se você modificar a procuração, sua primeira procuração automaticamente se tornará inválida. Você pode tornar nula a procuração verbalmente ao notificar seu médico e seu agente de que não quer mais que ela continue válida.

O que acontece se você não tiver escolhido um agente de cuidados de saúde e tiver um problema médico que o torne incapaz de tomar decisões? Se sua família não puder decidir se você deve ou não passar por um procedimento que exija consentimento formal (como alguns tipos de exames invasivos ou cirurgia), seu médico pode ter de ir à justiça para que seja indicado um curador, que tomará essa decisão por você.

Leis substitutivas de cuidados de saúde

As leis substitutivas são similares a procurações de cuidados de saúde e válidas em 20 estados norte-americanos. Essas leis possibilitam que parentes ou outros responsáveis decidam sobre a agressividade do tratamento médico para um paciente que não seja mais capaz de tomar tais decisões por si mesmo, e que não tem uma diretiva avançada.

Testamentos vitais

Ao contrário de uma procuração de cuidados de saúde, um documento chamado "testamento vital" não designa formalmente alguém para agir como representante caso a pessoa não possa mais tomar decisões em relação a seus cuidados de saúde. Um *testamento vital* (também chamado de "diretiva médica para os médicos" ou "declaração de cuidados de saúde") afirma as preferências da pessoa em relação a tratamentos de manutenção da vida em caso de doença terminal ou da perda da capacidade de se comunicar por causa de um AVC ou de um grave traumatismo craniano. (Um testamento vital não deve ser confundido com um testamento, que é um documento legal diferente, que reflete suas intenções quanto à distribuição de seus bens depois de sua morte.)

Ao preencher esse tipo de documento, você terá de pensar em seus desejos caso tenha alguma dessas quatro doenças:

1. Demência grave
2. Demência e uma doença terminal como câncer
3. Estado comatoso com possibilidade de recuperação
4. Estado comatoso sem possibilidade de recuperação

Você também deverá dizer quais das intervenções listadas no quadro abaixo você gostaria que a equipe de cuidados de saúde lhe proporcionasse se tivesse alguma das doenças mencionadas acima.

Se você tivesse uma doença terminal, você gostaria que os médicos e enfermeiras o mantivessem vivo com "medidas heroicas", como ressuscitação cardiopulmonar (RCP) ou uso de sistemas de suporte de vida ou meios artificiais como respiradores ou alimentação por tubo? Esses sistemas podem sustentar o funcionamento normal daquela parte do corpo quando essa função foi incapacitada temporária ou permanentemente. Vamos examinar como funcionam algumas dessas intervenções.

Respiradores. Os respiradores mecânicos são usados algumas vezes para sustentar a função pulmonar, forçando o ar a entrar nos pulmões por meio de um tubo que é colocado na boca ou no nariz. Esse tubo desce pela traqueia. Respiradores podem ser usados se um paciente tiver uma insuficiência respiratória de curto prazo ou precisar de suporte de longo prazo para respirar.

Se você tiver uma doença terminal, um respirador vai mantê-lo respirando e fornecer oxigênio, mas não vai ajudá-lo a se curar. Se você nunca mais fosse conseguir respirar sem um respirador, você ia querer que um respirador fosse usado?

Tubo de alimentação. A alimentação por "tubo" ou "enteral" fornece nutrientes e líquidos, geralmente por meio de um tubo que é inserido no estômago (um tubo nasogástrico) ou no intestino (gastrostomia ou jejunostomia). A alimentação por tubo que é dada através de uma veia é chamada alimentação "parenteral". Essa pode ser uma medida temporária para manter o corpo nutrido enquanto a pessoa se cura ou pode ser um arranjo de longo prazo para pessoas com graves problemas intestinais que as impedem de comer, beber e digerir a comida normalmente.

A alimentação e hidratação artificial também podem ser usadas para pessoas com doenças irreversíveis. Nesses casos, essas medidas podem não contribuir para a cura, mas podem saciar a sensação de fome. Você ia querer usar a alimentação por tubo sob essas circunstâncias?

Em 1990, a Suprema Corte dos Estados Unidos decidiu que a alimentação por tubo é um tratamento médico que os pacientes têm o direito de recusar, mesmo que seja considerado um tratamento "comum" e não uma medida "extraordinária" ou heroica.

Muitas pessoas sentem erroneamente que a retirada da alimentação por tubo pode levar a uma dolorosa inanição. Na verdade, muitas pessoas que estão morrendo param naturalmente de comer e beber nas últimas fases da doença, o que desencadeia mudanças químicas no corpo que podem diminuir as sensa-

COMO TOMAR DECISÕES SOBRE O FIM DA VIDA

INTERVENÇÕES MÉDICAS USADAS COMUMENTE

- ► Exames diagnósticos simples (como exames de sangue de rotina ou raio-X de tórax)
- ► Antibióticos
- ► Quimioterapia
- ► Produtos de sangue (como plasma sanguíneo)
- ► Exames diagnósticos invasivos (como cateterização cardíaca)
- ► Pequenas cirurgias (como colocação de tubo de alimentação)
- ► Grandes cirurgias (como cirurgia cardíaca ou ressecção intestinal)
- ► Diálise
- ► Alimentação artificial e hidratação intravenosa
- ► Respiradores
- ► Ressuscitação cardiopulmonar (RCP)

ções de ansiedade e dor. A maioria das pessoas nessa situação não parece precisar de líquidos adicionais para se senti bem; na verdade, a boca seca, que pode ser aliviada com bom cuidado oral, geralmente é o único efeito colateral.

Ressuscitação cardiopulmonar (RCP). A RCP é realizada para tentar fazer uma pessoa respirar e o coração voltar a bater depois de ter parado. Esse processo pode envolver respiração boca-a-boca e pressão sobre o peito do paciente para estimular o fluxo de sangue por todo o corpo. O uso de um dispositivo elétrico chamado desfibrilador e a administração de drogas (como epinefrina) também pode funcionar com esse objetivo.

A RCP às vezes é usada para restaurar a respiração e os batimentos cardíacos em indivíduos saudáveis que se afogaram ou tiveram um ataque cardíaco súbito. Porém essas medidas podem não ter muito sucesso para reviver pessoas com doenças terminais. Nessas circunstâncias, você gostaria de receber RCP? Se você não quiser ser ressuscitado sob determinadas circunstâncias, diga isso em sua diretiva médica e também peça a seu médico que escreva uma ordem de "não ressuscitar" (DNR) no seu documento.

Da mesma forma que a procuração médica, um testamento vital é um documento legal que seu advogado vai ajudá-lo a preparar.

Ordem de não ressuscitar

Uma ordem de não ressuscitar (DNR, na sigla em inglês) instrui os prestadores de serviços de saúde para não realizarem ressuscitação cardiopulmonar (RCP) em um paciente se ele tiver uma parada cardíaca ou respiratória. Uma ordem de não ressuscitar não hospitalar tem a mesma instrução, mas é aplicável a um paciente que esteja em casa. Quando há uma dessas ordens, os socorristas ou profissionais do pronto-socorro não podem realizar RCP na pessoa. (Nesses casos, a ordem DNR deve estar bem visível na casa do paciente, caso o SAMU seja chamado.) Um médico deve assinar esses documentos para que a ordem seja válida.

Em alguns hospitais, ordens DNR são chamadas "Não tentar ressuscitar" porque em algumas situações (especialmente as que envolvem doentes terminais), a ressuscitação é quase impossível. Na verdade, um estudo indicou que apenas 14% de todos os pacientes que recebem RCP sobrevivem e têm alta do hospital. Algumas vezes, os que sobrevivem têm complicações causadas pela RCP, como costelas fraturadas, pulmão colapsado e dano cerebral. Para pacientes com doenças sérias em estágio terminal, pode haver tão poucos precedentes de sobrevivência depois da RCP, que os médicos consideram esse procedimento fútil e podem não realizá-lo mesmo que pacientes e famílias peçam que seja feito.

É importante saber que, se você tiver uma ordem DNR em seu prontuário, isso não significa que o médico vai desistir de você nem que você não vai receber o melhor cuidado possível para controlar a dor e aliviar os outros sintomas. Se você tiver uma ordem DNR e você ou um amigo chamar o SAMU porque você está com dificuldade para respirar, por exemplo, os socorristas virão e trarão oxigênio, fluidos e transporte até o hospital, se necessário.

Como Colocar suas Questões em Ordem

Se você tem uma doença terminal, pode se sentir sobrecarregado não só com o estresse emocional e físico desta fase da vida, mas também com o número de assuntos de que ainda quer cuidar no tempo limitado que tem. Pode precisar rever suas metas para se concentrar nas mais essenciais, como se reconciliar com uma pessoa querida. Dependendo de sua situação específica, você pode ter diversas outras questões para resolver. Estas podem ser algumas:

Questões práticas

- ▸ Tomar providências em relação a crianças e animais de estimação que morem com você.

- ▸ Procurar ajuda para as pessoas queridas que estão cuidando de você.

- ▸ Resolver questões financeiras (Se você sempre pagou as contas, quem fará isso agora? Seu cônjuge ou outra pessoa responsável sabe onde seus

COMO TOMAR DECISÕES SOBRE O FIM DA VIDA

registros estão guardados? Alguém tem acesso a sua conta no banco? Pode ser bom falar com um consultor financeiro ou assistente social no hospital de cuidados paliativos para ajudá-lo a resolver essas questões.

► Resolver questões pendentes com amigos e parentes.

► Pensar em doação de órgãos.

► Ajudar sua família a se preparar para sua morte, tomando providências para o funeral com antecedência, uma lista das pessoas que devem ser avisadas, e assim por diante.

INFORMAÇÕES PESSOAIS E FINANCEIRAS IMPORTANTES

Informações pessoais

► Nome completo

► Endereço

► Local e data de nascimento

► Onde estão guardados sua certidão de nascimento, documentos de cidadania e certidão de casamento e/ou divórcio.

► Nomes e endereços de seu cônjuge e filhos. Se seu cônjuge é falecido, data em que você enviuvou.

► Número da carteira de identidade.

► Nomes de seus pais, datas de nascimento deles e local em que estão sepultados, se forem falecidos.

► Ramo das Forças Armadas e datas de seu serviço militar, posto, número de série e número de benefício de veterano.

► Registros de escolaridade.

► Afiliação religiosa; nome da igreja, mesquita ou sinagoga; nome do religioso ou sacerdote a ser contatado.

► Lista de seus funcionários e datas de admissão deles.

► Associação em organizações e prêmios recebidos.

► Arranjos antecipados para o funeral e planos de sepultamento (incluindo nome, localização do lote no cemitério, se você tiver um e localização da escritura dele).

- Nomes e endereços de amigos próximos e parentes, além de seu advogado, consultor financeiro ou contador, banqueiro, médico, empregador, diretor de funeral, agente de seguros e inventariante.

- Localização de seu testamento; nome, endereço e telefone do advogado que o ajudou a escrevê-lo.

- Localização de seu testamento vital, se houver.

Informações financeiras

- Lista de contas correntes e poupanças, números das contas, bancos e endereços. Anote quais contas são conjuntas com outra pessoa

- Nome, endereço e telefone de uma pessoa autorizada a assinar seus cheques

- Localização de seu cofre no banco, localização das chaves do cofre e nome das outras pessoas que têm acesso a ele

- Lista de bens e renda (de pensão, juros, ações, títulos, etc.)

- Informações do seguro social

- Números e localizações das apólices de seguro de vida, saúde e propriedades; nomes, endereços e telefones de corretores de seguros

- Cópia da declaração de imposto de renda mais recente

- Lista das obrigações (o que é devido a quem): Inclua hipotecas, dívidas de cartões de crédito (liste nomes e números dos cartões de créditos) e impostos sobre propriedades

- Localização das escrituras de bens imóveis

- Localização de objetos valiosos como joias e títulos de poupança

- Lista de todas as questões legais pendentes

Escrever um testamento

Do mesmo modo que cabe a você decidir se gostaria que os médicos e enfermeiras usassem medidas heroicas para salvar sua vida, também cabe a você decidir o destino de seus bens depois de sua morte e, se tiver filhos menores,

COMO TOMAR DECISÕES SOBRE O FIM DA VIDA 365

quem será o guardião legal deles. Qualquer pessoa acima de 21 anos (em alguns estados norte-americanos a idade é de 18 anos) pode fazer um *testamento*, um documento legal que declara essas escolhas.

Se você não tiver um testamento, a distribuição de sua propriedade após sua morte seguirá o disposto na lei. Se seu cônjuge sobreviver a você, ele receberá seus bens, seguido por seus filhos, seus pais (se forem vivos), seus irmãos e outros parentes.

Pense cuidadosamente sobre como você gostaria que seus bens fossem distribuídos: Para quem você gostaria que eles fossem destinados? Quando? Em que quantidades? Muitas pessoas deixam tudo para o cônjuge ou para os filhos, se o cônjuge já for falecido. Alguns criam "fundos" para beneficiar os descendentes – eles podem ser configurados para que a renda seja paga aos filhos, netos e assim por diante pelo tempo que for definido. Talvez você tenha necessidades de família a considerar: Um de seus filhos ficará decepcionado se alguns itens forem deixados para outro filho? Uma enorme quantia em dinheiro deixada para um jovem adulto será gerenciada com responsabilidade?

Além disso, você quer deixar dinheiro para instituições beneficentes? Esta é uma forma de doação isenta de impostos. Pense neste tipo de doação por algum tempo: Quais são suas intenções ao doar para determinadas organizações? Você sente a necessidade de retribuir os serviços que recebeu dessa organização no passado? Você deseja retribuir porque foi muito afortunado?

Você deve preparar seu testamento conforme a lei vigente no local onde mora para que ele seja legal e válido. Um advogado pode ajudar você nisto.

Um administrador de bens imóveis ou advogado pode configurar seus bens para que haja um peso de impostos menor sobre os seus herdeiros.

Outra coisa a ter em mente é que, se você tiver uma apólice de seguro de vida, os proventos serão emitidos para o beneficiário indicado depois da sua morte, *independentemente de ele ser a mesma pessoa para quem você deixou "tudo" em seu testamento.* Este é o momento de assegurar que essa apólice realmente reflita as suas intenções.

Você também precisa decidir quem gostaria de indicar para administrar seus bens depois de sua morte. Essa pessoa pode ser um parente próximo ou alguém que você conhece e em quem confia, mas que não esteja envolvido emocionalmente com sua família. Mais uma vez, seu advogado pode orientar você.

Depois de seu testamento ser redigido, tenha certeza de que ele esteja acessível a seus entes queridos, e não trancado em um cofre bancário que pode ficar indisponível por muito tempo depois de sua morte.

> **ESCREVENDO UM TESTAMENTO: ALGUNS TERMOS QUE VOCÊ PODE ENCONTRAR**
>
> *Patrimônio* é outra palavra para seus bens, incluindo seu lar e todas as suas posses.
>
> *Inventário e partilha* é o processo legal de transferência da propriedade do patrimônio de uma pessoa para seus beneficiários. Esse processo geralmente acontece dentro de um ano da morte de uma pessoa e é realizado na vara de sucessões que se localiza mais perto do último local de residência da pessoa falecida.
>
> *Inter vivos* é similar ao inventário, com a diferença de que o patrimônio pode ser transferido rapidamente para os beneficiários sem ter de passar pela vara de sucessões. Os advogados geralmente cobram mais para escrever esses documentos do que para redigir testamentos.
>
> *Arrendamento em comum* é um tipo de condomínio em que o coproprietário sobrevivente não recebe a parte do falecido na propriedade, a menos que seja nomeado como beneficiário da propriedade no testamento.
>
> *Coproprietários* geralmente são casais que têm propriedade em conjunto. Se uma pessoa morre, o parceiro sobrevivente recebe automaticamente a propriedade do outro.

Testamentos éticos

Agora que você fez arranjos para deixar seus bens materiais, você pensou no legado espiritual ou ético que vai deixar para seus filhos e netos? Esses testamentos têm raízes em muitas religiões. O judaísmo, islamismo e cristianismo, por exemplo, têm tradições de passar instruções morais e um compromisso com Deus de uma geração para outra.

Quais valores você deseja legar para seus descendentes? Você deseja que eles tenham um senso de sua história familiar ou de sua origem em outro país e de sua experiência como imigrante? Você quer que seus netos conheçam sua experiência durante a Grande Depressão? Esses são presentes que você pode passar em igual medida para cada um de seus filhos e netos.

Pode escrever um diário que registre seus valores e crenças, fazer anotações em uma árvore genealógica ou deixar cartas para as pessoas queridas. Fotos, fitas de áudio e fitas de vídeo são outras maneiras de registrar suas mensagens para aqueles que são importantes para você. Esses presentes pessoais podem ser legados muito significativos.

Passar seus objetos de estimação

No Capítulo 18, falamos sobre a importância de limpar sótãos e armários regularmente como uma maneira de passar adiante as coisas de que não precisamos mais. Essa doação é um presente para nós mesmos e para as pessoas queridas, pois ao nos responsabilizarmos por nossos pertences desta maneira, nós os poupamos de examinar todos os nossos objetos quando estiverem em luto depois de nossa morte.

Este pode ser o momento de pensar em separar os itens valiosos da família, como joias que você herdou de seus avós, para entregá-los a seus netos ou a suas sobrinhas e sobrinhos. Esses itens não precisam ter um alto valor monetário para serem valiosos. Algumas vezes, as fotos são os presentes mais preciosos de todos.

Preparação espiritual

O final da vida pode ser visto como o fim de uma jornada e uma busca de significado. Muitas pessoas encontraram suas respostas por meio da religião ou de um conjunto de crenças filosóficas pessoais. Algumas podem ainda estar procurando uma resposta. Outros podem encontrar paz por meio de um processo de revisão da vida, em que tentam entender sua vida por meio de uma exploração cuidadosa com um conselheiro qualificado. Nossa colega Margery Silver explica que no decorrer desse processo a pessoa pode compreender suas lembranças sob uma nova luz e pode encontrar um novo significado na vida, achar força para lidar com seus desafios.

Este é um momento para refletir sobre o que foi mais importante na sua vida, e é o momento de perdoar a si mesmo e aos outros pelos erros e problemas que ocorreram. Você pode ter de lidar com a raiva e elaborar mágoas antigas, além de passar pelo luto da perda de seu próprio futuro. Líderes religiosos da sua fé, conselheiros e voluntários de hospitais de cuidados paliativos podem ajudá-lo nessa hora. Se algum ritual religioso for especialmente significativo para você, lembre-se de dizer isso às pessoas que o rodeiam.

Morrer Bem

O que significa para você morrer com dignidade? No fim das contas, morrer bem significa viver bem até o fim e, para a maioria de nós, isso significa ter liberdade para decidir nosso destino segundo nossas esperanças e crenças.

Agora que você teve uma chance de pensar em todas essas decisões de final da vida à luz de suas próprias convicções, é mais importante que você as ponha em ação. Prepare e assine os documentos que refletem suas escolhas e que são legais no local em que você mora. Se tiver mais de um documento (por exemplo, um testamento vital e uma procuração médica), confira-os para que não haja pontos de conflito entre eles. Depois, distribua cópias desses documentos nos lugares em que devem estar. Alguns devem estar em seus registros médicos, alguns devem ficar com pessoas queridas ou um amigo de confiança. Diga ao seu médico e às pessoas queridas quem foi a pessoa indicada para ser seu agente de cuidados de saúde e conte a sua família onde estão guardados seus documentos importantes.

Uma boa morte significa mais do que simplesmente deixar os negócios em ordem e ter tempo para ficar em paz com as pessoas que ama. Significa coisas diferentes para pessoas diferentes, como dissemos neste capítulo. Para a maioria das pessoas, uma boa morte provavelmente significa deixar esta Terra tendo encontrado algum amor e propósito e sentindo que sua vida teve um efeito sobre aqueles que amou.

Parte IV

DAR ASSISTÊNCIA A FAMILIARES IDOSOS

CAPÍTULO 21

COMO AJUDAR SEUS FAMILIARES IDOSOS

Você consegue imaginar
Você consegue imaginar só por um momento;
Como é difícil ver alguém que você ama...
perder completamente a dignidade?
Essa pessoa amada que era quase perfeita à sua maneira;
Sem falha nenhuma de caráter,
Tão amorosa todos os dias.

Você consegue só tentar imaginar o que acontece no coração;
Quando essa pessoa amada muda tanto –
como isso pode acontecer?
Eu quero que você PARE e só tente imaginar comigo...
Agora eu sou a Mãe... o que está havendo?
Ela é a filha... alguma coisa está errada.
Agora eu sou a mamãe... Ela é a criança...
Ela é a criança... Você consegue imaginar...
Não posso descrever...

Eu ainda sou a Mãe...
Ela é meu bebê... e vai continuar sendo...
Até que o Senhor compassivo a leve embora.

Joan Mimi, cuidadora, Cidade do Cabo, África do Sul

É fato que quase todas as pessoas tendem a cuidar intensamente daqueles a quem amam sempre que possível. Dez milhões de idosos norte-americanos precisam de cuidados a longo prazo atualmente. E 90% deles são cuidados pela família. Ainda assim, muitas pessoas entram em uma situação de cuidados com ideias preconcebidas sobre os problemas e as angústias de filhos que cuidam de pais que não conseguem mais cuidar de si mesmos.

Se você é pai ou mãe, provavelmente teme a perspectiva de ser um fardo para sua família com suas necessidades de cuidados de saúde. Você também pode se preocupar com a possibilidade de ter de ceder o controle de sua vida diária a seus filhos. Talvez seus filhos tenham tido dificuldade para resolver as coisas entre eles ou talvez você e seu filho tenham um relacionamento difícil. Essas questões sem dúvida alguma aumentam as preocupações.

Se você é filho, pode temer que cuidar de seus pais afete sua carreira, seu casamento e seus filhos. Você sabe que será forçado a sacrificar pelo menos alguns aspectos de seu estilo de vida anterior. Talvez você e seu pai tenham um histórico de conflitos e boa parte desses conflitos não tenham sido resolvidos. Quando um pai é negligente ou abusivo com um filho pequeno, é comum que esse filho se torne um adulto que sente não dever nada a esse pai.

Se você é pai com filhos em casa e filho de pais que precisam de cuidados, seus conflitos se multiplicam. Você pode se sentir dividido entre suas responsabilidades como pai e suas responsabilidades como cuidador. É sábio conhecer seus sentimentos neste momento delicado para que você e sua família possam enfrentar esses conflitos e compartilhar as tentativas para resolver as questões que os rodeiam.

O lado bom é que embora cuidar de idosos seja difícil em muitos níveis, muitas vezes também é recompensador – para grande surpresa de todos os envolvidos. Ser cuidador permite que as pessoas descubram muitas coisas maravilhosas sobre seus pais, seus filhos e sobre si mesmos – coisas que não teriam sido reconhecidas se essa conexão íntima não fosse forjada. Isso também oferece aos filhos a chance de mostrar seu amor e devoção aos pais e retribuir pelos anos de cuidado que receberam quando eram crianças.

Existem muitos cenários diferentes de cuidados, como um pai idoso que mora com um filho adulto que é seu cuidador; um filho adulto que supervisiona à distância os cuidados prestados ao pai; vários filhos que compartilham o cuidado de um pai; ou um filho que ajuda um dos pais a cuidar do outro.

Este capítulo é escrito especialmente para os cuidadores, mas também é útil para aqueles que recebem os cuidados. Quando os dois lados entendem o que todos estão enfrentando conforme o relacionamento de cuidados entre pai e filho toma forma, a chance de sucesso é a melhor possível.

Quem É o Cuidador?

O cuidador típico costuma ser mulher com 40 e poucos anos, mas homens cuidadores estão gradualmente se tornando mais comuns. As pessoas com 50 e 60 anos também estão se encontrando na situação de cuidar de pais idosos, conforme a expectativa de vida da população de idosos aumenta.

A maioria das situações de cuidados cai em cinco categorias:

1. O *cuidador escolhido* ou se voluntaria para o trabalho, é selecionado pelo pai ou pela família como um todo.

2. O cuidador *parente por afinidade* geralmente é a nora do idoso, provavelmente a parente feminina que mora mais perto.

3. A *equipe de cuidadores* é uma combinação de parentes e amigos que se coordenam e oferecem cuidados de longo prazo. Os membros da equipe dividem as responsabilidades.

4. *Cuidados supervisionados* são situações em que os filhos assumem a responsabilidade pelos cuidados do pai, mas contratam outras pessoas e serviços para fazer o trabalho real.

5. *Cuidados de sistema* ocorrem quando os filhos aproveitam as diversas opções de cuidados, para formar um sistema em que o trabalho de cuidar não pese sobre uma única pessoa nem tire a independência do idoso. (Veja o Capítulo 18 para mais informações sobre opções de cuidados para adultos).

GÊNERO E CUIDADOS

A maioria dos cuidadores é mulher, filha ou nora dos idosos que precisam de cuidados. De modo geral, as mulheres atuam no papel de cuidadoras com foco no cuidado, com sensibilidade a relacionamentos, sentimentos e os efeitos de seu comportamento sobre os outros. Algumas vezes, homens podem assumir outra postura diante dos cuidados. Eles tendem a se concentrar em assumir a responsabilidade: estabelecer metas, realizar tarefas e resolver problemas. Na melhor das hipóteses, homens e mulheres (possivelmente uma equipe de marido e esposa ou irmão e irmã) compartilham as responsabilidades do cuidado.

Cuidadores de ambos os gêneros podem encontrar afirmação por meio de grupos de apoio (tanto tradicionais quanto por meio de redes de computador) e podem descobrir que os serviços de auxílio podem fornecer os intervalos de que precisam para continuar a cuidar.

O Cuidador Principal

Quando as famílias começam a planejar uma ação de cuidados, pode ser útil designar uma pessoa como o cuidador principal. Na maioria dos casos, um membro da família acaba assumindo a maior parte da responsabilidade. É melhor tornar claro o papel de cuidador principal desde o início. Isso elimina o problema de discussões e brigas em família.

Em algumas famílias, a escolha é óbvia, como no caso de um filho único ou de haver uma só filha na família. Quando a escolha não é tão aparente, outros fatores entram em ação. O cuidador principal pode ser escolhido porque tem mais tempo livre, mora mais perto da mãe ou do pai ou tem uma personalidade mais adequada para a função.

Se sua família designar um cuidador principal, é importante que todos lembrem que os filhos devem todos compartilhar o cuidado de seus pais. Ficar sozinho é difícil — em alguns casos até impossível – e cria ressentimento entre membros da família. Mesmo que um de vocês seja o responsável, tenha certeza de que todos ofereçam ajuda e substituam o cuidador principal sempre que possível.

Ao mesmo tempo, o cuidador principal deve resistir à armadilha do martírio e aprender a aceitar ajuda sempre que for oferecida. É útil buscar informações sobre a doença e os problemas médicos da pessoa de quem você está cuidando. Esse conhecimento vai lhe dar mais confiança e paz.

Qual É o Histórico de sua Família?

Não existem duas famílias iguais e, assim, não há um método único para lidar com as fagulhas que podem voar quando a crise acontecer. De repente, você está em um papel completamente novo. Pela primeira vez, são seus pais que precisam da sua ajuda e não o contrário. Você, seus irmãos e irmãs são jogados de volta a uma unidade familiar que pode ter começado a se dissolver décadas atrás.

Esta reunião pode ser ótima. O cuidado de um dos pais algumas vezes aproxima muito as famílias. Isso cria uma oportunidade para que irmãos adultos renovem seus relacionamentos e redescubram uma proximidade que havia se perdido com o tempo, a distância e outros fatores. Através dos cuidados, os filhos muitas vezes se aproximam de seus pais idosos e sentem satisfação genuína por fazer algo que é realmente importante para alguém que amam muito. Isso também permite que os netos ou bisnetos se conectem com sua herança e os parentes mais velhos.

> *É uma montanha-russa. Não há a menor dúvida. O que tornou mais fácil para nós foi que ela ri, e nós não nos deixamos deprimir. Demos boas risadas com ela. As coisas que ela diz são hilárias. Outra pessoa diria: "Ah, é triste que ela fale desse modo". Ei, estamos nos divertindo com ela, estamos todos rindo. Ela está rindo. Estamos tendo bons momentos.*
>
> Jeff Adams, 39 anos

Na perspectiva individual, cuidar de alguém ajuda algumas pessoas a amadurecer. Assumir o cuidado de um pai pode dar a um adulto a autoestima que lhe permite finalmente virar a esquina da infância para a idade adulta. Algumas das chamadas famílias disfuncionais descobrem que cuidar de seus pais as ajudam a agir e atingir algo como uma unidade, talvez pela primeira vez. Isso porque os filhos adultos conseguiram colocar a família em segundo plano enquanto os pais estavam funcionando de modo independente. Assim, as necessidades dos pais idosos podem realmente manter a família reunida e forte quando, caso isso não ocorresse, ela teria desmoronado.

Por outro lado, a situação de cuidados pode fazer com que mágoas antigas venham à tona: o irmãozinho mimado, a irmã mais velha mandona, o filho do meio tímido que resiste ao conflito. Os irmãos adultos podem não ter lidado uns com os outros desde que eram crianças. Qualquer esperança que os antigos conflitos entre irmãos tenham se dissipado com o tempo costuma ser apagada ao primeiro sinal de problemas.

E também existem os conflitos de geração entre os pais que precisam de cuidados e os filhos que prestam esses cuidados. Muitas vezes há discordância sobre o melhor tratamento e cuidado, e os problemas não resolvidos dos anos anteriores não fazem nada para ajudar. Se os netos são crescidos o bastante para dar uma opinião, eles podem discordar de seus pais quanto ao modo de cuidar da avó ou do avô.

Finalmente, o divórcio e um novo casamento criam novos conflitos. Uma ex-esposa deve ter um papel nos cuidados de sua ex-sogra? Talvez sim, se as duas permaneceram próximas. Porém, o que isso significa para o ex-marido e, talvez, para sua nova esposa? O que fazer quando há crianças envolvidas?

Esses fatores já existem antes de os cuidados serem prestados. Quando o sistema de cuidados está montado, normalmente surgem novos problemas. Alguém não está contribuindo como deveria; alguém é controlador demais. Ninguém concorda quanto à venda dos bens, quanto a procurar ou não casas de repouso, quanto a obrigar ou não a mãe a parar de dirigir. Se as discussões continuam sem controle, uma guerra familiar pode começar. Esse conflito machuca todos e ainda mais o pai que precisa de cuidados.

O que uma família pode fazer? Em primeiro lugar, concentrar-se na mãe ou no pai. Faça uma reunião de família e incentive todos os irmãos a comparecerem. Dependendo da situação, pode ser útil ter um religioso ou um outro amigo da família como moderador. Você também pode contratar um conselheiro familiar, assistente social ou gerente de cuidados geriátricos para conduzir a reunião e ajudar a família a seguir uma pauta.

Antes da reunião, faça uma lista de todos os aspectos do cuidado com seus pais e as funções a serem preenchidas. Os exemplos incluem compras de mercado, consultas médicas, idas à farmácia, sessões de exercício e tarefas domésticas. Peça ao médico para mandar por escrito quais são as necessidades atuais de cuidados de saúde de seus pais e quais ele acha que podem surgir no futuro próximo.

Todos devem desempenhar algum papel. Mesmo irmãos que morem longe podem contribuir planejando visitas periódicas que aliviarão os cuidadores regulares. Eles também podem pesquisar opções de cuidados de saúde ou de moradia na biblioteca ou na internet. Os membros da família que moram fora da cidade precisam estar sensíveis e apoiar os parentes que estejam cuidando dos pais. Sugestões sobre como os cuidados poderiam melhorar devem ser pensadas criteriosamente. O cuidador principal precisa de toda a apreciação e incentivo que você puder fornecer.

A Geração Sanduíche

Os filhos adultos de hoje passam cada vez mais tempo cuidando dos pais. Existem muitas razões para isso: os idosos vivem mais; os hospitais mandam os pacientes doentes para casa muito mais cedo; os cuidados por profissionais muitas vezes são caros por causa de cortes nos sistemas de assistência médica. Como resultado, em 25% de todas as famílias norte-americanas, um dos membros está ocupando o papel de um trabalhador de cuidados de saúde.

O termo *geração sanduíche* foi criado quando se tornou comum que as mulheres cuidassem de filhos pequenos e de pais idosos ao mesmo tempo. Elas estavam ensanduichadas entre os jovens e os velhos, e os dois lados exigiam atenção constante. Os cuidadores de hoje podem estar ainda mais pressionados. Eles não só cuidam dos filhos e dos pais, mas muitos também têm empregos em período integral. Alguns também ajudam os filhos adultos e cuidam dos netos em um momento em que são chamados a cuidar de seus pais. O sanduíche do cuidador pode ter muitas camadas!

Assumir uma diversidade de papéis (como marido ou esposa, pai ou mãe, empregado e cuidador) não leva necessariamente a estresse e ansiedade. A pesquisa mostra que, em alguns casos, isso cria uma vida mais rica e mais satisfatória para o cuidador.

O mais provável, é que ser cuidador faça você se sentir, pelo menos parte do tempo, sobrecarregado, não apreciado e totalmente inadequado. Esse sentimentos são completamente normais.

Tudo o que você faz, faz para si mesmo e para a outra pessoa. Cada coisinha. Você vai ao banheiro e pensa: "Será que ela foi ao banheiro?" Então, nesse momento, seu corpo não fica muito bom, sabe, porque seu corpo são dois corpos, e é como se houvesse três mentes porque você tem a sua própria mente, a mente dela e a mente de todos que entram em contato com ela.

Ann O'Connor, 50 anos

Lembre que você é um só, e existem limites ao que uma pessoa consegue fazer. Conforme as demandas de seus pais aumentam, você pode ser obrigada a escolher entre seus filhos e seus pais. Você deveria ajudar seu filho a estudar para a prova de ortografia ou visitar sua mãe na casa de repouso? Se seus filhos sentirem que não são mais sua prioridade, podem manifestar problemas de comportamento. Mais responsabilidade pode cair sobre seu marido ou esposa, que talvez não esteja disposto a aceitá-la.

Mais uma vez, a melhor atitude é manter abertas as linhas de comunicação. Explique a seu cônjuge que as pressões de cuidar das crianças e de seus pais são estressantes. Isso pode parecer óbvio para você, mas ele pode não saber realmente o que está acontecendo com você a menos que você fale a respeito disso.

Depois, fale com sinceridade a seus filhos sobre a situação dos avós. Explique que você sente falta de passar mais tempo com eles, mas que a vovó ou o vovô tem necessidades especiais neste momento. Eles podem surpreendê-la ao se disporem a ajudar. Além disso, lembre que você está dando um exemplo maravilhoso para seus filhos.

Eu tinha 9 anos quando minha avó veio morar conosco. No início, realmente odiei. Ela reclamava e criticava o tempo todo, e minha mãe parecia mais irritada do que nunca. Mas com o tempo, ela parou de agir como uma visita e se tornou um membro da família. Ainda criticava, mas de um jeito mais brincalhão, que magoava menos. Meu irmão, minha irmã e eu aprendemos a brincar com ela de volta, e ela adorava. Minha mãe relaxou e começou a gostar da companhia da mãe de novo. A vovó contava as melhores histórias. Ela tinha sido uma moça muito festeira e ainda gostava de ouvir música e dançar. Havia histórias tristes, também, sobre a família dela. Nossa família. Nós aprendemos com ela de uma maneira que tenho certeza que não teria acontecido se ela não viesse morar conosco. Isso aproximou muito todos nós.

Barbara, 34 anos

Como Cuidar do Cuidador

Se você está cuidando de um de seus pais, provavelmente está tendo sentimentos de depressão, estresse e fadiga. Esses sentimentos são comuns e naturais. Se seu ente querido tem Mal de Alzheimer, teve um AVC debilitante ou outra forma de deficiência, você também pode vivenciar uma forma de luto que Pauline Boss, uma professora de ciência social familiar da Universidade de Minnesota, chama de "perda ambígua". Seu pai está presente fisicamente, mas a pessoa que você conhecia pode estar ausente. Em um sentido muito real, você perdeu a pessoa a quem amava, mas pode ter problema em elaborar seu luto porque seu pai ainda está vivo. Se você se encontra nessa situação, uma assistente social ou outro conselheiro pode ajudá-lo a lidar com o luto resultante e, talvez, a raiva, para que você possa seguir em frente.

As pessoas dizem: "Ela não é mais a sua mãe". Como assim, ela não é a minha mãe? Ela ainda é a minha mãe. Não posso me afastar dela desse jeito. Talvez em algum outro momento, eu possa, mas não posso deixá-la ir ainda. Então, eu ainda a trato como se ela fosse... uma parte dela é a minha mãe.

Miss Donius, 29 anos

Uma das piores coisas que você pode fazer quando está cuidando de um de seus pais é parar de cuidar de si mesmo. Mais do que nunca, você precisa de sua força emocional e física. Os pesquisadores descobriram que cuidadores que não têm momentos de folga para si mesmos podem sofrer de problemas de saúde de longo prazo causados por estresse e depressão.

Cuidar de uma pessoa querida idosa pode ser exaustivo e muito estressante. Tente encontrar uma atividade de redução do estresse que funcione para você, como meditação, banhos quentes ou música clássica. Além disso, durma o suficiente. Coma bem e faça exercícios com regularidade. Não abandone os hobbies que podem ajudá-lo a relaxar, como ler ou praticar esportes.

Talvez você esteja pensando: "E como eu vou conseguir fazer isso? Mal consigo dar a mamãe o tempo de que ela precisa. Isso pode ser verdade, mas você não vai ajudar sua mãe se ficar esgotado, exausto ou doente. Deixe de lado os sentimentos prejudiciais da culpa que assaltam quase todos os filhos e filhas que cuidam dos pais. É correto e até mesmo aconselhável que você tenha folgas do cuidado com seus pais.

Peça ajuda a outros membros da família ou amigos que possam lhe dar folgas ocasionais.

Durante este tempo, é muito importante que você esteja ciente de suas próprias necessidades e limitações. Nem sempre é fácil pedir ajuda ou aceitar a ajuda que os outros oferecem. Você precisa aprender a fazer isso, para seu bem e para o bem de seu pai.

COMO AJUDAR SEUS FAMILIARES IDOSOS

Também é aconselhável aprender tudo o que puder sobre os problemas de saúde de seu pai. Pesquise na internet ou em sua biblioteca local as informações que o transformarão em um cuidador mais confiante.

Algumas pessoas dizem que manter um diário dos cuidados que prestam a seus pais é útil. Só alguns minutos de escrita tranquila todos os dias podem lhe dar um incentivo real e ajudá-lo a continuar em contato com seus sentimentos. Não perca o contato com seus amigos durante este momento difícil. É sempre bom ter alguém com quem conversar e que realmente se importe com você. Algumas pessoas também se voltam para sua religião como fonte de força.

> *Meu pai e minha irmã tinham saído, e eu estava tentando trocar a roupa dela, e nós duas caímos no chão. Fiquei tão frustrada que gritei: "Jesus, o que você está fazendo comigo?" E fiquei com muita raiva, de verdade. E aí fiquei com raiva de Deus. Mas, ao mesmo tempo, me controlei e disse: "Me ajude". É uma força. E acho que ela se irradia pelo modo como lidamos com isso.*
>
> Emma Mahoney, 45 anos

Por fim, pense em se unir a um grupo de apoio para cuidadores (veja o quadro a seguir).

COMO COMEÇAR UM GRUPO DE APOIO

Se você é um cuidador, pode encontrar forças em um grupo de apoio com outros que vivem a mesma situação. Esse é um fórum para discutir os desafios e estresses diários e para trocar ideias sobre como lidar com uma ampla diversidade de problemas. Muitos hospitais ou agências da comunidade têm grupos de apoio. Se você não encontrar nenhum na sua região que supra suas necessidades, pense em começar um. Veja como fazer isso:

1. Se você conhece outras famílias em sua situação, entre em contato com elas. Se não, ponha avisos em centros para idosos, supermercados ou hospitais pedindo que os interessados entrem em contato com você.

2. Peça ajuda a médicos, enfermeiras, assistentes sociais ou outros especialistas. Eles podem lhe dar conselhos e podem ser convidados a falar com o grupo. Ter um profissional falando na primeira reunião vai ajudar a começar seu grupo de apoio com um tom positivo.

3. Defina um horário, local e pauta para a primeira reunião.

4. Consiga anúncios gratuitos enviando um comunicado para o jornal ou escrevendo um anúncio de interesse público para a estação de rádio local.

5. Na primeira reunião, conversem sobre o que todos esperam ganhar com a participação no grupo. Além disso, defina horários e datas regulares para as próximas reuniões.

6. É útil indicar alguém para coordenar a discussão em cada reunião. Essa pessoa pode ser um profissional que trabalhe com idosos ou um cuidador que se dedique ao andamento do grupo.

7. Façam juntos uma lista dos possíveis assuntos para as próximas reuniões. Delegue tarefas como contatar órgãos do governo ou pesquisar na internet as informações mais atualizadas sobre medicina geriátrica e problemas de cuidadores.

8. Quando seu grupo estiver em andamento, contate o jornal local e proponha uma história de interesse humano. Isso vai aumentar a divulgação e ajudá-lo a encontrar outros possíveis membros.

O Lado Prático de ser Cuidador

Quando você está velho e incapacitado, atividades que eram simples às vezes se tornam problemas insuperáveis. Torneiras do banheiro podem se tornar impossíveis de girar, por exemplo, ou os degraus do quintal que antes eram inócuos podem se transformar em um perigo mortal. Nenhum cuidador pode olhar um idoso o tempo todo, nem pode estar presente todas as vezes em que a mãe e o pai precisem de ajuda com alguma tarefa doméstica. Mesmo assim, existem muitas formas para tornar a casa o mais segura possível.

Sempre é útil ter uma imagem mental do dia de seus pais. Quais são os maiores desafios: subir e descer escadas, ler os botões no fogão, comprar mantimentos, vestir-se de manhã ou alguma outra coisa?

Existem muitas maneiras de ajudar. Instale um corrimão extra na escadaria, por exemplo. Use fita adesiva e marcadores para etiquetar os botões do fogão com letras grandes e coloridas. Façam as compras de mantimentos juntos ou contrate alguém para acompanhar seu pai até a loja. Compre roupas fáceis de vestir. (Volte ao capítulo 18 para ler mais sugestões práticas.)

Depois, converse com profissionais. Assistentes sociais, enfermeiros, médicos e religiosos muitas vezes são recursos excelentes para idosos. Consulte também vizinhos ou amigos de seus pais que tenham usado os serviços locais.

Cuidar a Longa Distância

Se você é o cuidador principal e mora longe de seus pais, enfrentará muitos outros desafios. A organização é essencial para que um relacionamento de cuidados a longa distância funcione.

Primeiro, descubra que tipo de apoio informal seus pais já têm. Existem amigos da família ou vizinhos que os visitem com regularidade? Seus pais pertencem a uma igreja ou sinagoga cujos membros fornecem apoio? Eles são membros de algum clube social ou grupo de terceira idade? Se a resposta a essas perguntas for afirmativa, faça uma lista de pessoas que já oferecem companhia ou ajuda a seus pais. Depois, telefone para elas e explique sua situação.

Você pode se sentir sem jeito no início, mas lembre-se de que as pessoas na sua lista já mostraram que se importam com seus pais. Você pode dizer, por exemplo: "Eu soube que você visita meu pai a cada duas ou três semanas. Você se incomodaria de fazer visitas com regularidade? Talvez você possa dizer ao vizinho que se oferece de vez em quando para fazer compras de mercado para sua mãe: "Eu ficaria muito grato se você pudesse ligar para minha mãe sempre que for ao supermercado". Quase todas as pessoas que são naturalmente gentis e generosas com seu tempo ficam felizes em ajudar ainda mais se puderem.

Além disso, pergunte aos membros do sistema de suporte se você pode ligar para eles de vez em quando para perguntar sobre o bem-estar de seus pais. E também lembre-se de lhes dar seu número de telefone, para que possam entrar em contato com você se alguma mudança ou imprevisto surgir.

Agradeça a essas pessoas que o auxiliam e lhes diga quanto a ajuda delas significa para você e para seus pais. Eles podem ser a base de cuidados à distância bem-sucedidos.

Muitos idosos não têm suporte informal. Talvez eles não saiam muito e não frequentem serviços religiosos nem participem de clubes. Anime-se. Acompanhantes domésticos são bastante disponíveis. Você não deve encontrar problemas para contratar alguém para visitar seus pais com regularidade e fazer tarefas domésticas simples ou fazer compras de mercado.

Se estiver muito longe, você também pode ficar preocupado com as questões de segurança. Existem muitas maneiras de deixar a casa mais segura para um idoso que more sozinho. Instale um sistema de alarme e um sistema de alerta médico para que seu pai possa pedir ajuda se precisar. Também é bom informar a polícia local que seus pais estão sós. Eles podem concordar em visitá-los de tempos em tempos.

Também verifique todos os serviços para idosos disponíveis na comunidade. Algumas horas por semana em um centro dia para idosos ou grupo de

382 TERCEIRA IDADE SAUDÁVEL

terceira idade podem afastar a solidão. Você também pode encontrar alguma atividade organizada de que eles gostem.

É crucial que você tenha cópias (um jogo para você e outro para seus pais) de todos os documentos de que precisará se houver uma crise (veja o Capítulo 20).

Documentos importantes para ter à mão

Faça com que seu pai lhe diga se os seguintes documentos estão em ordem e onde você pode encontrá-los se for necessário (veja o Capítulo 20):

Um *testamento válido* para garantir que as propriedades deles sejam herdadas conforme eles desejarem.

Uma *procuração* médica para designar alguém para tomar decisões importantes e controlar as finanças se eles ficarem incapacitados.

Diretivas avançadas (também chamadas de testamento vital) para articular os desejos de seus pais em relação aos cuidados médicos e para designar alguém para fazer as escolhas médicas, se necessário.

Outros documentos e informações de que você possa precisar e que deva achar – apólices de seguro, cartões de seguridade social, números do plano de saúde, lista de bens e de dívidas, escrituras de bens imóveis ou contratos de aluguel, e informações de impostos.

Aproveite bem as suas visitas. Marque consultas com os médicos, enfermeiras ou terapeutas de seus pais para que eles possam fazer um relato completo da condição deles. Avalie cuidadosamente as atividades diárias de seus pais. Se as necessidades deles estiverem aumentando, você terá de adaptar o sistema que já está estabelecido. Pode ser necessário considerar opções de moradia alternativas, esquematizadas no Capítulo 18, se morar sozinhos não estiver mais funcionando para seus pais.

Quando o estresse de cuidar a longa distância for demais, você pode ser tentado a fazer com que seus pais saiam de casa e passem a morar com você. Antes de fazer alguma coisa radical, considere sua motivação. Você quer que seus pais se mudem para ficarem mais felizes e terem uma vida melhor, ou você está querendo acalmar sua culpa e tornar sua vida mais fácil?

Afastar sua mãe dos amigos ou contatos sociais pode prejudicar o bem-estar espiritual e físico dela. Se a saúde de seu pai estiver se deteriorando, lembre-se que será muito mais difícil para ele conhecer novas pessoas ou participar de

COMO AJUDAR SEUS FAMILIARES IDOSOS

novas atividades em um lugar estranho, mesmo que tenha sido muito extrovertido antes. Mais uma vez, o Capítulo 18 explora maneiras de fazer com que viver junto ou separado funcionem para todos.

Na Estrada

Se acha que seu pai deve parar de dirigir, e ele acha que você devia cuidar da própria vida, você está envolvido em um debate comum entre cuidadores e os idosos a quem eles amam. Em primeiro lugar, suas preocupações têm fundamento. As estatísticas mostram que os idosos têm mais acidentes por tempo de direção do que os motoristas mais jovens, e isso se deve principalmente à visão limitada e reflexos mais lentos, além de doença e medicamentos. Se seu pai insistir em dirigir, você provavelmente não vai conseguir impedi-lo. Porém, sugira que ele se inscreva em um "curso de atualização para motoristas". Você pode encontrar esse curso no centro de idosos local ou no Departamento de Veículos Motorizados.

Providencie para que seu pai faça exames de visão e de audição com regularidade. Providencie para que o carro de seu pai seja revisado a cada três meses. Além disso, aconselhe seu pai a não dirigir durante o horário de pico, à noite, com mau tempo ou em lugares desconhecidos.

Se você decidir que seu pai não deve mais dirigir de forma alguma, peça ao médico para conversar com ele sobre deixar de dirigir. Depois, encontre modos de providenciar transporte para que ele possa manter sua antiga rotina.

Apesar dos conselhos, seu pai ainda pode insistir em dirigir. Você pode pedir ao médico dele a indicação de uma clínica que teste o tempo de reação e avalie se continuar a dirigir é um risco. Seja prudente ao receber os relatórios dessas clínicas. Muitas vezes, as clínicas têm boas intenções, mas não estão preparadas adequadamente para realizar esses testes. Mesmo que seu pai lhe diga que tem o cérebro de alguém com 45 anos e que pode continuar a dirigir com segurança (isso aconteceu com um idoso, com 86 anos, que sofria de demência), não permita que seu pai dirija se sua intuição lhe disser que ele não deva estar atrás do volante. Um modo útil de pensar sobre esse dilema é perguntar a si mesmo: "Você iria querer que seu pai levasse seus filhos pequenos para o treino de futebol ou para as aulas de piano?"

Questões de Dinheiro

É possível que você e seus pais nunca tenham falado de dinheiro antes. Porém, agora é crucial que o dinheiro deles seja bem administrado, especialmente com os custos crescentes da assistência médica e as redes complicadas de seguros e impostos.

Tenha uma conversa aberta e sincera com seus pais. Descubra quais são os bens deles e se eles têm dívidas que sejam impossíveis de serem pagas. Assegure-se de que as contas estejam sendo pagas e que nada seja desperdiçado.

Se seus pais resistirem a sua ajuda e a seus conselhos, faça com que eles falem com um contador, advogado ou consultor financeiro.

As Recompensas do Cuidador

Todos nós provavelmente esperamos ter oportunidade de ajudar nossos pais idosos de alguma forma. Depois de passar um longo fim de semana suprindo as necessidades físicas e mentais de seu pai idoso, uma colega disse que embora tivesse sido difícil e cansativo cuidar do pai, que não tinha equilíbrio, era incontinente e tinha deficiência cognitiva moderada, tinha sido um presente que ela sempre agradeceria, mesmo depois de seu pai ter partido. Por mais desafiadora que seja a sua situação, lembre-se de que cuidar das pessoas idosas que amamos é uma das oportunidades mais significativas que a vida nos dá.

PARTE V

As Mais Recentes Terapias Anti-idade

CAPÍTULO 22

Pesquisa Sobre "Envelhecimento Saudável" e Potenciais Terapias

Reunir conhecimentos e descobrir novos conhecimentos é a mais nobre ocupação do médico. Aplicar esse conhecimento... com empatia nascida do entendimento, ao alívio do sofrimento humano é sua ocupação mais bela.

Edward Archibald (1872-1945)

Envelhecer é um fenômeno familiar a todos nós e, no entanto, a pesquisa sobre o envelhecimento ganhou popularidade apenas recentemente, a partir do início da década de 1990. Esse aumento em interesse e reconhecimento deve-se a descobertas científicas revolucionárias e às demandas da sociedade e da população crescente de pessoas idosas (das quais aquelas com 85 anos ou mais são o grupo que aumenta mais rapidamente).

Os idosos muitas vezes sofrem de diversas condições e doenças ligadas à idade, cujo cuidado custa uma porção desproporcionalmente grande e crescente da verba de atendimento à saúde. Essas mudanças demográficas ajudam a explicar por que novas descobertas sobre o envelhecimento parecem atrair tanta cobertura da imprensa atualmente.

Neste capítulo, destacamos as pesquisas mais recentes, as potenciais terapias que estão sendo exploradas e compartilhamos com você parte do que a ciência nos ensinou sobre o envelhecimento saudável.

Como os Cientistas Veem o Processo do Envelhecimento

Quanto tempo poderemos viver? O máximo que os seres humanos viveram provavelmente está em algum ponto entre 120 e 130 anos. Existem diversas teorias sobre o motivo de algumas pessoas conseguirem viver tanto, e a maioria dos pesquisadores concorda com mais de uma dessas hipóteses. Provavelmente a longevidade está ligada a fatores "programados", como nossos genes, e também a "fatores não programados", como nosso ambiente. Do mesmo modo que no desenvolvimento infantil, a natureza e cuidados parecem ser importantes durante o envelhecimento. A seguir, examinamos brevemente algumas formas como os teóricos abordam o processo de envelhecimento.

Teorias do relógio interno

Teoria do sistema endócrino. Como dissemos no Capítulo 14, o sistema endócrino é responsável pela secreção de hormônios que controlam nossas inúmeras funções, entre elas os processos reprodutivos, metabólicos e de crescimento e recuperação. A "teoria do sistema endócrino" do envelhecimento diz que esses hormônios governam também nosso processo de envelhecimento.

Teoria do sistema imunológico. Outra teoria do envelhecimento se concentra no sistema imunológico porque, quando esse sistema enfraquece, nós ficamos mais suscetíveis a doenças infecciosas e também ao câncer (veja o Capítulo 15).

Teoria do relógio celular. *Senescência replicativa* é o ponto em que, depois de um número finito de divisões celulares, uma célula para de se dividir. Quando a célula para nesse ponto pré-programado, dependendo do tipo de célula, do órgão e do organismo, pode continuar funcional, mas não se divide mais. Por fim, ela pode passar pela morte celular programada (*apoptose*) depois de um tempo variável, às vezes muitos anos. O organismo pode ou não começar a vivenciar deficiências relacionadas à idade. Os cientistas estão investigando ativamente esse processo porque ele pode explicar em parte alguns aspectos do envelhecimento humano.

O outro lado do processo de senescência replicativa é a proliferação celular descontrolada, na qual as células continuam a se dividir indefinidamente e, de fato, podem fazer com que tumores surjam e cresçam. As pesquisas continuam a buscar um melhor entendimento dos relacionamentos entre os genes que promovem a divisão celular, aqueles que a inibem e os que regulam a morte celular.

Teorias de dano

Dano ao DNA. O ácido desoxirribonucleico (DNA), uma grande molécula encontrada no núcleo das células, tem os códigos de quase todas as proteínas de cada célula. Danos ao DNA acontecem com o tempo: seções de DNA podem ser destruídas, e o código genético pode passar por mutações. DNA danificado pode resultar em genes e proteínas anormais e outros erros.

Nosso corpo geralmente pode reparar a maior parte do dano causado ao DNA durante a vida, e a capacidade de sustentar esse complexo processo de reparo é crucial para o envelhecimento saudável. Ao contrário, a incapacidade de sustentar esse processo de reparo do DNA pode estar implicada no desenvolvimento de diversas condições ou doenças associadas ao envelhecimento.

Genes antagonistas. Os genes são porções de DNA que contêm as instruções de como o RNA (ácido ribonucleico) e as moléculas de proteínas devem ser feitos. Alguns teóricos sugeriram que os chamados genes "pleiotrópicos", que têm um papel importante e benéfico nos anos da juventude (como os necessários para a reprodução) podem na verdade ter efeitos prejudiciais mais tarde na vida. Por exemplo, esses genes podem ter um efeito permissivo na velhice, como permitir o desenvolvimento de algumas doenças que se manifestam pelos sintomas associados ao envelhecimento. Precisamos entender melhor como os genes regulam o processo de envelhecimento e, algum dia, talvez, possamos identificar os genes que podem promover coletivamente a longevidade, além dos que promovem as doenças ligadas à idade.

Dano por radicais livres. Um *radical livre* é uma molécula quimicamente reativa criada no processo do metabolismo normal da célula. Se deixados à vontade pelas enzimas antioxidantes defensivas da célula, os radicais livres podem provocar dano às células. Essas moléculas têm sido ligadas à formação de cataratas, ao endurecimento das artérias, a artrite, à doença cardíaca, a problemas neurológicos e ao câncer. Do mesmo modo que ocorre com os genes, os cientistas estão tentando determinar como os radicais livres são gerados e utilizados pela célula e como eles podem levar às doenças associadas com a velhice.

Áreas Promissoras de Pesquisa

Tópicos de pesquisa que têm um grande potencial terapêutico incluem doença cardiovascular, câncer, neurodegeneração, metabolismo, quedas, osteoporose, distúrbios de esvaziamento da bexiga, disfunção gastrointestinal, fisiologia do exercício, nutrição, farmacoterapia, problemas das articulações e dos músculos, AVCs, demência, delírio e depressão.

Genética e gerontologia

Uma das áreas de pesquisa mais promissoras é a genética do envelhecimento. Esta área de pesquisa inclui o estudo da genética das doenças ligadas à idade e à identificação das variantes associadas com diferenças na suscetibilidade ou resistência a doenças. Isso também inclui o estudo da longevidade e a manipulação dos genes que garantem a longevidade. Pesquisas sobre células projetadas geneticamente, sinalização intracelular, sistemas de defesa do organismo, reparo de DNA, resposta de estresse e manutenção celular, proliferação celular e senescência, além da *farmacogenômica* (o uso de engenharia genética para fazer compostos terapêuticos) também são interessantes. Esses esforços de pesquisa provavelmente levarão a novas informações fundamentais. Vão facilitar o desenvolvimento de programas melhores de prevenção e tratamento de envelhecimento saudável no futuro.

Precisamos entender a plasticidade dos sistemas vivos, os processos de reparo e regeneração dos tecidos, e as diferenças entre mudanças reversíveis e irreversíveis em função. Precisamos descobrir novas maneiras de ajudar nossos tecidos e células a se repararem mais rápida e completamente. Precisamos desenvolver melhores dispositivos de ajuda. Também precisamos entender a fisiologia dos sistemas complexos. Além disso, precisamos entender melhor como o cérebro funciona e como a memória falha. Por exemplo, pesquisa recente sugere que o transplante de células ou a estimulação elétrica pode ser efetiva para tratar AVC, doença de Parkinson, depressão e epilepsia.

Os pesquisadores estão fazendo progresso em isolar, mapear e clonar genes que podem aumentar o risco de uma pessoa desenvolver problemas ou doenças da velhice. Sabendo mais como os genes funcionam, os cientistas podem conseguir avaliar como esses fatores genéticos podem ser afetados por fatores ambientais como nutrição. Um exemplo de como a pesquisa científica básica tem sido aplicada aos esforços clínicos é a identificação de genes que podem ser associados com doenças ligadas à idade. Por exemplo, apoliproteína E, um gene que governa o movimento de gorduras pelas membranas, é um "gene de permissão". Isto é, pode permitir que certos problemas aconteçam. Ter alguns subtipos ou alelos desse gene (por exemplo, ApoE4 em alguns grupos) pode aumentar o risco de desenvolver doença de Alzheimer de início tardio, além de aterosclerose. O subtipo desse gene que é encontrado no Mal de Alzheimer parece ser encontrado com menor frequência em alguns centenários (aqueles que vivem até os 100 anos ou mais) do que em pessoas mais jovens, enquanto outro subtipo (ApoE2) parece ser mais prevalente naqueles com longevidade extrema. Outro exemplo é a descoberta em 1999 de que uma única diferença no gene do relógio em seres humano se correlaciona com sua preferência por manhãs ou noites como o melhor momento do dia. Isso explica parcialmente como o ritmo circadiano é governado por nossos genes em pessoas matutinas versus noturnas.

Tratamento do câncer

Imunoterapia está atualmente sendo estudada para o tratamento de melanomas, tumores renais, leucemias, linfomas, câncer de mama, câncer de próstata e câncer de cólon. Geralmente podem ser administrados anticorpos específicos contra uma proteína específica em células de tumor. Outros métodos podem incluir o uso de células ativadas por linfocina para matar tumores e o uso de proteínas de fusão que são tóxicas para as células de tumores.

Vacinas recombinantes usam vírus projetados contra células de tumores que expressam algumas proteínas de superfície específicas (por exemplo, antígeno carcinoembriogênico, ou CEA). A vacina então estimula a resposta de anticorpo da célula-T às células do tumor que sejam positivas para essa proteína e destrói as células do tumor. Essas vacinas podem ser efetivas para tratar câncer de cólon e pulmão.

Terapia de genes

Os genes podem ser usados de diferentes maneiras para ajudar a tratar doenças e potencialmente também retardar o envelhecimento. Atualmente estão sendo feitos esforços para obter uma imagem composta dos grupos de genes envolvidos no processo de envelhecimento. Ampliando a atividade dos genes em alguns tecidos que são reduzidos com a idade, por exemplo, pode ser possível modular o processo de envelhecimento. Por outro lado, um gene que tenha passado por uma mutação ou que expresse consequências negativas durante o envelhecimento poderia estar em oposição de uma terapia de gene específica anti-idade ou negativa dominante. Por exemplo, pode ser possível melhorar a função da memória com uma maior expressão do gene NR2B. No futuro, também pode ser possível tratar distúrbios de ansiedade modulando a expressão do gene receptor subunidade GABA-A.

Exemplos de genes que se mostraram potencialmente úteis para tratamento de doenças relacionadas à idade incluem o fator de crescimento endotelial vascular (VEGF) para aumentar a circulação e o fator de crescimento de nervos (NGF) para regeneração de nervos e do tecido cerebral em AVC e talvez também em outras doenças neurológicas. Além disso, outro gene, p53, está sendo usado em estudos de terapia genética para câncer (mesotelioma) em que se faz com que as células do tumor expressem o p53, promovendo assim a apoptose (morte celular) das células do tumor. Outros exemplos são a possível modulação da expressão do p16 para tratar a artrite e o possível tratamento do Mal de Alzheimer ao se impedir a formação da placa por meio da modulação do gene da proteína beta amiloide. No futuro, até crescimento de cabelo pode ser potencialmente melhorado pela modulação de alguns genes.

Abordagens alternativas ou complementares

A medicina alternativa ou complementar é uma área de interesse crescente para os pesquisadores e de lucro crescente para empresários. Aqui, damos alguns exemplos de muitas substâncias e terapias que estão aparecendo nos noticiários e no supermercado a cada semana.

Ervas

Ginkgo Biloba. As frutas, sementes e extratos da árvore da Ginkgo Biloba, a espécie de árvore mais antiga viva (200 milhões de anos), têm sido usadas há muito tempo para muitas doenças. Recentemente extratos de ginkgo biloba demonstraram ser benéficos para algumas pessoas com problemas cognitivos. São necessários mais estudos para entender melhor os mecanismos de ação dessas substâncias.

Erva-de-São-João. Atualmente, um estudo rigorosamente planejado que foi patrocinado pelos National Institutes of Health (NIH) está testando se esta substância pode ser benéfica para tratar a depressão.

Antioxidantes

Radicais livres de oxigênio ou simplesmente radicais livres são moléculas reativas potencialmente danosas criadas quando nossas células produzem energia (dos alimentos e do oxigênio) para as necessidades do corpo. Essas moléculas também são produzidas por radiação, luz do sol, algumas substâncias químicas e fumo. Como já mencionamos, uma teoria do envelhecimento é que um acúmulo de radicais livres no corpo leva dano a células, tecidos e órgãos. Os radicais livres podem causar várias doenças que são mais prevalentes em idosos, como aterosclerose ("endurecimento das artérias") e algumas formas de câncer, além de algumas deficiências imunológicas.

A boa notícia é que nosso corpo cria algumas substâncias, como as enzimas superóxido dismutase (SOD) e catalase, para inativar os radicais livres. Alimentos como cenoura, laranja e brócolis, que contêm vitaminas A, C e E, podem conter antioxidantes também. Produtos com *blueberry*, morango, tomate, amendoim, alho e soja também são boas fontes de antioxidantes. Esse é um dos motivos por que comer frutas frescas e vegetais é uma prática saudável. Até o momento em que este livro foi escrito não há nenhuma prova de que tomar grandes quantidades de antioxidantes possa reverter o envelhecimento. Na verdade, ingerir quantidades excessivas dessas ou de outras substâncias pode ser prejudicial. Como sempre, moderação é a chave, e você deve falar com seu médico se tiver qualquer dúvida.

Restrição calórica

A restrição de calorias tem sido efetiva para manter função, reduzir doenças e prolongar a vida em alguns animais (moscas das frutas, camundongos e ratos).

Ela também está sendo estudada em macacos, e os resultados preliminares sugerem que pode também ter alguns efeitos benéficos.

Hormônios

Hormônio do crescimento humano (hGH). Um hormônio secretado pela glândula pituitaria anterior, o hGH tem um papel importante no metabolismo de carboidratos, proteínas e lipídios (gorduras) no nosso corpo. Injetado sob a forma do hGH recombinante, pode aumentar o tamanho dos músculos e reverter alguns sinais da idade como o espessamento da pele e o excesso de gordura. A quantidade do hGH no nosso corpo declina conforme envelhecemos. Atualmente, os pesquisadores estão explorando se os suplementos de hGH ajudarão a tornar os ossos e os músculos mais fortes e, ao fazer isso, nos deixar menos frágeis. (Esses suplementos já são receitados para crianças com deficiência nesse hormônio.)

Como acontece com outros hormônios, pode haver efeitos colaterais desagradáveis ou até perigosos associados à ingestão excessiva de hGH. Esses efeitos incluem o risco de desenvolver diabetes, síndrome do túnel carpal ou pressão alta. Portanto, é uma boa ideia esperar até termos mais informações sobre o hGH antes de tomá-lo.

Outras substâncias que aumentam a produção do hormônio do crescimento ou que ampliam o efeito dele também estão sendo estudadas. Os resultados preliminares sugerem que esses agentes podem ter alguns efeitos benéficos para mulheres e homens idosos.

Estrogênio e testosterona. Como discutimos no Capítulo 5, os níveis de estrogênio, o hormônio que facilita a produção do óvulo em mulheres mais jovens, cai drasticamente depois de as mulheres passarem pela menopausa. A terapia de reposição de estrogênio (TER) pode ter efeitos protetores contra algumas das desvantagens da perda de estrogênio em mulheres mais velhas, como osteoporose e doença cardíaca. Esse tipo de terapia também pode melhorar o humor e o funcionamento cerebral. Porém, a TER também tem riscos. Pode aumentar a probabilidade de câncer de mama e uterino. Converse com o médico para saber se a TER é a escolha certa para você. Pode ser que um dos moduladores seletivos do receptor de estrogênio (MSREs) possam ser usados por algumas mulheres, pois estão associados com riscos menores de câncer de mama e uterino.

Os níveis da testosterona, o hormônio sexual masculino, também tendem a cair conforme as pessoas envelhecem, embora esse declínio não seja tão dramático como o dos níveis do estrogênio. Cientistas estão tentando determinar se a reposição deste hormônio pode evitar fraqueza em pessoas idosas frágeis, aumentando a massa óssea e muscular.

DHEA (Dehidroepiandrosterona). Este hormônio, que é produzido pelas glândulas adrenais, é necessário para que o corpo produza estrogênio e testosterona. Descobriu-se que ele reforça o sistema imunológico e impede algumas formas de câncer em animais. Não sabemos exatamente como o DHEA funciona no corpo, e não está claro se ele tem efeitos benéficos por si só ou se por meio das substâncias que cria: estrogênio e testosterona.

Como os níveis do DHEA no corpo tendem a cair gradativamente conforme envelhecemos (especialmente depois dos 30 anos), algumas pessoas propuseram que o aumento das quantidades deste hormônio por meio de terapia hormonal possa ter um efeito benéfico. Pesquisadores estão estudando cuidadosamente essa opção. Entretanto, como danos ao fígado e um maior risco de câncer de mama e de próstata podem estar ligados aos níveis altos demais do DHEA, recomenda-se cautela.

Desde 1991, o DHEA e o próximo hormônio que abordaremos – melatonina – têm estado disponíveis como suplementos nutricionais. Porém, como os cientistas ainda estão investigando o que o DHEA faz e como ele funciona, recomendamos que você converse com o médico antes de usar esses suplementos.

Melatonina. A melatonina é um hormônio produzido por outra glândula – a glândula pineal – localizada no cérebro. A melatonina pode ajudar a induzir o sono e pode ter algum efeito sobre nossa resposta às mudanças de estação e sobre nosso relógio biológico (veja o Capítulo 6). A pesquisa sobre o papel e os benefícios potenciais desse hormônio está sendo feita.

Coquetéis "anti-idade"

Atualmente, alguns coquetéis anti-idade que contêm minerais (magnésio, zinco, selênio, cálcio, fósforo e cromo), enzimas (papaína, bromelaína, tripsina, lipase, quimotripsina, rutina, pancreatina e amilase), vitaminas e nutrientes antioxidantes (vitaminas A, C e E, glutationa, colina, piroxidina, ácido fólico, cobalamina e tiamina) estão sendo testados com resultados diversificados.

Resposta de relaxamento (técnicas de respiração)

Esta técnica tem se mostrado útil para pessoas jovens e idosas. Os relatos dizem que ela aumenta a função imunológica, abaixa a pressão sanguínea em pessoas com hipertensão e promove o senso de bem-estar.

Tai Chi Chuan

Diz-se que este programa de exercício sem peso melhora o equilíbrio e reduz as quedas. Mais pesquisas estão sendo feitas para estudar seus outros efeitos.

Outras Áreas de Pesquisa Futura

A terra das fadas,
Onde ninguém fica velho e piedoso e grave,
Onde ninguém fica velho e astuto e sábio,
Onde ninguém fica velho e amargo na língua.

William Butler Yeats (1865-1939)

Microtecnologia

Os cientistas estão tentando desenvolver ferramentas microscópicas e submicroscópicas cada vez menores para manipular células e proteínas e outros componentes, como o DNA, no interior das células. Isso permitirá aos médicos tratar doenças no nível celular e subcelular, minimizando assim a toxicidade e ampliando a especificidade.

Vacinas de DNA

As vacinas de DNA podem vir a se tornar uma forma de imunização padrão. Pesquisa em animais tem demonstrado a capacidade dessas vacinas para produzir uma boa resposta. Outras vantagens incluem melhor estabilidade e armazenamento, além da flexibilidade para modificar a proteína codificada pelo DNA por meio da engenharia genética. Elas podem ajudar a prevenir o Mal de Alzheimer, a artrite reumatoide, alguns tipos de câncer e doenças cardíacas. No futuro, a terapia genética oral de DNA também pode ajudar a prevenir reações alérgicas.

Telômeros

Os *telômeros* são os finais naturais da cauda dos cromossomos dos organismos multicelulares. Essas caudas geralmente ficam mais curtas cada vez que uma célular se divide. Os telômeros podem ter um papel mais importante do que simplesmente fazer um registro da duplicação celular. Podem servir como reguladores da longevidade, divisão celular e câncer.

Mais pesquisas vão nos ajudar a entender melhor os processos da proliferação celular e do envelhecimento. Por enquanto, tenha certeza de que, na maioria dos casos, há reserva mais do que suficiente em nossas células para que elas continuem se dividindo por 120 anos ou mais. Não precisamos nos preocupar com a possibilidade de os telômeros acabarem prematuramente.

Engenharia de tecidos

Biólogos, engenheiros de materiais e médicos estão trabalhando juntos para desenvolver novos tecidos para ajudar o corpo a reparar tecidos doentes ou danificados. Por exemplo, em casos de trauma na pele, equivalentes à pele viva que são produzidos ao cultivar juntos diferentes tipos de células da pele em uma matriz artificial têm sido usados com sucesso para melhorar a cura de ferimentos. Células de cartilagem cultivadas dentro de uma matriz já foram implantadas com sucesso em pessoas com problemas de cartilagem nas articulações, resultando em um melhor reparo e cura da cartilagem. Vasos sanguíneos e válvulas cardíacas com tecidos cultivados também estão no horizonte. Os estudos de implantação de células nervosas no cérebro de pacientes com AVC, doença de Parkinson ou epilepsia estão em andamento; e os primeiros resultados parecem ser positivos.

Os relatórios de 1999 sobre a descoberta das células precursoras, chamadas "células-tronco", nos tecidos do cérebro, fígado e medula óssea de adultos, que podem ser estimuladas para formar tecidos de órgãos, foram recebidos com empolgação e intenso interesse. A pesquisa continua para ajudar a converter as células-tronco em células nervosas e células cardíacas. A coleta de tecidos produzidos com essas técnicas começou, e as aplicações clínicas podem ser possíveis em alguns anos. Espera-se que, no futuro, esses e outros avanços, como as novas técnicas de entrega genética, tornarão possível que nosso corpo se cure melhor e nos permita manter por mais tempo nosso nível de funcionamento e nossa independência.

Lares do futuro

Cientistas, arquitetos e engenheiros estão colaborando para projetar casas e ambientes vitais melhores que permitirão que cada pessoa maximize e mantenha o nível mais elevado de função. Usando design transgeracional e amigável para o usuário, além de materiais e tecnologia de ponta, esses avanços nos permitirão ficar em casa pelo maior tempo possível, para envelhecermos mais facilmente no século XXI. Uma área importante a ser desenvolvida são melhorias na promoção da independência por meio de apoios para as atividades da vida cotidiana (como ajuda para ir ao banheiro, vestir-se, alimentar-se e tomar banho) e apoios para as atividades instrumentais da vida diária (por exemplo, máquinas de lavar pré-programadas e ativadas por voz e opções de preparação de refeições e de limpeza doméstica computadorizadas).

Outra área promissora é o desenvolvimento de tecnologia para melhorar o monitoramento dos primeiros sinais de fraqueza ou doença, antes de uma pessoa ficar doente ou cair, por exemplo, e sofrer as consequências de uma fratura de quadril ou outros acontecimentos similares. Esse desenvolvimento resultaria provavelmente no melhor cuidado e em custos menores de cuidados de saúde.

Outras áreas de desenvolvimento potencial podem incluir o uso de sistemas fotossensíveis (ativados por luz) e termossensíveis (ativados por calor), além de usar materiais seguros em caso de impacto para aumentar a segurança e reduzir ferimentos em casa. Algumas outras possibilidades empolgantes de pesquisa incluem lembretes para tomar remédios e se envolver em outras atividades; melhorias na conexão com parentes, amigos e pessoas queridas; e meios de lidar com as outras necessidades sociais de pessoas incapazes de sair de casa.

> *Se você está planejando para um ano, plante arroz; se está planejando para uma década, plante árvores; se está planejando para toda a vida, eduque as pessoas.*
>
> Provérbio chinês

Os idosos estão vivendo mais, com menos incapacidades e muitos são mais independentes do que nunca. Assim, é essencial entender como podemos envelhecer com saúde.

Embora ainda não entendamos completamente como ou por que envelhecemos, a pesquisa básica já trouxe algumas revelações nessa área. Em nossos esforços para estudar o envelhecimento, cada vez mais reconhecemos a necessidade de separar doença de envelhecimento, quando possível. As pesquisas futuras vão aumentar nossa compreensão dos processos moleculares subjacentes à doença e à velhice e suas interações complexas.

Neste livro, discutimos os diversos passos que você pode dar para lidar com vários problemas, evitar quedas e assim por diante. Tentamos enfatizar a importância de fatores cruciais de estilo de vida: exercício, controle do peso e alimentação. A pesquisa do processo de envelhecimento é empolgante, mas não espere o aparecimento de um remédio milagroso que traga a longevidade. Mesmo se uma pílula milagrosa fosse descoberta, a melhor maneira de envelhecer bem ainda seria viver bem. Ter vivido bem é, em última instância, ter apreciado e cuidado dos complexos mecanismos corporais que nos tornam as obras-primas da criação. Aqueles que vivem bem não só atingem a realização pessoal, mas sem dúvida também contribuem para a saúde e a felicidade dos outros.

Leituras Sugeridas

Capítulo 1: O que é envelhecer?

Harman D. Aging: Phenomena and theories, *Ann NY Acad Sci* (1998 Nov 20) 854:1-7.

Hayflick L. How and why we age, *Exp Gerontol* (1998 Nov-Dec) 33(7-8): 639-653.

Simon DK, Johns DR. Mitochondrial disorders: Clinical and genetic features, *Ann Rev Med* (1999) 50:111-127.

Vijg J, Wei JY. Understanding the biology of aging: The key to prevention and therapy, *Am Geriatr Soc* (1995) 43:426-434.

Westendorp RG, Kirkwood TB. Human longevity at the cost of reproductive success, *Nature* (1998 Dec 24-31), 396(6713):743-746.

Capítulo 2: Como envelhecer bem

Chee YK, Dash KR, Noguchi S, Levkoff S. Development and implementation of a train-the-trainer curriculum on successful and productive aging. *Educational Gerontology: An International Journal* (1998) 24:509-520.

Cohen GD. Creativity and aging: Ramifications for research, practice and policy, *Geriatrics* (1998 Sep) 53 (Suppl) 1:S4-8.

Edelberg HK, Wei JY. Primary-care guidelines for community-living older persons, *Clin Geriatrics* (1999) 7:42-55.

Goldberg TH, Chavin SI. Preventive medicine and screening in older adults. *J Am Geriatr Soc* (1997) 45:344-3 54.

Jaffe M. *Geriatric Nutrition and Diet Therapy*, 3a ed. Englewood, CO: Skidmore-Roth Publishing, 1998.

Odenheimer G, et al. Comparison of neurologic changes in `successfully aging' persons vs the total aging population, *Arch Neurol* (1994 Jun) 51(6):573-580.

Perls TT, Silver MH, Lauerman J. *Living to 100*, Nova York: Basic Books, 1999.

Rowe JW, Kahn RL. *Successful Aging*. Nova York: Pantheon Books, 1998.

Capítulo 3: Como fazer o sistema de saúde funcionar para você

Fried TR, Rosenberg RR, Lipsitz LA. Older community-dwelling adults' attitudes toward and practices of health promotion and advance planning activities, *J Am Geriatr Soc* (1995) 43(6):645-649.

Gillick MR. From confrontation to cooperation in the doctor-patient relationship, *J Gen Intern Med* (1992), 7:83-86.

Maxwell J, Levkoff S. Behavioral health care for the elderly: The promise and practice of managed care. *J Geriatr Psych* (no prelo).

Mechanic D. The changing elderly population and future health care needs, *J Urban Health* (1999 Mar) 76(1):24-38.

U.S. Department of Health and Human Services. *Clinician's Handbook of Preventive Services: Put Prevention into Practice*. Washington, DC: U.S. Government Printing Office, 1994.

Capítulo 4: Seu coração

Cobbs EL, Ralapati AN. Health of older women. *Women's Health Issues*, Part I (1998) 82(1):133.

Oberman A, Wei JY. Older women and heart disease, *The Female Patient* (1998) 23:10-16.

Rich MW Heart failure, *Cardiol Clin* (1999 Feb) 17(l):123-135.

Wei JY. Age and the cardiovascular system. *NEJM* (1992) 327:1735-1739.

Wei JY. Coronary heart disease, em Hazzard WR, ed., *Principles of Geriatric Medicine and Gerontology*, 4a ed. Nova York: McGraw Hill, 1999.

Wenger NK. *Cardiovascular Disease in the Octogenarian and Beyond*, Londres: Martin Dunitz, 1999.

Capítulo 5: Seu sistema reprodutor

Butler RN, Lewis MI. Sexuality in old age, em Tallis R, *Brocklehurst's Textbook of Geriatric Medicine and Gerontology*, 5a ed., Nova York: Churchill Livingstone, 1998.

Cobbs EL, Ralapati AN. Health of older women, *Med Clin North Am* (1998) 82(1): 127-144.

D'Amico AV, Desjardin A, Chen MH, Paik S, Schultz D, Renshaw AA, Loughlin KR, Richie JP. Analyzing outcome-based staging for clinically localized adenocarcinoma of the prostate. *Cancer* (1998, Nov 15) 83:2172-2180.

LEITURAS SUGERIDAS 401

Emlet CA. HIV/AIDS in the elderly: A hidden population. *Home Care Provider* (1997) 2:69.

Janus SS, Janus CL. *Prevalence of Sexual Activity from Age 39 to 65 and Over: The Janus Report on Sexual Behavior.* Nova York: John Wiley & Sons, 1993.

Johnson SR. Menopause and hormone replacement therapy. *Med Clin North Am* (1998) 82(2):297-320.

Keller MJ, Hausdorff JM, Kyne L, Wei JY, et al. Is age a negative prognostic indicator in HIV infection or AIDS? *Aging Clin Exp Res* (1999) 11: 35-38.

Morgantaler A, et al. Occult prostate cancer in men with low serum testosterone levels. *JAMA* (1998, Dec. 18) 276: 1904-1906.

Capítulo 6: Sua mente

American Psychiatric Association. *Diagnostic and Statistical Manual of Mental Disorders*, 4a ed. rev. Washington, DC: American Psychiatric Press, 1994.

Bachman DL, Wolf PA, Linn RT, et al. Incidence of dementia and probable Alzheimer's disease in a general population: The Framingham study. *Neurology* (1993) 43:515-519.

Chee YK, Levkoff SE. The invisible epidemic: Alcohol abuse and dependence in older adults, em Levkoff SE, Chee YK, Noguchi S, eds., *Successful and Productive Aging.* Nova York: Springer (no prelo).

Cummings JL, Benson DF. *Dementia: A Clinical Approach*, 2a ed. Boston: Butterworth-Heinemann, 1992.

Duffy JF, Dijk DJ, Klerman EB, Czeisler CA. Later endogenous circadian temperature nadir relative to an earlier wake time in older people, *Am J Physiol* (1998 Nov) 275 (5 Pt 2):R1478-1487.

Edelberg HK, Wei JY. The biology of Alzheimer's disease, *Mechanisms of Aging and Development* (1996) 91:95-114.

Gillick MR. Tangled Minds. *Understanding Alzheimer's Disease and Other Dementias.* Nova York: Dutton, 1998.

Levkoff S, Marcantonio E. Delirium: A major diagnostic and therapeutic challenge lenge for clinicians caring for the elderly. *Comprehensive Therapy* (1994) 20(10):550-557.

Neumann PJ, et al. Cost-effectiveness of donepezil in the treatment of mild or moderate Alzheimer's disease, *Neurology* (1999 Apr 12) 52(6):1138-1145. Odenheimer GL. Cognitive decline in the elderly, em Wei JY, Sheehan MN, *Geriatric Medicine: A Case-Based Manual.* Nova York: Oxford University Press, 1997.

Ritchie K, Kildea D. Is senile dementia "age related" or "aging related"? Evidence dence from a meta-analysis of dementia prevalence in the oldest old. *Lancet* (1995) 346:931-934.

Capítulo 7: Os sentidos

Christen WG. Antioxidant vitamins and age-related eye disease, *Proc Assoc Am Physicians* (1999 Jan-Feb) 111(1):16-21.

Cohn ES. Hearing loss with aging: Presbycusis, *Clin Geriatr Med* (1999 Feb) 15(1):145-161, viii.

Richeimer SH, Bajwa ZH, Kahraman SS, Ransil BJ, Warfield CA. Utilization patterns of tricyclic antidepressants in a multidisciplinary pain clinic: A survey, *Clin J Pain* (1997 Dec) 13(4):324-329.

Schiffman SS. Taste and smell losses in normal aging and disease, *JAMA* (1997 Oct 22-29) 278(16):1357-1362.

Sommers MS. Speech perception in older adults: The importance of speechspecific cognitive abilities, *J Am Geriatr Soc* (1997 May) 45(5): 633-637.

Vernick DM. A comparison of the results of KTP and CO2 laser stapedotomy, *Am J Otol* (1996 Mar) 17(2):221-224.

Warfield CA, Kahn CH. Acute pain management: Programs in U.S. hospitals and experiences and attitudes among U.S. adults, *Anesthesiology* (1995 Nov) 83(5):1090-1094.

Capítulo 8: Sua pele, cabelo e unhas

Edelstein C, et al. Oculoplastic experience with the cosmetic use of botulinum A exotoxin, *Dermatol Surg* (1998 Nov) 24(11):1208-1212.

Herd RM, Dover JS, Arndt KA. Basic laser principles, *Dermatol Clin* (1997 Jul) 15(3):355-372.

Khatri KA, Ross V, Grevelink JM, Magro CM, Anderson RR. Comparison of erbium: YAG and carbon dioxide lasers in resurfacing of facial rhytides, *Arch Dermatol* (1999 Apr) 135(4):391-397.

Stratigos AJ, Arndt KA, Dover JS. Advances in cutaneous aesthetic surgery, *JAMA* (1998 Oct 28) 280(16):1397-1398.

Sunderkotter C, Kalden H, Luger TA. Aging and the skin immune system, *Arch Dermatol* (1997 Oct) 133(10):1256-1262.

Capítulo 9: Seu sistema musculoesquelético

Bludau J, Lipsitz L. Falls in the elderly, em Wei JY, Sheehan MN, *Geriatric Medicine: A Case-Based Manual.* Nova York: Oxford University Press, 1997: 67-79.

Fiatarone MA, et al. Exercise training and nutritional supplementation for physical frailty in very elderly people. *N Engl J Med* (1994) 330:1769-1775.

LEITURAS SUGERIDAS

Greenspan SL, Myers ER, Kiel DP, Parker RA, Hayes WC, Resnick NM. Fall direction, bone mineral density, and function: Risk factors for hip fracture in frail nursing home elderly. *Am J Med* (1998) 104:539-545.

Hausdorff JM, Edelberg HK, Mitchell SL, Goldberger AL, Wei JY. Increased gait unsteadiness in community-dwelling elderly fallers, *Arch Phys Med Rehabil* (1997 Mar) 78(3):278-283.

Sewell KL. Arthritis in the elderly, In Wei JY, Sheehan MN, *Geriatric Medicine: A Case-Based Manual.* Nova York: Oxford University Press, 1997: 98-104.

Singh MA. Combined exercise and dietary intervention to optimize body composition in aging, *Ann NY Acad Sci* (1998 Nov 20) 854:378-393.

Capítulo 10: Os seios

Balducci L, Phillips DM. Breast cancer in older women, *Am Fam Physician* (1998 Oct 1) 58(5):1163-1172.

Cummings SR, Eckert S, Krueger KA, Grady D, Powles TJ, Cauley JA, Norton L, Nickelsen T, Bjarnason NH, Morrow M, Lippman ME, Black D, Glusman JE, Costa A, Jordan VC. The effect of raloxifene on risk of breast cancer in postmenopausal women: Results from the MORE randomized trial, Multiple Outcomes of Raloxifene Evaluation, *JAMA* (1999 Jun 16) 281(23):2189-2197.

Dubey AK, Recht A, Come S, Shulman L, Harris J. Why and how to combine chemotherapy and radiation therapy in breast cancer patients, *Recent Results Cancer Res* (1998) 152:247-254.

Nixon AJ, Manola J, Gelman R, Bornstein B, Abner A, Hetelekidis S, Recht A, Harris JR. No long-term increase in cardiac-related mortality after breastconserving surgery and radiation therapy using modern techniques, *J Clin Oncol* (1998 Apr) 16(4):1374-1379

Schapira L. Breast cancer and the older woman, em Wei JY, Sheehan MN, *Geriatric Medicine: A Case-Based Manual.* Nova York: Oxford University Press, 1997: 126-136.

Capítulo 11: Seu sistema urinário

Avorn J, Monane M, Gurwitz JH, Glynn RJ, Choodnoviskiy, Lipsitz LA. Reduction of bacteriuria and pyuria after ingestion of cranberry juice, *JAMA* (1994) 271:751-754.

DuBeau CE, Levy B, Mangione CM, Resnick NM. The impact of urge urinary incontinence on quality of life: Importance of patients' perspective and explanatory style. *J Am Geriatr Soc* (1998) 46:683-692.

DuBeau CE, Yalla SV, Resnick NM. Identification and implications of the most bothersome symptom in prostatism, *J Am Geriatr Soc* (1995) 43:985-993.

Fonda D, Resnick NM, Kirschner-Hermanns R. Prevention of urinary incontinence in older people. *Br J Urol* (1998) 82(Suppl 1): 5-10.

Capítulo 12: Seu sistema respiratório

Polakoff D. Pneumonia in the elderly, em Wei JY, Sheehan, MN, *Geriatric Medicine: A Case-Based Manual*. Nova York: Oxford University Press, 1997: 160-169.
Pope CA III, Dockery DW, Kanner RE, Villegas GM, Schwartz J. Oxygen saturation, pulse rate, and particulate air pollution: A daily time-series panel study, *Am J Respir Crit Care Med* (1999 Feb) 159(2):365-372.
Simon PM, Schwartzstein RM, Weiss JM, Fencl V, Teghtsoonian M, Weinberger SE. Distinguishable types of dyspnea in patients with shortness of breath, *Am Rev Respir Dis* (1990 Nov) 142(5):1009-1014.
Stang A, Glynn RJ, Gann PH, Taylor JO, Hennekens CH. Cancer occurrence in the elderly: Agreement between three major data sources, *Ann Epidemiol* (1999 Jan) 9(1):60-67.
Weiss JW, Remsburg S, Garpestad E, Ringler J, Sparrow D, Parker JA. Hemodynamic consequences of obstructive sleep apnea. *Sleep* (1996 Jun) 19(5):388-397.

Capítulo 13: Seu sistema gastrointestinal

Barkin JS, Ross BS. Medical therapy for chronic gastrointestinal bleeding of obscure origin, *Am J Gastroenterol* (1998 Aug) 93(8):1250-1254.
Chen YY, Antonioli DA, Spechler SJ, Zeroogian JM, Goyal RK, Wang HH. Gastroesophageal reflux disease versus *Helicobacterpylori infection* as the cause of gastric carditis, *Mod Pathol* (1998 Oct) 11(10):950-956.
Harari D, Gurwitz JH, Minaker KL, Bohn R, Avorn J. How do older persons define constipation? Implications for therapeutic management. *J Ger Int Med* (1997) 12:63-66.
Kyne L, Merry C, O'Connell B, Keane C, O'Neill D. Community-acquired *Clostridium difficile* infection, *J Infect* (1998 May) 36(3):287-288.
Saltzman JR, Russell RM. The aging gut: Nutritional issues. *Gastroenterol Clin North Am* (1998 Jun) 27(2):309-324.

Capítulo 14: Seu sistema endócrino

Gurwitz JH, Field TS, Glynn RJ, Manson JE, Avorn J, Taylor JO, Hennekens CH. Risk factors for non-insulin-dependent diabetes mellitus requiring treatment in the elderly. *J Am Geriatr Soc* (1994) 42(12):1235-1240.

Meneilly GS. Pathophysiology of type 2 diabetes in the elderly, *Clin Geriatr Med* (1999 May) 15(2):239-253.

Morrow LA, Minaker KL. Diabetes mellitus in the elderly, em Wei JY, Sheehan MN, *Geriatric Medicine: A Case-Based Manual.* Nova York: Oxford University Press, 1997, 87-97.

Rosen H. Thyroid disorders in the elderly, em Wei JY, Sheehan MN, *Geriatric Medicine: A Case-Based Manual.* Nova York: Oxford University Press, 1997: 67-79.

Seeman TE, Berkman LF, Gulanski BI, Robbins RJ, Greenspan SL, Charpentier PA, Rowe JW. Self-esteem and neuroendocrine response to challenge: MacArthur studies of successful aging. *J Psychosom Res* (1995) 39(1): 69-84.

Capítulo 15: Seu sistema imunológico

John MD, Hibberd PL, Karchmer AW, Sleeper LA, Calderwood SB. *Staphylococcus aureus* prosthetic valve for endocarditis: Optimal management and risk factors for death, *Clin Infect Dis* (1998 Jun) 26(6):1302-1309.

Lesourd BM. Nutrition and immunity in the elderly: Modification of immune responses with nutritional treatments, *Am J Clin Nutr* (1997) 66:478S-484S.

Miller RA. The aging immune system: Primer and prospectus, *Science* (1996 Jul 5) 273:70-74.

Murasko DM, Gold MJ, Hessen MT, Kaye D. Immune reactivity, morbidity, and mortality of elderly humans, *Immunology and Infectious Disease* (1990) 2(3):171-179.

Yoshikawa TT. Perspective: Aging and infectious diseases, past, present and future, *J Infect Dis* (1997 Oct) 176(4):1053-1057.

Capítulo 16: Sua boca

Bivona PL. Xerostomia: A common problem among the elderly, *NY State Dent J*(1998 Jun-Jul) 64(6):46-52.

Jette AM, Feldman HA, Douglass C. Oral disease and physical disability in community-dwelling older persons. *J Am Geriatric Society* (1993 Oct) 41(10):1102-1108.

Joshi A, Douglass CW, Jette A, Feldman H. The distribution of root caries in community-dwelling elders in New England, *J Public Health Dent* (1994 Winter) 54(l):15-23.

Joshipura KJ, Douglass CW, Willett WC. Possible explanations for the tooth loss and cardiovascular disease relationship, *Ann Periodontol* (1998 Jul) 3(l):175-183.

Joshipura KJ, Rimm EB, Douglass CW, Trichopoulos D, Ascherio A, Willett WC. Poor oral health and coronary disease, *J Dent Res* (1996 Sep) 75(9):1631-1636.

Capítulo 17: Aposentadoria

Bosse R. Aldwin CM, Levenson MR, Workman-Daniels K. How stressful is retirement? Findings from the Normative Aging Study, *J Gerontol* (1991 Jan) 46(1):P9-14.

Bosse R, Spiro A, Kressin, R. The psychology of retirement, em RT Woods, ed., *Handbook of the Clinical Psychology of Aging*, John Wiley & Sons, 1996.

Caro FG, Morris R. Maximizing the contributions of older people as volunteers, em SE Levekoff, YK Chee, S Noguchi, eds., *Successful and Productive Aging*. Nova York: Springer, (no prelo).

Ekerdt DJ, Bosse R, Levkoff SE. Adapting to retirement: Is there a honeymoon? *J Gerontology* (1984) 40:95-101.

Midanik LT, Soghikian K, Ransom LJ, Tekawa IS. The effect of retirement on mental health and health behaviors: The Kaiser Permanente Retirement Study, *J Gerontol B Psychol Sci Soc Sci* (1995 Jan) 50(1): S59-61.

Capítulo 18: Sua casa

Bassuk SS, Berkman LF, Wypij D. Depression symptomatology and incident cognitive decline in an elderly community sample, *Arch Gen Psychiatry* (1998 Dec) 55(12):1073-1081.

Bottum C, Balsam A. Community-based and educational services, em SE Levkoff, YK Chee, S Noguchi, eds., *Successful and Productive Aging*. Nova York: Springer, (no prelo).

Hudson J, Dennis D, Nutter R, Galaway B, Richardson G. Foster family care for elders, *Adult Residential Care Journal* (1994 Fall) 8(2):65-75.

Mann WC, Ottenbacher KJ, Fraas L, Tomita M, Granger CV. Effectiveness of assistive technology and environmental interventions in maintaining independence and reducing home care costs for the frail elderly: A randomized controlled trial, *Arch Fam Med* (1999 May-Jun) 8(3):210-217.

Shannon K. Van Reenen C. PACE (Program of All-Inclusive Care for the Elderly): Innovative care for the frail elderly, comprehensive services enable most participants to remain at home, *Health Prog* (1998 Sep-Oct) 79(5):41-45.

Vailas LI, Nizke SA, Becker M, Gast J. Risk indicators for malnutrition are associated inversely with quality of life for participants in meal programs for older adults, *J Am Diet Assoc* (1998 May) 98(5):548-553.

Capítulo 19: Riscos e direitos

Bird PE, Harrington DT, Barillo DJ, McSweeney A, Shirani KZ, Goodwin CW. Elder abuse: A call to action, *J Burn Care Rehabil* (1998 Nov-Dec) 19(6):522-527.

Lachs MS, Williams CS, O'Brien S, Pillemer KA, Charlson ME. The mortality of elder mistreatment, *JAMA* (1998 Aug 5) 280(5): 428-432.

Weinberg AD, Wei JY (eds). *The Early Recognition of Elder Abuse. A Quick Reference Guide.* Bayside, NY: American Medical Publishing Co., 1995.

Wolf RS. Elder abuse. em SE Levkoff, YK Chee, S Noguchi, eds., *Successful and Productive Aging.* Nova York: Springer, (no prelo).

Capítulo 20: Como tomar decisões sobre o fim da vida

Buckingham RW. *The Handbook of Hospice Care.* Prometheus Books, 1996.

Field MJ, Cassel CK. *Approaching Death: Improving Care at the End of Life.* Washington, DC: National Academy Press, 1997.

Fried TR, Gillick MR. Medical decision-making in the last six months of life: Choices about limitation of care, *J Am Geriatr Soc* (1994) 307(2):451-459.

Fried, TR, Stein MD, O'Sullivan PS, Brock DW, Novack DH. Limits of patient autonomy: Physician attitudes and practices regarding life-sustaining treatments and euthanasia, *Arch Intern Med* (1993) 153:722-728.

Gillick MR. Ethical issues of the geriatric patient. em SE Levkoff, YK Chee, S Noguchi, eds. *Successful and Productive Aging.* Nova York: Springer, (no prelo).

Mitchell SL, Kiely DK, Lipsitz LA. Does artificial enteral nutrition prolong the survival of institutionalized elders with chewing and swallowing problems? *J Gerontol A Biol Sci Med Sci* (1998) 53(3):M207-213.

Sheehan MN. Spirituality in later life. em SE Levkoff, YK Chee, S Noguchi, eds., *Successful and Productive Aging.* Nova York: Springer, (no prelo).

Capítulo 21: Como ajudar seus familiares idosos

Camberg L, et al. Evaluation of simulated presence: A personalized approach to enhance well-being in persons with Alzheimer's disease, *J Am Geriatr Soc* (1999 Apr) 47(4):446-452.

Carter R. *Helping Yourself Help Others: A Book for Caregivers.* Nova York: Random House, 1994.

Given BA, Given CW. Health promotion for family caregivers of chronically ill elders, *Annu Rev Nurs Res* (1998) 16:197-217.

Gwyther LP. *You Are One of Us: Successful Clergy/Church Connections to Alzheimer's Families*. Durham, NC: Duke University Medical Center, 1995.

Haight BK, Michel Y, Hendrix S. Life review: Preventing despair in newly relocated nursing home residents-short- and long-term effects, *Int J Aging Hum Dev* (1998) 47(2):119-142.

Zang SM, Allender JA. *Home Care of the Elderly*. Filadélfia: Lippincott, 1999.

Capítulo 22: Pesquisa sobre "envelhecimento saudável" e potenciais terapias

Ames BN. Micronutrients prevent cancer and delay aging, *Toxicol Lett* (1998 Dec 28) 102-103:5-18.

Duffy JF, Dijk DJ, Hall EF, Czeisler CA. Relationship of endogenous circadian melatonin and temperature rhythms to self-reported preference for morning or evening activity in young and older people, *J Investig Med* (1999 Mar) 47(3):141-150.

Eisenberg, DM, Kessler RC, Foster C, Norlock FE, Calkins DR, Delbanco TL. Unconventional medicine in the United States: Prevalence, costs and patterns of use, *N Engl J Med* (1993 Jan 28) 328(4):246-252.

Isogai N, Landis W, Kim TH, Gerstenfeld LC, Upton J, Vacanti JP. Formation of phalanges and small joints by tissue-engineering. *J Bone Joint Surg Am* (1999 Mar) 81(3):306-316.

LeBars PL, Katz MM, Berman N, et al. A placebo-controlled, double-blind, randomized trial of an extract of ginkgo biloba for dementia, *JAMA* (1997) 278 (16):1327-1332.

Lee S, Wei JY. Molecular interactions of aging and cancer, *Clin Geriatr Med* (1997) 13(1):69-77.

Rudolph KL, Chang S, Lee HW, Blasco M, Gottlieb GJ, Greider C, DePinho RA. Longevity, stress response, and cancer in aging telomerase-deficient mice, *Cell* (1999 Mar 5) 96(5):701-712.

Trippel SB. Potential role of insulinlike growth factors in fracture healing, *Clin Orthop* (1998 Oct) (355 Suppl):S301-313.

Warner HR, Hodes RJ, Pocinki K. What does cell death have to do with aging? *J Am Geriatr Soc* (1997 Sep) 45(9):1140-1146.

Zund G, et al. The in vitro construction of a tissue-engineered bioprosthetic heart valve, *Eur J Cardiothorac Surg* (1997 Mar) 11(3): 493-497.

Índice Remissivo

Nota: Números de página seguidos por um "f" indicam uma figura; números de página seguidos por um "t" indicam uma tabela.

A

ablação a laser, 61-2, 101-2
absorção, problemas de, 252
abuso e negligência psicológicos, 348
abuso emocional e negligência, 348
abuso físico, 347-9
abuso, 346-9
acetilcolina, 131-2
acidentes, prevenção de, 46-7, 306-0
  dirigir, 47, 383-4
  quedas, 45, 46-7, 192-6
ácido
  fólico. 38, 131
  gástrico, 251
aclorhidria, 250
aconselhamento
  para depressão, 158
  para dor, 177-8
açúcar na dieta, 132-3
adenocarcinoma, 213, 242, 249, 251, 252, 258, 259
adnexectomia, 127
agentes antifúngicos, 280
AIDS/HIV, 39-42, 121-3, 281, 291
  artrite reumatoide, 203-4, 261, 394
  cirrose biliar primária, 260-1
  hipertireoidismo, 137-8, 249, 261, 275-6
  hipotireoidismo, 138, 249, 256, 261, 276
  lichen planus, 292
  lupus erythematosus, 206
  penfigoide bolhoso, 184
  síndrome de Sjogren, 261, 288, 290
álcool e, 152
  demências, 141-3, 148, 154
  efeitos no cérebro, 137-40
  memória de curto prazo, 27, 139
  resposta de relaxamento para, 394
  sexualidade e, 120
  demência vascular e, 148
alergias, vacina contra gripe e, 45, 352
alfabloqueadores, 68
alimentação
  enteral, 360
  parenteral, 360
  por tubo, 360
alimentos. *Ver* dieta,Pirâmide guia de alimentação, 38f
alternativas de transportes 309, 383
amilase, 263
amizades, 48, 310-1
analgésicos narcóticos, 161-2
andrógenos, 192, 265

anemia, 138
aneurismas, 165
angina pectoris, 62, 66
angiodisplasia, 255
angiogênese do miocárdio, 102-3
angiografia, 64
  cardíaca, 64-5
  coronariana, 64-5
  pulmonar, 242
angioplastia com balão, 101
angioplastia coronariana transluminal percutânea, 101-2
angioplastia, 62, 101
antagonistas de receptores da angiotensina, 68, 97
anti-arrítmicos, 70
antibióticos, 279-80, 281
  antes de procedimentos odontológicos, 90, 92, 282, 287
  efeitos colaterais, 254, 281-2
  esofagite por medicamentos, 249
anticoagulantes, 67, 68, 246
anticolinérgicos 149-50
anticorpos 277
antidepressivos, 157-8, 160
antihistamínicos, 161
antioxidantes, 132, 392
antitrombóticos, 67
antivirais, 280
ânus *Ver* reto
aorta, coartação da 95
aparelhos auditivos, 170
apartamentos
  anexos, 323, 325
  para idosos, 317, 324
apêndice/apendicite, 264
apneia do sono, 135
apolipoproteína E, gene, 389-90
apoptose, 27, 388
arcus senilis, 171
arritmias, 76-85, 139
artérias, 59, 73-4, 132-3
  endurecimento das, 131-2, 391
arterite temporal, 162
artrite reumatoide, 203-4, 261, 395
artrite, 37, 120, 202-5
ascite, 260
asma, 238
aspirina 44, 68, 98, 246
assistentes sociais, 1667
ataque do coração, 70-5
ataques isquêmicos transitórios (TIAs) 164
aterectomia coronariana, 62, 102

aterosclerose, 131-2, 390
atividades, 301-3
audição, 29, 169-82
audiólogo, 169
AVC, 164-6
  convulsões e, 162
  distúrbios de deglutição e, 249
  fatores de risco, 95, 152
  incontinência fecal e, 259-60
  intestino preso e 256
  prevenção com medicamentos, 79
azia, 247-9

B

bacteremia, 45, 223-4
  bactéria
    Clostridium difficile, 254-5, 257, 281
    bactéria *Helicobacter pylori,* 250, 251
bactérias
baixo teor de açúcas no sangue, 272
Baltimore Longitudinal Study on Aging (Estudo longitudinal Baltimore sobre envelhecimento), 27-8
banheiros, à prova de acidentes, 308
batimentos cardíacos irregulares, 75-5, 92, 138, 152
betabloqueadores, 67, 69, 96, 163, 260
biópsias, seio, 212-3
blefaroplastia, 188
bloqueadores
  de canais de cálcio, 67, 69, 97-8, 163
  do sistema simpático central, 70
bloqueios atrioventriculares, 81-2
boca 285-93
  mudanças relacionadas à idade, 285-86
  problemas, 288-93 *Ver também* saúde dental; procedimentos odontológicos
boca seca, 288-90
botox, 187
bradicardias sinusais, 77
broncodilatadores, 234
broncoespasmo, 238-9
bronquite, 120, 234, 238
bronquite crônica, 120, 234-5, 238
bursite, 206

C

cabelo e perda de cabelo, 188-90
cadiomiopatia dilatada (congestiva), 87

410 TERCEIRA IDADE SAUDÁVEL

cafeína, 135
calcificação anular mitral, 92-4
cálcio, 38, 132, 183, 288
    absorção, 251
    depósitos no coração, 92-3
    para evitar fraturas, 193
    suplementos, 27-8, 113, 256-7
calorias, 37-9, 392
calos, 184
calvície, 189-90
câncer
    cervical, 127
    de fígado, 261-2
    de mama, 207, 208-16, 390
        reposição hormonal, terapia de e,
        105, 111, 192
    de ovário, 126-8
    de pâncreas, 262
    de próstata, 125-6, 217, 390
    de pulmão, 39, 125, 242-3, 390
    do cólon, 246, 390-1
    do útero, 104, 112, 126, 192
    do, 104, 112, 125-8, 192
    dos testículos, 126
    endometrial, 104, 112, 127, 192
    gástrico, 251
    hepatocelular, 261
    oral, 292-3
    pesquisa, 390, 394
    relacionado com tabagismo, 39-41
    Ver também tipos específicos
    reposição hormonal, terapia de e,
    105, 111-3, 192-3
candidíase oral, 291
carcinoma
    basocelular, 185, 186
    de células escamosas, 185, 187,
        242, 248
    de grandes células, 242
    de pequenas células, 242
cardiologistas, 60-1
cardiomiopatia hipertrófica, 87-9,
    287-8
cardiomiopatia, 87-9
carros. Ver dirigir
casa, 305-39
    à prova de acidentes, 47,306-9
    após a aposentadoria, 298-300
    como um local de cuidados de
        longo prazo, 355-6
    do futuro, 395-7
    filhos adultos que voltam para,
        313-4
    morar com parentes, 320-3
    novas opções, 314-20, 324-5
    permanecer em, 306-14 Ver também
        casas de repouso
    serviços em domicílio, 308
casas de repouso e residenciais para
    idosos, 316-8, 324
casas de repouso, 325-38
    adaptação, 333-4
    contratos, 332
    decisões do final da vida, 345
    direitos dos residentes, 328-30,
        332, 334

expectativas sobre, 332-4
finanças, 327, 331-2
incontinência em pacientes, 224
lista de verificação, 336-9
planejamento para, 325-6
políticas, 331-3
prisão de ventre nos pacientes, 256
problemas e soluções, 334-6
relação com a equipe, 335
sexualidade e, 122-3
cataratas, 171
cateterização cardíaca, 63-5
cefaleias, 161-4
células T, 278, 390
ceratose actínica hipertrófica, 184
ceratose actínica, 184
cérebro
    efeitos de ferimentos traumáticos,
        193, 163-4Ver também mente
    efeitos do álcool, 152
    envelhecimento do, 130
    manutenção da boa forma mental,
        130-9
    meningite e, 45, 282
    problemas do, 139-66
certificação pelo órgão de classe, 60
chalé ECHO, 323, 325
ciática, 200
cifose ("corcunda da viúva"), 196-7
cigarros. Ver riscos de fumar
cineangiografia, 64-5
cinto de segurança, 47, 383
cirrose biliar primária, 260-2
cirrose, 258, 259, 261, 262-3
cirurgia
    antibióticos antes de, 90
    de ponte, 100-1
    de redução de volume pulmonar,
        240
    de revascularização do miocárdio
        (CABG), 61-2, 100-1
    plástica, 186-8
    sexualidade, efeitos na, 120t
cirurgião oral, 286
cirurgiões cardíacos, 60-1
cirurgiões, 61
cistite da lua de mel, 223
cistite, 223-4
cistos no seio, 216
coágulos sanguíneos
    embolia pulmonar, 241-2
    medicamentos para reduzir os riscos
        de, 67, 68-9
    reposição hormonal, terapia de, 112
    trombose venosa profunda, 100
coartação aórtica, 95
cobre, 133, 183
coceira
    causada por cirrose biliar primária,
        250
    causada por pele seca, 180
cochilos, 136-7
cohousing, 316, 324
colágeno, 59
colangiopancreatografia retrógrada
    endoscópica, 254

colecistite, 264
colelitíase, 112, 262-4
colesterol LDL, 59, 75-6
colesterol, 104, 138
    doença cardíaca e, 59, 75
    exercício e, 112
colite, 253-5, 256, 262-3
    pseudomembranosa, 254-5
    ulcerativa, 253-4, 256, 262-3
colocação de stent
    após remoção de pedras da vesícula,
        264
    coração, 62, 101
colocação de stent intracoronariano,
    61, 101
cólon, 255-9
colonoscopia, 253-4
colostomia, 120
coluna
    dor nas costas, 196, 200-3
    espiritualidade, no final da vida, 367
    meningite, 282
Committee to End Elderly
    Homelessness (Comitê para
    erradicar a falta de moradia para
    idosos), 47
complexo da vitamina B, 131, 287-8
compras de casa, 308-10
comunidades de cuidados contínuos
    para aposentados, 315, 318-20,
    324-5
comunidades para aposentados, 315,
    318-20
confusão, 137, 140-2
cônjuges
    efeitos da aposentadoria, 299
    perda e luto, 48
contenções, uso de, em casas de
    repouso, 328-9, 335
contrações ventriculares prematuras,
    82-4
controle de natalidade, 121
convulsões
    epilepsia, 162-4
    tumores cerebrais, 159
coquetéis anti-idade, 394
coração, 57-104
    batimento irregular, 75-85, 92,
        139, 152
    cirurgia de ponte, 99-102
    endocardite, 89, 92, 282, 287-8
    função do, 58
    mudanças relacionadas à idade,
        58-60
cotovelo de tenista, 206
cozinha, à prova de acidentes, 307
"creche" para adultos, 312-6
crime, 341-6
cuidados a longa distância, 380-1
cuidados paliativos. Ver hospitais de
    cuidados paliativos
cuidar de idosos, 372-80

D

dano ao DNA, envelhecimento e, 388
declínio da libido, 114-5, 125, 261

ÍNDICE REMISSIVO

411

defecação, *Ver* funcionamento
intestinal,
defeito do septo
atrial, 93
ventricular, 93-5
degeneração macular, 171, 172
deglutição, 247-8
delírio, 137, 140-1
demência de Huntington, 143
demência vascular, 148-9
demência, 141-4, 109. *Ver também Mal de Alzheimer*
Dementia Pugilistica, 40
densitometria óssea, exames
radiológicos, 197t
dentaduras, 287, 291, 293
dentes, 45-6, 285-7
consultas ao dentista, 45, 286-7
dentaduras, 287, 291, 292
distúrbios da ATM 292
escovar e usar fio dental, 45-6, 288, 289, 290
mudanças relacionadas à idade, 285
dependência
de fármacos, 160-1
de remédios vendidos sem receita médica, 161-3
depois de ataque cardíaco, 74-6
depressão, 156-9
dermatite 185
dermatite alérgica de contato, 185
desconforto abdominal. *Ver* sistema gastrointestinal
desfibrilador implantável, 81-2, 84-5
desidratação, 220-1
DHEA, 393-4
diabetes, 37, 265, 266-73, 280
candidíase e, 291
efeitos na visão, 171, 172
estilo de vida sedentário e, 283
fatores de risco para doenças cardíacas, 59
incontinência fecal e, 258-60
infecções do trato urinário e, 223
monitoramento da glicose no sangue, 270
problemas bucais e, 288, 291
problemas renais e, 229
sexualidade e, 120
tipos de insulina para, 272
diálise peritonial, 229-30
diálise, rim, 229
diarreia, 252, 253, 255, 256-7, 262
como sintoma de apendicite, 264
uso de antibióticos e, 282
dieta, 36-41
açúcar na, 132-3
benefícios das fibras 37-9, 150, 255, 256, 256-8
como antídoto do intestino preso, 256
diminuição do colesterol, 75
forma mental, 130-3
hipertensão, 96
hipotensão, auxílios, 98-9

para crescimento de novos tecidos, 183
pesquisa sobre, 392
prevenção de câncer de próstata, 125
riscos de alto teor de gordura, 59-60, 125, 262-3
sal na, 96, 98-9, 132-3, 221
saúde cardíaca, 59-60, 61, 104
saúde dental, 287
saúde do sistema respiratório, 233
saúde dos seios, 209
sem glúten, 252
sistema gastrointestinal e, 245-6
digestão de nutrientes, 252
digitalis, 69
dinâmicas familiares, 298, 371-84. *Ver também* pais, ajudar; parentes, morar com; cônjuges
direitos dos residentes de casas de repouso com enfermagem qualificada, 328-9
direitos
maus-tratos ou abuso, 346-8
residentes de casas de repouso, 328-30, 332, 335 *Ver também* decisões do final da vida
diretivas avançadas 356-62, 381
dirigir, 383
perda de memória e, 147-8, 154, 383-4
serviços alternativos, 309
uso de cinto de segurança, 47, 383
disfasia, 249
dispepsia, 247-8
dispositivos
auxiliares à mobilidade, 199t
de ajuda auditiva, 170
para baixa visão, 174
disrritmias, 75-85, 139, 152
atriais, 77-80
da junção atrioventricular, 81-3
ventriculares, 76, 82-5
distribuição da gordura corporal, 104-5
distúrbios
da articulação temporomandibular (ATM), 292
da ATM 292-3
de condução, 75-6
de humor, fatores de risco, 156
de motilidade esofágica, 247-8
distúrbios de deglutição, 248 *Ver também* hipertireoidismo; hipotireoidismo
venosos, 98-100
disúria, 221
diuréticos, 70
diverticulite, 28-9, 256
divertículo, 254
divórcio, 48-9
documentação, 356-66, 381-2
para ter à mão, 362-4, 381-3
doença
arterial coronariana (DAC), 61-2, 120
cardíaca congênita, 93-5

cardíaca restritiva, 88-9
cardíaca valvular, 88-93
cardiovascular. *Ver* aterosclerose, doença cardíaca
celíaca, 252
da córnea, 172-3
da tireoide, 273-6
da úlcera péptica, 250-1
das pequenas vias aéreas, 238-9
de Crohn, 253-4, 256-8, 262
de Grave, 275
de Paget da mama, 215
de Paget dos ossos, 198-200
de Pick, 142
do refluxo esofágico, 247-9
dos legionários, 234-5, 236
inflamatória intestinal, 252-4
isquêmica do intestino, 254
periodontal, 286, 287
pneumocócica, 44, 45-6
pulmonar obstrutiva crônica, 238-40
terminal. *Ver* decisões do final da vida
doenças autoimunes, 250, 279
doenças infecciosas. *Ver* resfriado; pneumonia; colite pseudomembranosa; tuberculose
doenças sexualmente transmissíveis, 42, 121-122-3, 127. *Ver também* AIDS/HIV
dopamina, 148, 149
dor
articular 261-2
de cabeça tensional, 163
dores nas costas 196, 200-3
e gerenciamento da dor, 175-7, 353-4
no braço, de bursite, 206
dores
de cabeça vasculares, 163
nas costas, 196, 200-3
DSTs. *Ver* doenças sexualmente transmissíveis
duodeno, 249-51

E

ECG de exercício (teste de estresse), 63
ecocardiografia transesofágica, 63
ectasias vasculares (malformações arteriovenosas ou angiodisplasia), 254-5
eczema, 185
educação continuada, 302-3
educação continuada, 303
efeito sobre a mente, 137
eficiência cardiorrespiratória, 33
EKG (eletrocardiograma), 63
eletrocardiograma, 63
eletrólise, 189-90
embolia pulmonar, 99, 240-2
embolia pulmonar, 99-100, 240-3
emergências
determinantes, 52-3
sistema de resposta pessoal, 311
emoções

412 TERCEIRA IDADE SAUDÁVEL

efeitos gastrointestinais, 246
terapia de reposição hormonal e,
  111 Ver também depressão; stress
emprego, 46,
encefalopatia hepática, 260
endocardite infecciosa, 93
endocardite, 89-90, 92-3, 282, 287
endocrinologistas, 269
endodontista, 286
  colocar os assuntos em ordem,
    362-7
  como escolher um local de cuidados
    de longo prazo, 353-7
  decisões do final da vida, 351-67
  diretivas avançadas, 356-62, 381-2
  esclarecer valores, 351-2, 358f
  gerenciamento da dor, 353
endometriose, 127
endorfinas, 112, 122
endoscopia gastrointestinal alta, 253
endoscopia gastrointestinal baixa, 253
endurecimento das artérias, 131, 390-1
enfisema, 120, 238, 240
engenharia de tecidos, 395
envelhecimento 26-49
  áreas de pesquisa, 389-97
  visão científica do, 387-9
enxaquecas, 162
enzimas, 262, 394
epilepsia, 163-4
equilíbrio, perda do, 192-3
erva-de-São-João, 392
ervas/aditivos herbais, 132-4, 392
escaras, 179-84
esclarecimento de valores, 351-3
escleroterapia, 99
escovar os dentes e, 286-8
esofagite por medicamentos, 248
esofagite, 247
esôfago, 248-9, 247
esofagogastroduodenoscopia, 253
especialista em reabilitação, 286
estágios da teoria da mudança, 49
estenose aórtica, 90
estenose mitral, 91-2
estilo de vida sedentário, 59-60, 246
estimulação nervosa elétrica
  transcutânea, 201
estômago, 250-1
estrógeno
  benefícios do 44
  para perda de memória, 139-41
  para prevenir osteoporose, 1534
  pesquisa, 393
  produção, 108-9
  riscos, 126, 192, 240-1
  terapia de reposição. Ver reposição
    hormonal, terapia de
estudos das veias, 65
estudos de Raio X com bário 253-4
eutanásia, 361
exame de tolerância à glicose, 267
exames diagnósticos
  problemas cardíacos, 63-6
  problemas gastrointestinais, 254t
exames físicos anual, 46

exames físicos, 45-6
exercício aeróbico, 33-4
exercícios físicos, 28, 31-6
  diabetes, 269-70
  forma mental, 134 135
  mulheres menopáusicas, 112
  prevenção de fraturas, 193
  problemas cardíacos, 62, 73
  saúde cardíaca, 103-4
  saúde dos seios, 208
  saúde gastrointestinal, 246
  saúde pulmonar, 232
  treinamento de força, 31-2, 33,
    104, 193
exercícios Kegel, 227, 246-7
expectativa de vida, 26, 387
exposição a infecções 278, 279

F
fadiga, 135
Family and Medical Leave Act, 381
farmacêuticos, 42
farmacogenômica, 389
fármacos. Ver medicamentos
fator de crescimento endotelial
  vascular, 390
fator de crescimento nervoso, 390
fatores de crescimento, 102
febre reumática, 287-8
ferimentos na cabeça, 154
ferro
  absorção de, 251
  deficiência, 287
  depósitos excessivos de, 250
fibras, 38, 150, 254, 256, 256-8
fibrilação atrial, 78-9
fibrilação ventricular, 83-5
fibroides, 127
fígado, 152, 258-63
filhos adultos que voltam a morar com
  os pais, 313-4
finanças
  aposentadoria, 300
  direitos dos residentes de casas
    de repouso com enfermagem
    qualificada, 330
  falar sobre, 383
  fraudes e golpes, 343-6
  informações do final da vida, 363-4
fio dental, 46, 287, 288, 290
fisioterapia de reabilitação, para AVC,
  171-2
fitoestrógenos, 112
flebografia, 65-6
flebotomia, 261
flexibilidade, 33-4
fluidos, 38, 136, 256, 257
  sede e equilíbrio hídrico, 219
flutter atrial, 77-8
fonoaudiólogo, 286
forma mental, manter a, 130-9
fósforo, 132
Frank, Elsie, 25, 28, 32-4, 36, 37, 47
Fraturas, 27-8, 44, 192, 193-4, 198-9,
  239, Ver também prevenção de
  acidentes; quedas

de costelas, 239
de quadril, 192, 193, 198-9
fraude de cartão de crédito, 344
fraudes e golpes, 343-6
frequência urinária, 222
fumo. Ver riscos de fumar
funcionamento intestinal, 28, 252-60
fungo Candida albicans, 181-2, 291

G
gastrina, 249-50
gastrite erosiva, 247-8
gastroenterologistas, 247
genes antagonistas e envelhecimento,
  388
genética
  pesquisa sobre envelhecimento,
    389-90
  processo de envelhecimento e,
    26, 388
gengivas, 286, 287, 288, 292
gengivite, 288-9
geração sanduíche, 375-7
gerente de cuidados geriátricos, como
  escolher, 382
geriatras, 61
gerontólogos, 26-7
ginkgo biloba, 392
glândula timo, 278
glândula tireoide, 266
glândulas lacrimares, 290
glândulas salivares, doenças das, 291-2
glândulas secas, 261
glaucoma, 172
glicose no sangue. Ver níveis de glicose
glioblastoma multiforme, 159
glucagon, 265
glutamato monossódico, 133-4
golpes de seguro, 345-6
gonorreia, 123
gordura corporal, 104
gordura na dieta, 39
gota, 204
gravidez, 121
gripe, 44, 45, 235-7, 279
grupo de terceira idade, 312
grupos de apoio
  cuidadores, 379-80
  luto
  problemas cardíacos, 104
guardião ad litem, 357

H
halitose, 290-2
HDI, colesterol, 59, 75, 112-3
hemocromatose, 261
hemodiálise, 229-30
hemorroidas, 258
hepatectomia, 261
hepatite B, vacina, 45
hepatite, 122, 260
hepatologistas, 247, 248
hérnia de disco, 200
herpes zoster, 181-2
hiperglicemia, 272
hipertensão sistólica isolada, 96
hipertensão, 37, 59, 94-8

ÍNDICE REMISSIVO

hipertireoidismo, 137, 249, 250, 275-6
hipertrofia prostática benigna, 226-7, 228
hipoglicemia, 272-3
hiponatremia, 99-100
hipotensão ortostática, 97, 98
hipotensão pósprandial, 97, 98
hipotensão, 97-9, 221
hipotireoidismo, 137-8, 248-9, 256, 261, 275
hirsutismo, 189
histerectomia, 120, 126, 128
histerectomia, 128
HIV, *Ver* AIDS/HIV
homens
  câncer de mama, 207
  câncer de próstata, 124-6, 217, 390
  câncer dos testículos 126
  expectativa de vida, 26
  impotência, 114-7, 124, 261
  mudanças no sistema reprodutor, 113-5
  perda de cabelos, 189
homossexualidade, 119
hormônio do crescimento, 265
hormônios
  menopausa e, 108-10
  mudanças relacionadas à idade, 265
  pesquisa, 392-4
  sono e, 135
hospitais de cuidados paliativos, 356
  exposição a infecções, 234, 278
  final da vida, 354-6
HPV (vírus do papiloma humano), 127-8
humor. *Ver* emoções

I
icterícia, 250, 262, 263
idade biológica, 26
idade
  comportamental, 27
  cronológica, 26
IECAs, 68-9
ileostomia, 120
imageamento por radionuclídeos, 65-6
implantes cocleares, 170
implantes estimulantes neurais, 151
impotência, 114-7, 125, 152, 261
Imunização, 44-6, 278
  hepatite B, vacina, 45
  pesquisa sobre vacinas de DNA, 395
  pneumocócica, 232-3
  resfriado, 232, 233-4, 236-7, 278, 270-80
  sarampo, caxumba e rubéola, vacina, 45
  vacinas recombinantes, 390-1
imunoterapia, 390
incontinência fecal, 258-60
incontinência urinária, 109, 125, 217, 223-9
  uso de álcool e, 152
incontinência
  fecal, 259-60
  urinária, 109, 124-5, 152, 217, 223-9
infarto agudo do miocárdio, 71-6

infarto do miocárdio, 70-5
infecções
. da bexiga, 109
  do trato urinário, 223-4, 279
  fúngicas, pele, 181
  glândulas salivares, 291-3
  na mão, 281
  no braço, 281
  prevenção, 233
  sistema imunológico e, 277-83
  virais, pele, 181-2
inibidores da bombade prótons, 247
instalações de atendimento de longo prazo 325-38
insuficiência
  cardíaca, 84-6, 279
  cardíaca congestiva, 85-6, 279-80
  de enzimas pancreáticas, 252-3, 262-3
  renal, 228-30
insulina, 265, 266, 271, 272
International Agency for Research on Cancer, 251
intertrigo, 181-2
intervenções médicas no final da vida, 359
intestino delgado, 251-2
intestino preso, 259, 264
  causas e antídotos, 256
intestinos, 251-3
intolerância à lactose, 251-2, 252-3
isquemia do miocárdio, 70-1

J
janela no pericárdio, 88-9
joanetes, 184

L
lágrimas (olhos), excessivas, 172-3
lares adotivos, 319, 325
leiomioma, 248-9
leiomiosarcomas, 252, 259
leite, 132-3, 136. *Ver também intolerância à* lactose
leitura de rótulos
  alimentos, 38, 40f
  medicamentos receitados, 43f
lentigo maligna, 184-5
leucemia, 390-1
leucócitos, 277, 278
lichen planus, 291
lift facial, 188
ligação das trompas 121
linfomas, 251, 252, 256, 391
lipase, 262-3
lipoproteína
  de alta densidade (HDL), colesterol, 60, 75, 112
  de baixa densidade (LDL), colesterol, 59, 75
livros-áudio, 174-6
lobotomia, parcial temporária, 164
local de trabalho. *Ver* emprego
longevidade, 26, 387
lumpectomia, 213
lupus erythematosus, 206
luto. *Ver* perda e luto

M
Mabaans (tribo sudanesa), 169
magnésio, 132, 183
Mal de Alzheimer, 140, 143-9, 390, 394
  alumínio e, 146
  estrogênio e, 44
  sinais de alerta, 144
  vitamina E para 131, 146
Mal de Parkinson, 143, 148-51
  distúrbios de deglutição, 248-9
  intestino preso e 256
  sexualidade e, 120
malformações arteriovenosas, 255
mamografia, 209
mandados de distanciamento, 348-9
manometria anorretal, 254
marcapassos, 64, 78-9, 80
mastectomia, 120, 213-5
mastigação, mudanças relacionadas à idade, 285-6
mau hálito (halitose), 290-1
maus-tratos, 346-9. *Ver também* abuso; negligência emocional
medicamentos, 42-4
  anti-inflamatórios não esteroidais, 248, 250, 256
  antiplaquetas, 67, 69
  boca seca causada por, 288-90
  dependência de, 160-1
  efeitos gastrointestinais, 246
  esofagite por medicamentos, 248
  interações com remédios herbais, 133
  leitura de rótulos, 42, 43f
  para problemas cardíacos, 68-70t
  para tosse, 161-2
  perguntas a fazer, 42, 161-2
  prisão de ventre causada por, 256
  psicoativos, 160
  receitados. *Ver* medicamentos
  trombolíticos, 73-5
medicina
  alternativa/complementar, 391
  não tradicional, 392
médicos
  aprovação para programa de exercícios, 32
  certificação pelo órgão de classe, 60-1
  como escolher, 29-31
  especialistas, 29, 33
  exame físico anual, 46
  falar sobre medicamentos com, 42, 161-2
  pagamento por consultas, 27-28
medida da densidade óssea, 198t
melanomas malignos, 186
melatonina, 137, 394
meningiomas, 159
meningite, 45-6, 282
menopausa, 107-113
mente, 129-66. *Ver também* cérebro
mesotelioma, 242
microorganismos resistentes a fármacos, 282
microtecnologia, 394

414 TERCEIRA IDADE SAUDÁVEL

miectomia, 101
minerais, 131-3, 394
mini AVCs, 164
moduladores seletivos dos receptores de estrogênio, 193-4, 393
monolitíase, 291
moradia
  com auxílio, 318, 325
  compartilhada, 315-7, 324
  Ver casa.
morte e morrer
  decisões do final da vida, 351-67
  morrer bem, 367
morte programada da célula, 26
mucoceles, 292
mudança de comportamento, 48-9
mudanças no estilo de vida, 48-9, 61-2
mudanças relacionadas à idade, 108-17
mulheres
  câncer cervical, 127
  câncer de mama, 104, 111, 192, 207, 208-16
  câncer de ovário, 126-8
  câncer do útero, 104, 112, 126, 192
    Ver também terapia de reposição hormonal; osteoporose
  expectativa de vida, 26
  incontinência, 226
  infecções do trato urinário, 223
  menopausa, 108-13
  mudanças no sistema reprodutor, 108-13
  perda de cabelos, 189-90
  problemas cardíacos, 61, 70-1, 72, 87, 91, 92
  seios, 207-16, 390

N

necessidade corporal de água, 38, 219-20
negligência emocional, 348-9
nervos pinçados, 200
neurologistas, 166
neuropatia óptica isquêmica, 172-3
neuropatia, 273
neuropsicólogos, 166
níveis de glicose, 265, 270
noctúria, 221, 228-9
NSAIDs, 249, 250, 256
Nursing Home Reform Amendments of the Omnibus Budget Reconciliation Act de 1987, 335
nutrição. *Ver* dieta

O

obesidade 37, 60, 164
oculistas, 174
odinofagia, 248-9
oftalmologistas, 174
olfato, 175
olhos secos, 174
olhos. *Ver* visão
omentectomia, 127-8
onicogrifose, 189-90
optometristas, 174
ordem de não ressuscitação (DNR), 362

orelhas *Ver* ouvir
osteoartrite, 204
osteoporose, 32, 192, 196-9
  terapia de reposição hormonal, 109, 110

P

padrão masculino de perda de cabelo, 189-90
pais, ajudar os, 371-83
  cuidadores, 371-81
  disponibilidade de documentos, 381-2
  gerente de cuidados geriátricos, 382-3
  grupos de apoio, 379
  questões de dinheiro, 383
paladar, 175
pâncreas, 262, 265
pancreatite, 262
parentes, morar com, 320-3
Patient Self-Determination Act de 1990, 359
patógenos, exposição a, 278
pedras na, 112, 262-3
peeling (procedimento cosmético), 186-8
pele seca, 180
pele, 110, 179-88
  diabetes e, 270
  procedimentos cosméticos, 186-8
penfigoide bolhoso, 184
perda de massa óssea, 27, 191-3
  estrogênio e, 44
  prevenção, 32, 109, 11, 193 *Ver também* fraturas, osteoporose
perda
  de memória
  de memória de curto prazo, 27, 139
  de peso, 206, 262
perguntas a fazer, 161
perimenopausa, 108
periodontista, 286
peritonite bacteriana espontânea, 259-60
pernas
  infecções, 280
  síndrome das pernas inquietas, 135-6
persistência do ducto arterioso, 94-5
pés de galinha, 180
pés
  calos e joanetes, 184
  de diabéticos, 270, 273
  infecções, 281
peso,
  doença cardíaca e, 61-2, 71
  exercício e, 112
  problemas relacionados à obesidade, 37, 61, 164
pesquisa sobre envelhecimento, 389-97
pielonefrite, 223
placas ateroscleróticas, 70-1
planejamento, 297-300
planos de atendimento gerenciado, HMOs, 331

pletismografia, 65-6
pneumologistas, 60-1, 233-5
pneumonia, 45, 152, 232-4, 234, 278, 279
polimialgia reumática, 205
pólipos adenomatosos 258
pólipos, 256-8
posses
  deixar em testamento, 367-8
  doar quando mudar, 319-20
presbiacusia, 28-9
presbiopia, 28, 170-2
pressão sanguínea, 59
  alta e baixa, *Ver* hipertensão; hipotensão
  doença cardíaca e, 71
  exame, 96, 98
  sanguínea alta. *Ver* hipertensão, sanguínea baixa, 97-9, 221
problemas cardíacos, 60-104
  diabetes e, 273
  especialistas em coração, 60-1
  especialistas, 61
  fatores de risco, 59-61
  menopausa e, 109, 110
  pesquisa, 394, 395
  prevenção, 44, 103-4, 110
  procedimentos, 100-2
  tipos de, 61-100
problemas
  cognitivos, especialistas para, 167
  de lipoproteínas. *Ver* colesterol
  de próstata, 226-7, 228
procedimentos cosméticos, 186-92
procedimentos odontológicos, antibióticos antes de 90, 92-3, 285, 287
Prochaska, James O., 49-50
proctografia, 253
proctosigmoidoscopia, 253
procuração médica, 357
procuração médica, 357-9
procuração, 381
produção de esperma, 113
progesterona, 108, 109
programas de leitura labial, 170
prolapso
  da válvula mitral, 92-3
  da válvula mitral, 92-3, 287
  do reto, 258-9
  do útero, 127-8
prostatectomia, 120
prostatite, 120
proteases, 262-3
proteína de soja, 112
proteína, 194-5
próteses articulares, 287-8
pseudogota, 204
psicólogos clínicos, 166
psicoterapia, 158, 166
psiquiatras, 166
psoríase, 184-5
PTCA. *Ver* angioplastia coronariana transluminal percutânea
pulmões, 231-4

ÍNDICE REMISSIVO

Q

quartos, à prova de acidentes, 307-8
quedas, 99, 152, 192
ferimentos na cabeça por, 154-5
prevenção, 45-7, 194-6 *Ver também*
fraturas
questionário para decisões do final da
vida, 358f
questões de dinheiro. *Ver* finanças.
quimioterapia, 109, 127-8, 214, 254

R

radiação ultravioleta, 171
radiação, 109-10, 171-2, 214-5, 290
radicais livres, 3989, 392
Raio X do tórax, 65
raios X do tórax, 65
RCP, 360-1
refluxo, doença, 247-9
regurgitação aórtica (ou insuficiência
aórtica), 91
regurgitação mitral progressiva, 92-3
regurgitação mitral, 92-3
relaxamento
resposta de, 394
técnicas, 136
religião, 311, 352, 367-8
religiosos, visitas em domicílio, 312
remédios para dormir, 136-8
resfriado, 44, 45, 235-7, 279
respiradores, 360
ressecção transuretral da próstata, 227
ressonância magnética, 64-6
ressuscitação cardiopulmonar, 360-2
retinopatia, 171, 172-3
reto, 258-60
revascularização transmiocárdica a
laser, 61-2, 101
rins
diabetes e, 273-4
insuficiência dos 94-5, 228-229-30
mudanças relacionadas à idade,
29, 218-9
risco por uso de álcool 152
riscos de fumar, 39
câncer de pâncreas, 262
câncer de próstata, 125
câncer de pulmão, 242
câncer do esôfago, 248-9
danos à pele, 180, 187
doenças orais e câncer, 287, 292
menopausa, 108
parar de, 41, 49
problemas cardíacos, 60-1, 62, 104
problemas nos olhos, 171
problemas respiratórios, 233
ritidectomia, 188
ritmos circadianos, 390
RM, 64-65-6
roncar, 135
rótulos dos alimentos, 38, 40f
roubo, 342
roubo, 342-4

S

sal na dieta, 96, 98, 133, 221
salas de estar, à prova de acidentes, 307

saliva, 288, 290
sangramento
esofágico, 260
gastrointestinal, 246, 250, 252, 255,
256-7, 258
oral, 292-3
sangue, na urina, 221
sapatos, 45
sarcopenia, 191
saúde dental. *Ver* dentes
saúde mental, 156-9
menopausa e, 113 *Ver também*
depressão
scams, 345-6
Schweitzer, Albert, 47
sedativos, 160
sede, 219
segurança. *Ver* acidentes, prevenção de
seguro de cuidados de longo prazo, 331
seguro
atendimento de longo prazo, 332
golpes e fraudes, 345-6
seio, 207-16
senescência replicativa, 388
sentidos, 169-78
dor e gerenciamento da dor, 175-8
Ver também sentidos específicos
mudanças relacionadas à idade, 29
serotonina, 137
serviços
de lavagem a seco, 309
de lavanderia, 189
de limpeza de casa, 309
financeiros, 309
sexualidade, 117-23 *Ver também*
doenças sexualmente transmissíveis
efeitos de doenças e procedimentos
cirúrgicos, 120t
em casas de repouso, 122-3
sexo seguro e, 41-2, 121-3
sialolitíase, 292
sífilis, 122-3
sigmoidoscopia, 254
da imunodeficiência adquirida. *Ver*
AIDS/HIV
das pernas inquietas, 135-6
de sicca, 261-2
de Sjogren, 261, 288, 290
do intestino irritável, 246, 256-8
do sinus doente, 78-80
hiperosmolar hiperglicêmica não
cetótica, 272-3
sistema de ativação reticular, 152
sistema de resposta de emergência
pessoal, 310
sistema endócrino, 265-76
mudanças relacionadas à idade,
265-6
teoria do envelhecimento, 388
sistema gastrointestinal, 245-64
exames diagnósticos, 254t
infecções bacterianas, 280-2
mudanças relacionadas à idade, 247,
250, 251, 252, 254, 258, 259, 264
saúde do, 245-8
sistema imunológico, 277-83

efeitos do álcool, 152
mudanças relacionadas à idade,
235, 278
teoria do envelhecimento, 388-9 *Ver*
também doenças autoimunes
sistema musculoesquelético, 101-206
menopausa e, 109
mudanças relacionadas à idade,
25, 191-2
problemas, 196-206
sistema reprodutivo, 107-27
sistema respiratório, 231-43
mudanças relacionadas à idade,
231-3
problemas do, 233-43
sistema urinário, 217-30
menopausa e, 109
mudanças relacionadas à idade, 29,
217-20
problemas do, 219-30
terapia de reposição hormonal e,
111
sistemas de suporte da vida, 360
sites da internet
diretivas avançadas, 361-2
verificação de certificação por
órgãos profissionais, 60-1
sol
câncer oral causado por exposição
ao, 292-3
pele e, 179, 180, 187
proteger os olhos do, 171
sono, 135-7
efeitos do álcool, 136, 152
exercício e, 112, 135
mitos sobre, 129
noctúria, 221, 228
para alívio da dor, 178
stress
cuidadores, 376-9
da aposentadoria, 246, 301
efeitos no sistema gastrointestinal,
246
stress, 246, 300
suplementos de ferro, prisão de ventre
causada por, 256
suplementos nutricionais, 5
cálcio, 27-8, 113, 256 *Ver também*
minerais; vitaminas

T

tai chi chuan, 193, 394
taquicardia atrial paroxística, 78-9
taquicardia ventricular, 83-4
taquicardias atriais, 76-7
taxa de mortalidade
câncer da tireoide, 276
câncer de mama, 207, 211
câncer de próstata, 125
câncer de pulmão, 39, 242
câncer gástrico, 251
fumar, 39-441
pneumonia, 235
resfriado e infecções
pneumocócicas, 44
taxa metabólica basal, 37

416 TERCEIRA IDADE SAUDÁVEL

TC *Ver* tomografia computadorizada
tecido muscular, perda de, 27, 191
técnicas de respiração, 394
telômeros, 395
temperatura corporal, 135-6
tendinite, 206
tensão e dor nos músculos oculares, 163
teoria do envelhecimento do relógio interno, 388
teoria do relógio celular, 388
teorias de danos de envelhecimento, 388
terapeutas educacionais, 166
terapia
  cognitiva, 157-8
  comportamental, 157-8
  de genes, 390
  de habilitação, 145-8
  de oxigênio, 240-1
  de reminiscência, 157
  de reposição hormonal, 110, 192, 393
    alternativas, 110, 112
    benefícios, 44, 61-2, 194, 111t, 126
    contraindicações, 104-5
    riscos, 110-3
    tecido mamário e, 207
  de revisão da vida, 157
  hormonal para câncer de mama, 214
  para alívio da dor, 176
  para depressão, 158
  para dor nas costas, 201
  para problemas cognitivos, 167
  quiroprática, 202
  reabilitaçãode AVC, 165 *Ver também* psicoterapia
testamentos, 365-6, 381
  testamentos éticos, 366
  testamentos vitais, 357-62, 381
teste
  de Doppler, 63, 65
  de stress, 63
testosterona, 113, 125, 265, 393
tétano, 44
TIAs. *Ver* ataques isquêmicos transitórios
tireoidite de Hashimoto, 275
tomografia
  computadorizada (TC), 64-5
  por emissão de pósitrons, 64
  por emissão de pósitrons, 64
tosse
  asma, 238
  câncer de pulmão, 242
  doença pulmonar obstrutiva crônica, 239
  pneumonia, 279
trabalhos. *Ver* emprego
tranquilização por telefone, 310
tranquilizantes, 160
transplante de células, 395

AVCs, 165-6
  doença de Parkinson, 150-1
  epilepsia, 164
transplantes
  coração, 101-3
  fígado, 261
  pulmão, 240-1 *Ver também* transplante de células
transplantes de coração, 101-4
transplantes de fígado, 261-2
transplantes de pulmão, 240
transtorno bipolar, 158-9
tratamentos a laser
  para a pele, 188
  para o coração, 101-2
  para os olhos, 172
traumatismo cranioencefálico, 154, 162-4
treinamento
  com pesos. *Ver* treinamento de força
  de força, 31-3, 33, 104, 193-4
  de resistência, 33-4
  de resistência. *Ver* treinamento de força
triptofano, 136
trombose venosa profunda, 99
tuberculose, 237-8
tumores
  cerebrais, 159-60
  colorretais e câncer, 253-4, 258-9
  colorretal 256-8
  do estômago, 251
  esofágico, 248
  esofágicos, 249
  estômago, 251 *Ver também* câncer
  intestino delgado, 252
  pele, 184

U

úlceras, 250
  de pressão, 181-4
  duodenais 249-51
  gástricas, 250
  gastroduodenais
    crescimento excessivo no intestino delgado, 251-2
    infecções das glândulas salivares, 291-3
    infecções gastrointestinais, 281-2
    tumores do estômago, 251
    problemas de visão, 171
úlceras, 250
unhas, 189-90
uretrite, 223
urgência urinária, 222
uso de álcool, 41, 151-4
  câncer oral e, 292
  cirrose e 260
  interações com outros fármacos, 160-1
  limitar, 245
  pâncreas e, 263
  perda de memória e, 151

problemas e tratamento, 154
  quantidade diária recomendada, 104, 151
  riscos do, 152
  sono e, 137, 152
uso de preservativos, 41-2, 122-3

V

vacina
  ontra sarampo, caxumba e rubéola, 45
  pneumocócica, 323-4, 278
vacinação
  contra difteria, 44
  contra gripe, 45, 232, 233, 236, 277-9
  contra tétano, 44, 278
  Ver imunização
vacinas
  de DNA, pesquisa sobre, 395
  recombinantes, 390
vagina, 104, 109, 111, 192-3
válvula (coração), substituição, 89-90, 91, 93-4
válvula
  bicúspide, 91
  mitral, 91-2
valvuloplastia aórtica percutânea, 90
varizes esofágicas, 248
vasectomia, 121
vasodilatadores, 67, 70
veias varicosas, 98
Ver também aposentadoria
vesícula biliar, 262-3
  câncer da, 263
viagem, 45
Viagra, 116
Vírus
  da imunodeficiência humana. *Ver* AIDS/HIV
  do papiloma humano, 127-8
visão, 170-6
  diabetes e, 267, 273
  mudanças relacionadas à idade, 29, 163, 170-2
vitamina
  A, 38, 251
  C, 132, 287
  D 27-8, 38, 194-5, 251
  E, 131, 145, 251
  K, 251
vitaminas,
  em coquetéis anti-idade, 394
  para forma mental, 131-2
viúvos e viúvas,
  idade média 48-9
voluntariado, 47, 301-2
Winston Churchill, 46-7
xerose, 180
xerostomia, 288

Z

zinco, 287, 288